인간은 동물에게
많은 빚을 지고 있다

의학이 발전하는 동안 동물이 우리에게 내준 피땀,
그 밖의 모든 것에 대하여

# 인간은 동물에게 많은 빚을 지고 있다

**매트 모건** 지음 | **서정아** 옮김

ONE MEDICINE

지식서가

나의 아름다운 세 여자

앨리슨, 이비, 미미에게

달만큼 우주만큼 사랑하는 마음을 전하며

"어떤 사람들은 동물에게 말을 걸어.
그런데 귀 기울이는 사람은 많지 않아.
문제는 바로 그거야."

—앨런 알렉산더 밀른, 〈곰돌이 푸〉 중에서

# CONTENTS

 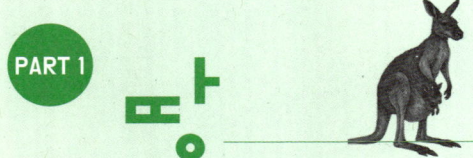

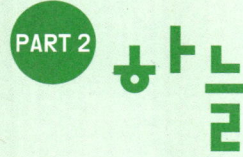

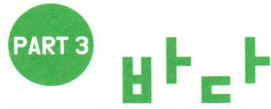

**PART 3** 바다

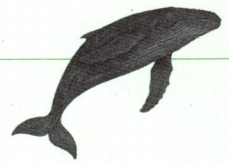

**PART 4** 땅속

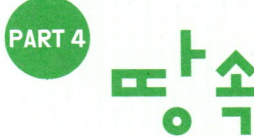

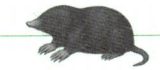

모든 것은 베리가 비스킷을 먹다가 사레가 들리면서 시작되었다. 문제의 귀리 비스킷이 위가 아닌 폐로 들어가면서 심정지가 발생하는 바람에 베리는 결국 우리 병원 집중치료실에 신세를 졌다. 그날 아침엔 나도 하마터면 비슷한 운명에 처할 뻔했다. 영국 웨일스 지방의 찌는 듯이 무더운 여름날이었다. 강을 따라 바이크를 몰고 출근하던 도중에 난 수많은 날벌레를 들이마셨다. 만약 그 길에 벌이라도 한 마리 마주쳤더라면, 나 역시 목숨이 위태로워졌을지 모른다.

우리 치료 팀이 베리의 생명을 구하려고 애쓰는 사이, 병상 곁 창밖으로 홀연히 한 무리의 새 떼가 지나갔다. 그때 문득 이런 생각이 들었다. 저 새들은 어째서 죽지 않을까? 비록 소문난 비스킷 애호가는 아닐지라도, 비행하는 동안 새들은 폐를 막을 법한 것들을 끊임없이 들이마신다. 그런데도 저들은 어떻게 살아 있을까? 나는 알고 싶었다. 그리고 이 궁금증을 계기로, 과연 동물이 인간 의학과 관련하여 우리에게 무엇을 가르쳐줄 수 있을지에 대한 내 유별난 관심이 시작되었다. 흔한 비스킷 하나 때문에 말이다.

\*\*\*

베리는 살아남았다. 더불어 그 주제를 향한 내 열의도 살아남았다. 그러자 본격적으로 질문들이 떠오르기 시작했다. 집중치료실에서는 목숨이 위태로운 사람들을 일상적으로 대면하게 된다. 그런 이들의 병을 살피고 치료법을 궁리할 때면, 이제 나는 동물들에게서 답을 구하곤 한다. 기린은 어떻게 숨을 쉴까? 그들의 호흡 방식은 인간의 천식을 치료하는 데 도움이 될 수 있을까? 캥거루는 어째서 질이 3개일까? 그들의 이러한 신체 구조는 인간의 체외수정에 기여할 수 있을까? 코알라는 왜 똥을 먹을까? 그들처럼 나도 우리 아이들에게 똥을 먹여야 할까? 개미는 어떤 식으로 팬데믹의 종식에 이바지할 수 있을까? 별스러운 소리로 들리는가? 솔직히 내 생각에도 그런 것 같기는 하다. 하지만 자연이 수백만 년 전에 고안한 해법들을 이용해 21세기의 문제들을 해결한다는 발상은, 따지고 보면 생각만큼 그리 별스럽지 않다.

그리하여 나는 인간과 동물 간의 아주 오래된 관계를 들추어내기 위한 원정에 나섰다. 때로는 먼 곳으로, 때로는 지척에 두고도 내가 미처 존재를 알지 못했던 장소로 나를 데려갔다. 한때 미증유의 바이러스성 전염병이 전 세계적으로 유행하면서 여정이 예기치 않게 중단되기도 했지만, 오히려 이는 인간 의학과 동물 의학이 서로 얼마나 더 밀접하게 연결될 수 있고 연결되어야 하는지를 분명히 확인하는 계기가 되었다. 하나로, 하나의 의학으로.

\*\*\*

이 여정의 출발점으로 찰스 다윈의 연구만 한 것이 있을까? 다윈은 인간과 동물을 단연 획기적으로 결합시켰다. 그의 선구적인 비글호 항해는 의학과 과학, 그리고 생명 자체의 세계를 그야말로 뒤흔들었다. 표를 예약하고 여행 가방을 싸고 망망대해에 대한 두려움은 마음 한구석으로 밀쳐놓은 채, 나는 갈라파고스제도로 떠날 채비를 마쳤다. 이백 살 먹은 바다거북들을 만나 노화에 관한 가르침을 얻고 바다 이구아나들에게는 물에 빠진 아이들을 살릴 방법을 묻고 싶었다. 때는 2020년 3월. 이제 남은 일이라고는 가방에 여권을 넣고 주머니에는 희망을 담은 채 길을 나서는 것뿐이었다. 그런데…….

\*\*\*

예정대로라면 나는 수천 마일 떨어진 갈라파고스제도에서 에콰도르의 햇살 아래 다윈의 발자취를 좇고 있어야 했다. 하지만 땅 밑에, 정확히는 웨일스의 어느 칠흑같이 어두운 동굴 속에 조지라는 남자와 함께 있었다. 그나마 위안이라면, 조지 역시 다윈 못지않게 턱수염이 짙고 다윈처럼 먼 과거를 꿰뚫어 보는 혜안을 갖추었다는 점이었다.

여행을 일주일 앞두고 급작스레 들이닥친 코로나19는 나를 비롯해 수없이 많은 인류의 일상을 앗아갔다. 이후로 2년에 걸쳐 문제의 팬데믹은 집중치료실이라는 일선의 의료 현장을 사수하던 내 동료들의 삶에 어두운 그림자를 드리웠다. 이내 우리의 얼굴은 죽음의 입자들로 뒤덮였다.

여행 계획은 취소되었고, 내 다이어리는 추가 밤 근무 일정으로 채워졌다. 비행기 티켓을 취소한 김에 아쉬운 대로 나는 어릴 적 살던 사우스웨일스에서 고작 몇 킬로미터쯤 떨어진 어느 지하동굴을 탐험해보기로 했다. 반사된 손전등 불빛 속에서, 내 발은 다른 한 인간이 2만 년전에 서 있던 땅을 딛고 있었다. 우리의 먼 친척은 손을 뻗어 부싯돌 조각 하나를 움켜쥔 다음, 자신들에게 중요했던 무언가를 내 눈앞의 동굴 벽에 긁어 새겨놓았다. 그들이 세상에 말하고 싶었던 무언가를. 그들에게 귀중했던 무언가를. 한 동물의 어떤 형상을.

그로부터 2만 년이 흘러 인간과 동물의 뒤틀린 관계에서 비롯된 바이러스성 전염병이 전 세계적으로 창궐하던 그 시기에, 나는 그들이 서 있던 장소에서 그들이 남겨놓은 그림을, 웨일스의 굴곡진 해안지대 깊숙이 자리한 바위 동굴에 긁어 새겨진 아름답고도 뿔이 커다란 순록 한 마리를 바라보고 있었다. 세계에서 가장 오래된 동굴미술로 꼽히는 이 벽화를 발견한 주인공은 내 가이드이자 고고학자인 조지 내시George Nash 박사였다. 내시의 추정에 따르면, 벽화를 그린 인물은 인간들과 더불어 사는 비인간 동물들에 대한 이해가 깊었던 오른손잡이 어린아이였다.

그로부터 12시간 뒤, 나는 세계 최첨단의 보건 의료 서비스를 자랑하는 장소 중 한 곳에 서 있었다. 이제 더는 손전등 불빛에 의지해 땅속을 살피고 있지 않았다. 하지만 여전히 비인간 동물이 전해준 심오한 지식을 바탕으로 인간의 생명을 구하고자 애쓰고 있었다.

\*\*\*

갈라파고스제도로 떠나려던 꿈은 그저 꿈으로 남겨둔 채, 나는 잉글랜드 전원 지대에 자리한 찰스 다윈의 집을 찾았다. 유난히 따뜻하던 여름날이었다. 이를테면 프래츠 보텀Pratt's Bottom('멍청이의 궁둥이'라는 뜻으로도 해석할 수 있다—옮긴이)과 같이 재미난 이름을 지닌 아기자기한 마을들을 지나자, 담쟁이로 뒤덮인 웅장한 주택이 운전석 너머로 모습을 드러냈다. 다윈은 아내 그리고 10명의 자녀와 함께 40년을 이곳에서 지내며, 세상을 바꾼 책들을 집필했다.

집 안 계단 밑의 자그마한 나무 벽장 속에는 소년 마법사 대신, 테니스 라켓이 한가득 들어 있었다. 위쪽에는 다윈의 1859년 저서 『종의 기원On the origin of Species』에 유일하게 등장하는 삽화, 그러니까 우리의 먼 조상으로부터 시작된 가계도를 가지 치는 나무 형태로 표현한 잉크 스케치 한 점이 걸려 있었다. 그 스케치를 풀이하는 글이라고는 '나는 생각한다I think'라는 단 2개의 낱말이 전부였다. 맞은편 벽에는 갈라파고스제도를 그린 지도가 자리하고 있었다.

너도밤나무와 호두나무, 벚나무에 둘러싸인 채 말끔하게 손질된 정원을 거닐었다. 그러다 어느 순간 '사색의 길thinking path'이라는 다윈의 산책로가 눈에 들어왔다. 400미터 남짓 되는 그 길에서 다윈은 소요하고 생각하며 깨달음을 얻고는 했다. 그 길에서 머릿속 종이에 책들을 써내려갔다. 또한 그 길에서 그만 협심증으로 쓰러졌고, 이후 침실에서 오디나무를 내다보며 숨을 거두었다. 걷는 동안 나는 새와 벌, 비행기 들의 소리를 들었고, 말과 젖소 들과 크리켓 경기를 보았다. 평화로운 산책이었다. 비스킷 때문에 숨통이 막힌 베리도, 기린의 목도, 캥거루의 질도, 그때만큼은 나의 뇌리에서 저만치 떨어져 있었다.

다윈의 가장 유명한 저서는 단연 『종의 기원』이다. 누가 뭐래도 그 책은 우리가 생명을 이해하는 데 있어서 일약 혁명을 일으켰으니까. 그렇지만 1871년에 출간된 『인간의 유래The Decent of Man』 역시 세상을 다시금 변화시켰다. 다윈의 설명에 따르면, 인간과 동물의 차이는 종류의 차이가 아닌 정도의 차이일 뿐이었다. 또한 책에서 그는 "살아 있는 모든 동물에 대한 사랑은 인간의 가장 주목할 만한 속성"이라고 말했다.

그러나 인간이 동물과 맺은 관계는 아무래도 깨어진 듯하다. 우리가 동물들과 보내는 시간의 대부분은 그들이 우리의 접시에 담겨 있는 때다. 우리는 동물들을 먹고, 동물들을 대상으로 실험한다. 우리가 동물을 대하는 방식은, 비단 동물의 복지만이 아니라 인류의 건강과 환경까지 파괴해버린다. 우리는 팬데믹을 특정 동물 탓으로 규정하는가 하면, 효과도 없는 약물을 제조한답시고 동물을 숱하게 살해한다.

그런데 만약 인간과 동물 사이의 관계는 단지 균열이 생겼을 뿐 아직 깨어진 게 아니라면 어떨까? 문제는 개별적 인간들이지 보편적 인류가 아니라면? 또한 서로 간의 유대 관계를 회복함으로써 인간과 동물의 공생이 더 짜임새 있고, 더 아름다우며, 더 고결해질 수 있다면?

아무쪼록 이 책이 그 균열들을 금으로 메워, 전체를 더 아름답게 만들어주기를 바란다. 각 장에서 중점적으로 살펴볼 주제는 땅, 하늘, 바다에 사는 생물들이다. 그런 다음에는 땅속으로 내려가 죽음과 영원한 생명의 세계를 들여다본다. 동물의 이야기에 귀 기울이는 것이 과연 우리가 상실을 감당하는 데, 혹은 심지어 영원히 사는 데 도움이 될 수 있을까? 그런다고 세상이 지금보다 더 나아질까?

웨일스와 인연이 깊은 또 다른 작가가 언젠가 말했듯, 우리는 "시작하는 데서부터 시작" 할 것이다. 이제 우리는 지구 반대편으로, 영국의 시골에서 땅속으로 뛰어들어 오스트레일리아 대륙으로 이동할 것이다. 그곳에서 캥거루가 가진 3개의 질이 인간의 발생을 이해하는 데 어떤 도움을 줄 수 있는지 살펴볼 것이다. 부디 여러분도 비인간 동물의 생명과 몸을 이해하기 위한 나의 이 여정에 동참하기를. 그 길에서 내가 치료하는 환자들을, 삶과 죽음의 경계선을 따라 조심조심 발을

---

※ 루이스 캐럴의 소설 『이상한 나라의 앨리스』를 모티브로 조성한 관광지가 영국 웨일스 북부에 있다. 소설 속 앨리스의 실제 모델인 앨리스 플레전스 리들(Alice Pleasance Liddell)의 가족이 그 지역에서 자주 휴가를 보냈고, 그들과 가까운 사이였던 루이스 캐럴은 그곳에서 어린 앨리스가 펼치는 모험을 지켜보며 소설의 영감을 얻었다고 알려졌다. "시작하는 데서부터 시작하라"는 소설에서 하트 왕이 흰 토끼에게 한 말이다—옮긴이.

내딛는 이들을 나와 함께 만나보기를. 그리고 동물의 생명을 이해함으로써 인간의 생명을 구하는 방식에 얽힌 과학과 이야기와 윤리적 과제 들을, 바라건대 우리가 함께 고찰할 수 있기를 기대한다.

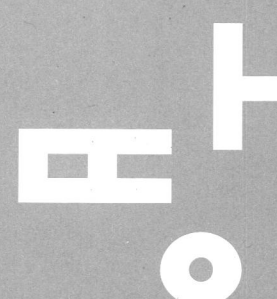

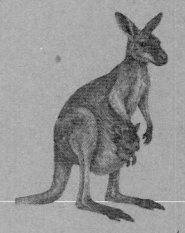

# PART 1

"백 번을 다시 살아도
단 1에이커의 땅에 존재하는 아름다움조차
전부 살피지 못할 것이다."

– 마티 루빈(작가)

# CHAPTER 01

## 캥거루가 아기를 만드는 법

질, 그것도 3개의 질에 대해 생각하기에 묘지는 뜻밖의 장소다. 우리는 죽은 것들이 아니라 살아 있는 것들을 찾아서 생명의 구체적 잔해들로 둘러싸인 이곳에 왔다. 새로 물을 준 잔디가 푸른빛에 가까운 오스트레일리아의 태양 아래 시들어갔다. 유칼립투스의 박하향이 산들바람에 너울거렸다. 그리고 저기 멀찍이 어느 무덤 꼭대기에서 투실한 두 발이, 미들급 복서처럼 구부린 두 팔이, 고급 승용차의 휠 아치처럼 토실하고 둥근 엉덩이가 그대로 훅! 마치 보이지 않는 무대용 와이어로 들어 올린 듯 아주 가볍게 뛰어 올랐다. 왼쪽으로 껑충, 오른쪽으로 껑충. 그러다 호숫가에서, 한때 사랑받았고 여전히 사랑받는 이들의 묘비 위에 놓인 여린 꽃들 곁에서 문득 멈추었다. 애상에 잠긴 채 고개를 드는 여인의 옷소매가 눈물로, 상실의 물기로 반짝거리고 있었다.

우리가 오스트레일리아의 퍼스에 자리한 이곳 피나루 밸리 메모리

얼 파크Pinnaroo Valley Memorial Park까지 찾아온 이유는 바로 저 껑충거리는 유대류를 만나기 위해서였다. 하지만 내 주의를 붙든 것은 캥거루의 점프가 아니었다. 보일 듯 말 듯 드러난 아기 캥거루의 작디작은 머리 였다. 마치 무대 커튼 틈으로 초조히 객석을 엿보는 배우처럼, 새끼는 주머니 밖으로 조그만 머리를 빼꼼 내밀고 있었다. 아기 주머니에 이르기 전에는 어미에게 있는 3개의 질 중 한 곳을 지나왔을 터였다. 그런데 캥거루는 왜, 어째서 질이 3개인 걸까? 캥거루의 임신을 이해하는 일은 장차 아이 갖기를 원하는 사람들, 이를테면 한때 레슬리와 존 브라운 부부가 놓였던 상황에 처한 이들에게 과연 도움이 될 수 있을까? 이제 그 의문에 대한 해답을 찾아보자. 두 사람의 딸이자 세계에서 두 번째로, 또한 내 관점에서 다소 의심스러워 보이는 예수의 사례를 제외하면 첫 번째로, 양친의 성관계 없이 태어난 인간 루이즈 브라운Louise Brown을 만나보는 것이다. 요컨대 루이즈 브라운은 명실상부 세계 최초의 시험관 아기였다.

\*\*\*

자신이 생겨난 시간과 장소를 정확히 아는 사람이 있을까? 탄생에 얽힌 이야기는 생일 케이크 촛불이 꺼지며 연기가 피어오를 때마다 반복적으로 서술되는 데 반해, 수태에 얽힌 이야기는 끝끝내 비화로 남는 경우가 다반사다. 물론 자기 아버지가 사정하는 장면을 상상하기란 꽤나 민망한 일일 수 있지만, 그때껏 존재하지 않았던 우리 삶에서 가장 중요한 순간은 바로 그 사정을 기점으로 펼쳐졌다. 그 순간, 우리는 비로소 우리가 되었다.

루이즈 브라운은 그런저런 일들로 고민할 필요가 없었다. 1977년 11월 10일 오전 11시 정각부터, 양친이 있던 브리스톨과는 240킬로미터 남짓 떨어진 올덤에서 진 퍼디라는 간호사의 목도하에 존재하기 시작했으니까. 낭만적인 저녁식사도, 감미로운 음악도, 오르가슴조차도 없이, 수정은 사실상 배양접시 안에서 이루어졌다. 비록 미디어에서는 루이즈를 세계 최초의 '시험관 아기'라고 일컬었지만 말이다. 그로부터 257일이 지난 1978년 7월 25일, 루이즈 조이 브라운은 예정된 제왕절개 수술을 통해 올덤 종합병원Oldham General Hospital에서 겨우 2.6킬로그램의 몸무게로 세상에 태어났다. 희고 폭신한 타월에 싸인 갓난아기 루이즈의 상징적인 모습은 그 당시 전 세계 신문의 제1면을 앞다퉈 장식했다.

루이즈 브라운은 자서전『세계 최초의 시험관 아기로서의 내 인생 My Life as the World's First Test-Tube Baby』첫 장에 의미심장하게도 책을 자신의 네 부모에게 바친다고 적었다. 루이즈의 모친 레슬리는 굉장히 내향적인 사람이었지만, "아이를 간절히 원하는 마음으로 인해 결국 전 세계의 이목을 끌게 되었다." 9년에 걸친 노력에도 불구하고 나팔관이 폐쇄된 탓에 남편 존과의 사이에서 자연적 임신이 이루어지지 않자, 레슬리는 루이즈의 네 부모 중 나머지 두 사람, 즉 로버트 에드워즈Robert Edwards 교수와 패트릭 스텝토Patrick Steptoe 박사에게 불임 치료를 받았다. 기실 1978년 이전에 수정란을 이식 받은 여성은 비단 레슬리

혼자만이 아니었지만, 해당 요법을 통해 태어난 최초의 아기는 단연코 루이즈였다. 2010년에는 관련 연구에 이바지한 공로로 로버트 에드워즈가 노벨의학상을 수상했다.

루이즈 이후로 800만 명 넘는 아기가 바로 이 체외수정in vitro fertilisation(IVF) 기법을 통해서 태어났다. 따라서 현재의 관점으로는, 그의 탄생이 인류 역사에서 얼마나 상징적인 발걸음이었는지를 간과하기가 쉽다. 브라운 가족이 갓 태어난 딸을 연분홍색 유아차에 태운 채 브리스톨의 상징적 구조물인 클리프턴 현수교 앞에서 찍은 사진이 있다. 세 사람은 19세기 공학 기술의 결정체를 배경으로 에이번 협곡의 깎아지른 절벽 끝자락에 자리를 잡았다. 1864년에 그 같은 현수교를 개통함으로써 빅토리아 시대 공학자들이 자연계를 상대로 승리를 거두었다면, 1978년에 인체 공학자들은 생명 자체를 상대로 승리를 거두었다. 그리고 이러한 승리는, 내가 1만 5천 킬로미터가량 떨어진 퍼스에서 손으로 먹이를 주던 캥거루와 같은 동물들의 도움 덕분이었다.

\*\*\*

캥거루는 유대목marsupial이라는 동물군에 속하며, 영단어 'marsupial'의 어원은 '주머니'를 뜻하는 그리스어 낱말이다. 이들 유대류는 새끼를 바로 그 주머니에 넣고 다니며 양육한다. 최초의 유대류는 약 1억 년 전 남아메리카 대륙이 오스트레일리아 대륙 및 남극 대륙과 연결되던 무렵에 출현했다. 오늘날 오스트레일리아에는 지구상에서 가장 많은, 대략 120종의 유대류가 서식한다. 그런가 하면 남아메리카와 중앙아메리카에는 그 이름도 자세한 엘레겐트살찐꼬리쉬주머니쥐elegant fat-tailed mouse opossum를 비롯해 90종의 유대류가 산다.

최초의 포유류들은 알을 낳았기에 배아의 착상 문제로 걱정할 필요가 없었다. 마침내 태생동물이 출현한 것은 1억 6천만 년 전으로, 이들은 인간과 유대류의 공통 조상이 되었다. 캥거루나 주머니쥐 부류의 동물은 깊고 어두운 포궁에서 세상 밖으로의 위험천만한 여정을 최초로 수행한 지구상 최초의 태생 포유류다. 유대류의 임신은 난생 포유류와 태생 포유류의 교차로와도 같아서, 루이즈 브라운을 탄생시킨 체외수정 기법이 어떤 경로를 거쳐서 완성되었는지를 이해하는 데 핵심적 단서가 된다. 새로운 생명을 알이 아닌 몸속에서 발달시키는 데는 아주 특별한 적응이 필요했다. 이제 우리는 이 아름다운 과정을, 발달 중인 배아에 안전하게 삽입한 초소형 카메라와 출생 전의 삶을 기록하는 정밀 초음파 촬영을 통해서 세심히 관찰할 수 있다.

정자와 난자로부터 새로운 생명을 창조하는 일은 체외수정 시술에서 가장 경이로운 부분이지만, 한편으로는 가장 평이한 부분이기도 하다. 일부 동물들에게는 몸 밖에서의 수정이 그저 자연스럽다. 무시무시한 이빨이 돋보이는 심해 아귀의 전희는, 수컷이 자기보다 몸집이 10배는 큰 암컷을 무는 행위로부터 시작된다. 로맨스가 끝나면 수컷은 고환을 제외하고는 아무것도 남지 않을 때까지 새로운 짝의 몸속으로 녹아들면서 부서지기 시작한다. 그러면 암컷은 알을 낳아서, 고환만 남은 수컷이 방출한 정자와 결합하게끔 한다. 수정은 주위의 바닷물 속에서 손조차 잡지 않은 상태로 이루어진다. 흰긴수염고래는 사정할 때면 정자를 20리터 가까이 방출한다. 어쩌면 바닷물이 짠 이유 중 하나는 그 때문일지도 모른다. 여하튼 그중 짝짓기에 성공하는 정자는 10퍼센트뿐이고 나머지는 바다에 남겨진다. 짠 바닷물을 마시지 말아야 하는 또 하나의 이유다.

체외수정이 가능하다는 사실을 알아낸 과학자들은, 포유동물의 생명을 창조하는 실험에 돌입했다. 얄궂게도 그들이 몸 밖에서의 수정을 연구할 목적으로 가장 먼저 선택한 포유동물은 성욕이 강하기로 소문난 토끼였다. 1878년 헝가리 출신의 과학자 셔무엘 레오폴드 셴크 Samuel Leopold Shcenk는 토끼에 대한 인공적 체외수정이 가능하다는 사실을 입증했다. 하지만 인간의 생명을 인공적으로 창조하기까지는 아직 시간이 조금 더 필요했다.

\*\*\*

인간의 생명이 창조되는 현장을 최초로 목격한 사람이 되었다고 상상해보자. 라트비아 태생의 미리암 멘킨 Miriam Menkin은 고등교육을 받은 실험실 기사로 1938년 매사추세츠주 보스턴 소재의 자혜여성병원 Free Hospital for Women에 재직 중이었다. 멘킨은 인간의 난자를 몸 밖에서 수정시킨 최초의 인물, 즉 새로운 종류의 '어머니이자 창조자'였다. 멘킨의 실험은 6년 동안 매주 일정한 절차대로 수행되었다. 화요일마다 멘킨은 정례적 수술 중에 제거된 난소에서 마침표만 한 난자들을 신중하게 선별했다. 수요일에는 그 난자들이 담긴 유리 배양접시에 한 무리의 정자를 추가했다. 목요일에는 간절한 마음으로 기도했고, 금요일에는 현미경을 유심히 들여다보며 난자와 정자가 생명으로 화했는지 확인했다. 6년이 되도록 결과는 매주 한결같았다. 요컨대 아무 일도 일어나지 않았다.

그러던 어느 날, 멘킨의 익숙한 주간 일정에 처음으로 균열이 생겼다. 수술 스케줄이 변경되면서 자궁탈출증 환자이자 네 아이의 엄마인 38세 여성의 난자를 여느 때와 달리 목요일에야 선별하게 된 것이다. 멘킨에게는 유달리 고단한 한 주였는데, 8개월 된 딸아이의 젖니가 막 나기 시작한 참이라 밤마다 잠을 설친 까닭이었다. 이렇듯 피로가 누적된 상태에서 멘킨은 한 가지 실수를 범하고 말았다. 평소 같으면 정자와 난자를 30분 동안 혼합했겠지만, 그날은 "너무 지치고 졸린 나머지, 정자가 난자 주위에서 까부는 모습을 현미경으로 지켜보다 한 시간이 훌쩍 지나서야 불현듯 시계를 확인한" 것이다.

1944년 2월 6일 보스턴의 고요한 일요일 아침에 실험실로 돌아간 멘킨은 그때껏 아무도 보지 못한 무언가를 맞닥뜨렸다. 갓 생겨난 인간 생명체가 유리 용기 바닥에서 아른거리고 있었다. 둘은 하나가 되었다. 생각해보면 아름다운 일이다. 한 사람이 수고하여 어린 아기를 돌본 덕분에, 다른 수백만 명의 사람들도 부모로서 똑같은 수고로움을 경험할 기회를 얻게 되었으니까.

하지만 세계 최초의 시험관 아기가 태어나기까지는 그로부터 34년을 더 기다려야 했다. 생명의 불꽃만으로는 결코 충분하지 않았다. 초기 배아가 깃들 안식처가 반드시 마련되어야 했다. 생명체는 다시 몸속에 들어가서 살아야 했지만 바로 이 과정, 즉 착상과 안착이 내내 풀리지 않는 숙제로 남아 있었다. 그러니까 우리가 캥거루를 이해하기 전까지는 말이다.

\*\*\*

살면서 나는 새해 전야를 즐겨본 적이 없다. 일단 기념하는 시간부터가 내 취침 시간보다 늦다. 더욱이 시간이란 본디 우리 삶의 언저리로 끊임없이 밀려드는 변화의 물결일진대, 새해가 시계 종소리에 맞춰서 '시작된다'는 인위적인 발상이라니! 술값은 너무 세고 음악소리는 너무 크다. 집에 가는 택시는 좀처럼 잡히지 않는다. 하지만 그런 나도 1853년 런던의 크리스털 팰리스에서 열린 새해 전야 파티에 초대되었더라면, 모르긴 해도 혹시 생각을 고쳐먹었을 공산이 크다.

1853년 새해 전야에 크리스털 팰리스라는 빅토리아시대의 대형 골조식 건물에 입장한 사람들은 곧이어 또 다른 골조, 그러니까 진짜 뼈로 이뤄진 골조를 맞닥뜨렸다. 그것은 사상 처음 실물 크기로 재현된 공룡 이구아노돈의 거대한 골격이었다. 뼈대의 안쪽에서는 당대를 대표하는 과학자들이 둘러앉아 만찬을 즐기고 있었다. 그들이 가짜 거북 수프(mock turtle soup, 바다거북 대신 송아지 머리 따위로 요리해 거북 수프와 비슷한 맛을 낸 수프—옮긴이)를 홀짝이며 부르는 노래의 가사가 공룡의 뼈대 주위로 울려 퍼졌다.

이 웅대한 고대의 야수는

멸하지 않았으니

그 안에 생명이 다시 깃들었도다!

포효하라!


상석에 앉은 이는 리처드 오언Richard Owen으로, 공룡 혹은 공룡류에게 ('끔찍한 파충류'라는 뜻의) 이름을 붙여준 인물이었다(공룡을 뜻하는 영단어 'dinosaur'는 그리스어로 끔찍하다는 뜻을 가진 '데이노스δεινός'와 파충류라는 뜻을 가진 '사우로스σαῦρος'를 조합해서 만든 단어다—옮긴이). 뜻밖에 과학자들의 만찬장이 된 그 동물은 자칫 거대 캥거루로 오인되기가 십상이었다. 그럴 수밖에 없었던 것이, 오언은 공룡의 형상을 재현하면서 처음에는 개구리, 다음에는 타조 등속의 대형 조류, 마지막에는 캥거루를 모델로 삼았다. 이는 공룡이 생김새뿐 아니라 행동까지도 캥거루를 닮았다는 통념이 반영된 결과였다. 셜록 홈즈 시리즈로 유명한 작가 아서 코난 도일은 1912년에 출간한 저서 『잃어버린 세계The Lost World』에서 공룡이 앞다리는 가슴 앞에 접어둔 채 튼튼한 뒷다리로 풀쩍풀쩍 뛰어다닌다고 묘사하기도 했다. 요컨대 공룡은 이빨과 몸집이 강화된 캥거루였다.

오언은 오늘날 비교해부학이라고 일컫는 분야에 오랫동안 심취했고, 비인간 동물의 몸을 살핌으로써 자신의 몸을 더 깊이 이해하고자 했다. 그는 종종 런던 동물원에서 죽은 동물들을 해부하고는 했는데, 한번은 외출에서 돌아온 부인이 갓 죽은 코뿔소 시체를 현관 복도에서 맞닥뜨린 적도 있었다. 비글호 항해를 다녀온 다윈의 의뢰로 오언이 연구한 다량의 표본 중에는 남아메리카에서 수집한 동물 뼈 화석들도 포함되어 있었다. 훗날 오언은 그 멸종된 거대 동물들이 다윈의 처음 생각과 달리, 아프리카 동물의 동족이 아니라 해당 지역의 토종 계열인 설치류와 나무늘보라는 사실을 밝혀냈다. 그리고 이러한 견해는 훗날 다윈이 자연선택이라는 독보적 개념을 정립하는 데 얼마간 도움이 되었다.

내가 오스트레일리아에서 그랬던 것처럼, 오언이 캥거루에 심취하게 된 계기 역시 주머니 속 작은 새끼와의 만남이었다. 캥거루 새끼가 주머니에 들어간 경로를 알아내는 일이야말로 "연구적 가치가 충분"하다고, 오언은 1834년 《영국 왕립학회 회보Philosophical Transactions of the Royal Society of London》에 기고한 글에서 설파했다. 누렇게 바랜 그 원본 원고를 한 장 한 장 넘기다 보면, 이 껑충거리는 동물의 몸속 생명 기계를 묘사한 최초의 연필 스케치를 확인할 수 있다.

\*\*\*

오언의 연구 덕분에 우리는 캥거루가 지닌 3개의 질이 각기 다른 목적으로 쓰인다는 사실을 알게 되었다. 설명하자면, 셋 중 두 곳은 성관계용이고 한 곳은 분만용이다. 코알라나 웜뱃, 주머니곰을 비롯한 여타의 유대류도 같은 특성을 공유한다. 양옆에 위치한 2개의 질은 두 자궁 중 한 곳으로 정자를 운반하지만, 가운데의 질은 새끼 캥거루를 세상 밖으로 내보낸다. 이 진기한 구조는 수컷 유대류가 가진 2개의 기다란 음경과 조화를 이룬다.

자연의 기벽이 대개 그렇듯, 여기에는 진화적 이점이 존재한다. 다 자란 캥거루는 헤비급 권투 선수 무함마드 알리보다도 키가 크고 무거울 수 있지만, 갓 태어난 캥거루는 크기가 딱 콩알만 해서 비좁은 내부 기관에 맞춤하게 들어맞는다. 태어날 때 새끼들은 극도로 미성숙한 상태다. 이기적인 유전자의 관점에서 보자면, 그 덕분에 암컷 캥거루는 임신을 끊임없이 계속할 수 있다. 주머니에서는 아주 작은 새끼가 자라고, 자궁에서는 배아가 발달하는 와중에, 먼저 태어난 새끼를 바깥 세상에서 기르는 상황, 다시 말해 1마리를 양육할 시간에 3마리를 양육하는 일이 가능하다는 얘기다. 삶은 때때로 숫자 놀이가 된다. 굳이 주사위를 던지지 않아도.

그러나 인간의 성공적 체외수정에 기여한 것은, 캥거루 생식계의 가시적인 구조가 아니라 비가시적인 특징들이었다. 인간의 체외수정에 관한 수수께끼는 토끼의 도움으로 해결되었다. 그다음 도전 과제는 그렇게 수정된 새 생명을 다시 몸속에 착상시키는 일이었다. 유대류는 바로 이 방법을 개척하는 데 도움을 주었다.

\*\*\*

인간이 부모가 되는 데 기여한 동물은 비단 캥거루와 토끼만이 아니었다. 수십 년 동안 가장 정확한 임신 검사법은 일견 해리 포터 시리즈에 등장할 법한 방식이었다. 남아프리카연방에서 일하던 영국의 생물학자 랜슬롯 토머스 호그벤Lancelot Thomas Hogben은 1930년대에 아프리카발톱개구리 수천 마리를 고국에 들여왔다. 그가 개발한 이른바 '호그벤 테스트Hogben test'는 아프리카발톱개구리의 등쪽 피부에 소변을 주입해 임신 여부를 가리는 진단법으로, 한때 에든버러에서만 수만 건이 시행될 정도로 큰 인기를 누렸다. 만약 소변을 주입한 다음 날 개구리가 알을 낳으면, 해당 소변의 주인은 임신으로 진단되었다. 개구리가 아닌 항체 기술에 근거한 오늘날의 현대적 임신 검사법은 1960년대에 이르러서야 비로소 소개되었다. 임신 테스트기에 그어진 줄을 확인하는 순간은 언제나 특별하다. 요즘에는 디지털 문자로 명확히 '임신PREGNANT'이라고 표시되기도 한다. 하지만 역시 더욱 시적인 쪽은, 개구리를 보면서 일생일대의 변화가 눈앞에 다가왔음을 깨닫는 순간일 테다. 한편 레슬리와 존 브라운 부부가 그들만의 특별한 줄을 확인한 날로부터 8개월 후에는, 인공적으로 창조된 한 인간의 생명이 첫 숨을 들이쉬면서 세계의 변화가 눈앞에 다가오고 있었다.

레슬리의 몸속에 배아를 안전하게 착상시키고 모체로 하여금 그 낯선 침입자를 기꺼이 받아들이게 했다는 점에서, 이는 참으로 대단한 약진이었다. 달 착륙이 이 세계 외부로의 가장 위대한 탐사였다면, 인공수정을 통한 아기의 탄생은 가히 우리 세계의 내부, 인체 내부로의 가장 위대한 탐사였다.

\*\*\*

그런저런 시적 면모가 무색하게도, 현재 알려진바 포궁 내 배아에서 가장 먼저 발달하는 부위는 꼬리, 그러니까 똥구멍이다. 본시 우리는 한동안 그저 똥구멍이었고, 어떤 이들은 평생 그 수준을 벗어나지 못한다. 그런가 하면 발생 초기에 배아의 손에는 도마뱀의 사지에서 관찰되는 것과 같은 근육이 일시적으로 발달하는데, 이 근육들은 아주 오래된 진화의 흔적으로 약 2억 5천만 년 전 인류가 파충류에서 포유류로 변해가던 시기에 가지고 있던 것이다. 비록 오늘날에는 도마뱀처럼 손을 쓸 일이 거의 없지만, 이 초기의 변화 덕분에 우리의 엄지손가락은 나머지 손가락들과 달리 그 일시적 근육을 보존함으로써 보다 섬세한 움직임이 가능해졌다. 하지만 이 단계에 도달하기 위해서는 먼저 생명체가 자궁 내벽으로 파고들어 착상된 다음, 9개월 동안 안전하게 머물러야 한다. 그런데 어떻게?

인간의 난임 가운데 75퍼센트는 수정이 아닌 착상의 실패에서 비롯된 결과다. 착상이라는 필수적 단계를 마친 뒤에야 비로소 배아는 발달하기 시작한다. 생명을 만드는 일은 생명을 지키는 일보다 쉽다. 아이를 잃는 경험은 설령 그 아이가 아직 태아에 불과하더라도 영원한 고통을 남긴다. 유구한 인류 역사에도 불구하고, 그 같은 상실을 대하는 감정은 무뎌지지 않았다. 조기 유산을 마주한 부모들에게 그것은 특히 잔인한 유형의 죽음, 정량화하기 어려운 죽음이다. 그들에게 크나큰 기쁨을 가져다준 것은 현실보다는 가능성이었다. 아이가 어떤 모습일지, 어떤 사람이 될지를 궁금해 하는 그 마음을 타인은 결코 이해할 수 없을 것이다.

우리 부부도 임신 11주 차에 접어들었을 무렵 아이를 잃었다. 불과 며칠 전만 해도 새하얀 플라스틱 재질의 초음파 촬영기 화면이 생명의 회색 픽셀들로 채워져 있었는데 말이다. 완두콩처럼 작디작은 심장은 박동할 때마다 사람 눈물 두 방울만 한 혈액을 짜냈고, 기기에 내장된 금속성 스피커에서는 쉭쉭거리는 심장음이 들려왔다. 밤이면 우리의 고막을 울리는 우리 자신의 심장박동음과 똑같은 소리였다.

며칠 후 소량의 출혈이 비쳤다. 아내는 먼젓번과 똑같은 초음파 촬영기로 또다시 검사를 받았다. 이제 그 픽셀들은 움직이지 않았다. 정적은 너무도 많은 것을 말해주었다. 완두콩처럼 작디작은 심장은 박동을 멈추었고, 그러므로 더는 눈물 두 방울만 한 혈액을 짜내지 않았다. 이제 눈물은 아내와 나의 몫이 되었다. 미래가 암울하게 느껴졌다. 세상은 잿빛으로 물들었다. 희망은 그렇게 추억이 되었다. 앞으로 다시는 햇빛 비치는 거리를 걸을 수 없을 것만 같았다. 하지만 그렇게 되지는 않았다.

임신 초기는 무릎을 접질렸을 때와 여러모로 비슷하다. 응급실에서 지내다 보면, 얼떨결에 축구 경기를 뛰었다가 무릎이 아파서 찾아오는 40대를 종종 만나게 된다. 그들의 마음은 여전히 건강하고 운동신경이 뛰어난 10대이지만, 그들의 몸은 현실을 더 직시하라는 듯 매번 공을 찰 때마다 삐걱거린다. 갑작스레 접질린 무릎은 통증이 생기며 벌겋게 부어오른다. 염증의 전형적인 증상이 나타나는 것이다. 그런데 이 염증은 성공적 임신의 열쇠이기도 하다. 착상에서 시작해 출산에 이르기까지 염증은 핵심적 역할을 담당한다.

꽤 오랜 세월 의료계에서는, 모체의 태아 거부반응을 방지하려면 배아의 착상 이후에 자궁 내벽을 항염증 상태로 바꿔야 한다는 믿음이 거의 상식처럼 받아들여졌다. 어쨌든 체외수정된 배아는 모체에 대하여 감염 못지않게 이질적인, 일종의 부적합한 유전물질이다. 임신 초기의 과다한 염증은 자칫 유산으로 귀결될 수 있다. 그러니까 우리 몸이 감염을 물리치려고 애쓸 때처럼 말이다. 따라서 연구자들은 면역계를 약화시킴으로써 반복적 유산 및 착상 실패에 대비할 요량으로 다양한 약물과 수술 요법을 시도했다. 도리어 얼마간 싸움을 벌이는 편이 장차 생명을 지탱하는 데 유리하다는 사실을, 그들은 대체로 알지 못했다. 주먹을 쥘 땐 쥐어야 악력도 더 좋아지는 법인데 말이다.

캥거루나 주머니쥐와 같은 유대류의 임신을 연구한 덕분에, 인류는 이부프로펜과 같은 약물의 복용으로 염증을 억제하는 처치가 실상 인간의 체외수정 성공률을 개선하기는커녕 저하시킬 소지가 다분한 까닭을 보다 잘 이해하게 되었다. 바꿔 말하면, 인간의 자궁을 긁어서 염증을 유발하는 처치가 오히려 루이즈 브라운과 같은 아이들에게 생기를 불어넣음으로써 착상 성공률을 높일 수도 있다는 얘기다.

\*\*\*

유대류를 연구하기 전에 의사들은 착상이 일방향적인 과정이라고, 그저 초기 배아가 스스로 자궁벽에 단단히 붙박이기만 하면 해결될 문제라고 여겼다. 마치 배아의 질을 개선하는 것만이 체외수정 시술 성공의 유일한 열쇠인 것처럼 말이다. 그러나 현재 알려진바, 체외수정 시술의 성공은 모든 관계가 그렇듯 양방향적인 노력을 필요로 한다. 요컨대 착상은 태아와 모체 양쪽 모두에 좌우되는 복잡한 과정이라는 뜻이다.

주머니쥐와 같은 동물의 배아는 초기에는 계속 알껍질에 둘러싸여 있다는 것이 밝혀졌다. 하지만 태반이 형성되기 위해서는 그 껍질이 깨어져야 한다. 모체는 탄산칼슘을 용해하는 소화효소를 생성함으로써 문제의 껍질을 서서히 먹어치운다(참고로 탄산칼슘은 분필의 주성분이기도 하다). 이러한 소화 과정은 자궁 내벽을 손상시키는 염증 반응을 촉발한다. 또한 이 염증 단계는 호르몬 변화와 더불어 입덧의 원인이 되기도 한다. 이와 같이 경미한 손상은, 체외수정 초기의 가장 까다로운 과제이자 우리 부부가 겪은 조기 유산의 요인이었던 착상과 태반의 발달을 촉진한다. 부은 무릎이 치유되기 위해서는 바로 그 부기가 필요한 것처럼, 생명이 잘 자라기 위해서는 역경이 반드시 필요하다.

이제 체외수정 시술을 시행하는 의사들은 유대류의 임신에서 얻은 그 단서들을 이해함으로써, 몇 가지 분자표지를 이용해 착상에 대한 자궁 내막의 수용성을 보다 면밀히 분석할 수 있게 되었다. 덕분에 배아이식의 시기를 착상에 가장 적합한 때로 조정하는 작업도 가능해졌다. 이제 우리는 아스피린이나 이부프로펜과 같은 약물이 배아가 자랄 집을 조성하는 데 해롭기보다는 이로운 방향으로 안전하게 사용될 수 있는 때가 언제인지를 안다.

모든 부모는 임신이 자신들과 아기 모두에게 여정의 시작에 불과하다는 사실을 이해하고 있다. 루이즈 브라운의 탄생은 놀라우리만큼 순조로웠다. 제왕절개 수술은 신속하고도 매끄럽게 진행되었고, 아기의 건강도 양호했으며, 이제 그 아기는 어느덧 두 아이의 엄마가 되었다. 하지만 세계 각지의 수백만 명에 달하는 아기들에게는, 몸속 자궁을 빠져나와 숨을 들이쉬기까지의 과정이 지나치게 버겁다. 그들은 내부 세계를 벗어나자마자 외부 세계의 도움을 필요로 한다. 다음으로 우리는, 내 절친한 벗 루시와 그의 남편 오언 그리고 이 부부의 아이들을 만나볼 참이다. 아이들은 도합 셋, 그러니까 세쌍둥이다. 비록 콩알만 한 새끼 캥거루보다야 훨씬 큰 체구를 가지고 태어났지만, 그들은 살아남기 위해서 주머니 이상의 무엇을 필요로 했다. 그들에게는 행운과 의학에 더하여, 접촉이 필요했다. 원숭이가 새끼를 어루만질 때처럼 딱 알맞은 압력의 접촉이. 하지만 일단 지금은 정글부터 찾아가보자.

# CHAPTER 02

# 자장자장 우리 아기

붉은 꽃 위로 말벌이 내려앉듯, 휘발유 동력선이 도착했다. 누런 이를 드러낸 선장의 짓궂은 미소가 가을날의 햇살처럼 우리를 반겨주었다. 통에 든 사탕을 건네듯이 구명조끼가 건네졌다. 딸아이가 양팔을 스르르 끼워 넣었다. 치수가 너무 크고 바깥 주머니도 빵빵하다 보니 꼭 구명대에 잡아먹힌 듯한 모습이었다. 쾌속정이 일렁이고 물결이 출렁거리자, 기대감이 슬슬 피어올랐다. 그 일렁이는 쾌속정에 몸을 실은 채, 우리는 코타키나발루 수상가옥 마을 근해의 습하고도 후텁지근한 대기를 헤치고 세필록까지 가서 그간 격조했던, 오랫동안 격조했고 지금도 여전히 격조한 어느 친족을 만나볼 예정이었다.

보르네오섬에 온 것을 환영한다. 이 섬은 오랑우탄이 나무를 타고 서로의 털을 고르며 더 나은 삶의 방식을 가르쳐주는 곳이다. 우리는 이 보르네오섬의 뒤틀린 나무뿌리들 틈에서 그곳 정글의 우두머리를, 부모 잃은 젖먹이 암컷 치키타(아주 작다는 뜻)와 함께 사는 한 오랑우탄 가족을 만날 기대에 부풀어 있었다. 세필록 오랑우탄 재활센터<sub>Sepilok Orangutan Rehabilitation Centre</sub>에서 구조한 새끼들 중에서도 유독 작았던 치키타는 새로운 가족에게 입양되어 보살핌을 받고 있었다. 이 주황색 유인원 조상들은, 달을 다 채우지 못하고 태어난 작디작은 인간 아기들의 생명을 지킬 방법을 우리에게 가르쳐줄 수 있다. 치키타는 접촉의 힘이 실로 얼마나 강력한지를 내게 보여줄 것이었다. 신생아 집중치료실 의료진은 이 동물들이 오래전에 터득한 그 지혜를 최근에야 비로소 알게 되었다. 그리고 치키타를 입양한 어미는 새로 엄마가 된 한 인간이, 이미 수백만 년 전에 계보가 갈라진 이 영장류 조상과 비슷한 방식으로 한때 아기를 돌보았다는 사실을 내게 상기시킬 터였다.

\*\*\*

갓 결혼한 영농인 부부가 아기를 갖기로 결심했다. 임신을 시도한 첫 달, 생리가 늦어졌다. 테스트기에 두 줄이 선명하게 나타났다. 임신이었다.

나의 벗 루시와 오언은 생애 처음으로 임신 초음파 검사를 받으러 갔다. 우리 부부가 아이를 잃고 얼마 지나지 않았을 때였다. 촬영을 위해 차가운 젤을 부드러운 피부에 바른 뒤, 새로운 생명에 대한 탐색이 시작되었다. 한 아이의 심장이 힘차게 뛰고 있었다. 하지만 이내 루시는 우리 부부가 그랬듯 긴 정적을 맞닥뜨렸다. 그러나 루시가 마주한

정적은 그 빛이 달랐다. 슬픔이나 상실이 아닌 풍요의 색채가 어리어 있었다. 뛰는 심장이 하나도 둘도 아닌, 자그마치 셋이었으니까.

"과장님을 모셔 와야겠는데요." 초음파 기사가 말했다. "문제가 있는 건 아니고, 그냥 좀 확인할 게 있어서요⋯⋯."

웨일스의 구불구불한 도로를 따라 가족 농장이 있는 집으로 돌아가는 길은 여느 때보다 훨씬 더 길게만 느껴졌다. 루시는 문간에서 기다리고 있을 가족들에게 할 말을 큰 소리로 연습했다.

"초음파 결과는 좋아요. 전부 다 괜찮대요."

정말이지 두루두루 상태가 좋았다. 문제는 그렇듯 상태가 좋은 아기가 하나도 둘도 아닌, 셋이라는 점이었다. 세쌍둥이, 그것도 자연적 세쌍둥이가 임신을 시도한 첫 달에 부부를 찾아왔다. 말하자면 시작과 동시에 끝장을 보게 된 셈이랄까.

임신은 고된 여정이었다. 역류와 불면, 앞일에 대한 걱정의 나날이 이어졌다. 배 속에는 딸 둘과 아들 하나가 나란히 자리해 있었다. 사실 그 달에 배출된 난자는 2개였다. 그중 수정란 하나는 둘로 쪼개져 일란성 딸 쌍둥이가 되었고, 다른 하나는 그대로 남아 홀로 아들이 되었다. 어찌 됐든 둘 더하기 하나는 여전히 셋이었다. 세 아이 모두가 무사히 나와서 살아남아야 했다. 쌍둥이 가운데 절반가량이, 더욱이 세쌍둥이는 거의 전부가 37주를 채우지 못한 채 미숙아로 태어난다. 비록 캥거루의 콩알만 한 새끼는 고작 34일을 채우고 태어나지만, 유사 이래 인류는 미숙아를 보살필 주머니를 가져본 적이 없었다. 루시는 이런저런 걱정이 앞섰다. 과연 세 아이는 모체라는 안식처를 무사히 빠져나올 수 있을까? 두 사람이 안고 다니기에도 벅찰 정도로 많은 아이를 과연 남편과 둘이서 잘 돌볼 수 있을까? 부부는 과연 이 모든 과정을 무탈하게 치러낼 수 있을까?

\*\*\*

조산은 여전히 많은 아기를 죽음으로 내몬다. 또한 신생아 10명 중 1명은 조산아로 태어난다. 그간 아무리 미숙아 치료법이 발전했다고는 해도, 28주차 이전에 파인애플 1통보다 가벼운 몸무게로 태어난 아기의 생존률은 기껏해야 2명당 1명꼴에 불과하다. 그런 아기들은 숨 쉬고, 먹고, 감염에 맞서고, 체온을 유지하는 일에 대체로 도움을 필요로 한다. 다시 말해 그저 살고 성장하는 일에도 도움을 요한다는 뜻이다.

신생아 집중치료실은 이렇듯 취약한 생명을 지키는 데 도움이 되는 기술을 갖추고 있다. 1970년대에는 보다 나은 호흡 장치가 개발되었고, 1990년대에는 미숙아들의 작디작은 폐의 탄성을 향상시킬 신약이 개발되었다. 또한 그러다 10년쯤 뒤에는 스테로이드 약물이 치료에 힘을 보태기 시작했다. 하지만 모든 부모가 아이를 돕기 위해 할 수 있는 행동, 즉 아이 어루만지기의 효력이 밝혀진 것은 지금으로부터 겨우 10년 전의 일이었다.

이른바 '캥거루 케어'는 종래의 신생아 치료법과 동시에 사용되며, 심지어 생명유지장치에 의존할 정도로 위중한 미숙아조차도 직접 품에 안고 접촉할 것을 부모에게 장려한다. 다시 말해 부모의 피부를 아기의 피부와 맞대라고 권하는 것이다. 이 요법은 아기의 생존 가능성을 3분의 1가량 끌어 올린다. 아기를 안아주면 감염 저항성이 높아지고, 체온조절 능력이 향상되며, 폐질환에 걸릴 위험이 감소한다. 부모의 품에 안긴 채 피부를 접촉한 아기는 몸무게가 늘어나고 키와 머리둘레도 커진다. 그렇지만 이 혁명적 요법은, '캥거루 케어'라는 이름보다는 차라리 '원숭이 케어'로 불리는 편이 맞겠다 싶을 정도로 인류의 먼 조상인 유인원의 양육 방식과 통하는 부분이 더 많다. 영장류가 사회적으로 접촉을 사용하는 방식은, 루시의 두 손이 그의 세 아기를 살릴 수 있었던 까닭을 얼마간 설명해줄 것이다. 어쩌면 그것은 인간이 농담에 웃고, 파티를 하고, 마약을 복용하는 이유까지도 넌지시 알려줄는지 모른다. 그렇다고 내가 곧 보르네오섬에서 만나게 될 오랑우탄 모녀가 내게 농담을 건넸다는 얘기는 아니다. 하지만 그들은 이러한 요법들을 조상 대대로 수백만 년 전부터 구사해왔다.

\*\*\*

삶의 잔해가 빽빽이 키워낸 초목을 헤치며 우리는 숲바닥을 가로질러 나아갔다. 흠뻑 젖은 면 셔츠가 흡수하지 못한 땀방울이 내 등을 타고 또르르 흘러내렸다. 마치 물 미끄럼틀을 타던 어린아이가 내 반바지 허릿단에 물을 튀길 양으로 속도를 높이는 듯했다. 현지 가이드는 힘든 기색이라곤 없이 길고 늘씬한 구릿빛 다리로 물 위를 떠다니듯 성큼성큼 앞장서 걸음을 옮겼다. 얼굴에 새겨진 주름들은 그가 집이라 부르는 이 정글을 드나들 때마다 한 줄씩 늘었다고 했다. 그때였다. 우지끈. 뚝. 바람 한 점 없는 숲속에서 나뭇가지들이 흔들거렸다. 가지들은 마치 기도하듯 고개를 숙였다가는, 흐릿한 호박색 형체가 공간을 가로지르자 금세 본래 모습으로 되돌아갔다. 그러다 이내 그 가지들 사이로 오랑우탄 어미가 모습을 드러냈다. 등에 소중하게 실려 있는 물체는 치키타, 겨우 몇 주 전에 태어난 딸아이였다.

오랑우탄<sup>orangutan</sup>은 그것이 가리키는 대상을 완벽히 묘사한다는 점에서 참으로 근사한 낱말이다. 나의 모어인 웨일스어에도 그런 낱말들이 있다. 웨일스어에서 할머니를 가리키는 낱말 맘기<sup>mamgu</sup>는 번역하면 '친애하는 어머니'라는 뜻이다. 마취과의사를 가리키는 낱말 케이드와드 어 커스기<sup>ceidwad y cysg[u]</sup>는 '잠의 수호자'라는 뜻이다. 그런가 하면 복숭아를 가리키는 낱말 에이링 굴라노그<sup>eirin gwlanog</sup>는 '솜털이 보송한 자두'라는 뜻이다. 오랑우탄은 말레이시아어로 '정글의 노인'을 뜻한다.

치키타는 레슬링 선수처럼 다리로 엄마의 몸에 매달린 채, 손을 움켜쥘 때처럼 발가락을 잔뜩 우그린 상태에서 손가락으로 뻣뻣한 털을 단단히 감싸 쥐었다. 우리도 더러는 치키타처럼 손을 움켜쥘 수 있다. 자, 손바닥이 위를 보도록 천장을 향해 손을 펼쳐보자. 그 상태에서 주먹을 쥐고 팔을 몸 쪽으로 당기듯 구부린 다음, 손목에서 아래팔 중간께로 이어져 내려가는 힘줄을 확인해보자. 누군가는 힘줄이 2개인 반면, 누군가는 그 외에도 1개가 더 눈에 들어올 것이다. 긴손바닥근

(장장근)이라는 이름의 이 부가적 힘줄은 태곳적 유인원의 근육에 부착된 것으로, 덕분에 치키타는 어미의 등을 그토록 단단하게 붙잡을 수 있었다.

나는 그곳에서 거의 1시간을 홀로 서 있었다. 외롭지는 않았다. 단지 혼자였을 뿐이다. 아기 치키타는 엄마와 함께 땅 위에 누워 있었다. 어미의 손이 새끼의 털 속을 뒤적거리며 있지도 않은 벌레를 찾고 있었다. 그사이 어미 뒤에서는 다른 성체 오랑우탄 한 마리가 서서, 바로 그 어미의 털을 고르고 등을 만지고 이리저리 쓰다듬으며 그와 똑같은 행동을 하고 있었다. 그들은 그렇게 한 줄로 나란히 모여 서로의 털에서 있지도 않은 벌레를 찾아주었다. 서로서로 살을 맞대고 털을 고르며 유대감을 차곡차곡 쌓아나갔다. 한편, 수천 킬로미터 떨어진 장소에서는 루시가 어느덧 30주에 접어든 세쌍둥이 중에서도 가장 몸집이 작은 아들아이 조를 품에 안고 있었다. 아이의 뺨은 엄마의 맨 가슴에 밀착된 상태였다. 루시는 조의 여리고 얇은 등쪽 피부를 한 손 검지로 살살 쓰다듬었다. 반대쪽 손의 손끝으로는 아이의 팔을 어깨부터 손목까지 천천히 쓸어주었다. 여태 점점이 남아 있는 핏자국은, 이런저런 검사로 인한 흔적이었다. 루시는 어릴 적 엄마가 불러주던 자장가를 부르며 아기를 어르듯이 몸을 흔들었다.

비록 루시는 알지 못했지만, 그의 그런 행동은 우리의 영장류 조상으로부터 전해 내려와 각인된 습성이었다. 루시는 치키타의 엄마가 털을 고르듯 조를 부드럽게 매만졌다. 살을 맞대고 매만지면서 유대감을 쌓아나갔다. 하지만 왜일까? 왜 유인원들과 우리네 어머니들은 아기의 털을 고르고 살을 매만질까? 왜 그와 같은 행동이 아주 작게 태어난 아기들의 생존을 돕는 것일까?

✳ ✳ ✳

이들 과거의 유인원과 오늘날의 인간 미숙아 사이에서 접점을 찾기 위해서는, 수다와 한담을 나누며 서로를 매만지는 습성에 대해 생각해볼 필요가 있다. 영국의 인류학자 로빈 던바Robin Dunbar는 겨우 세 살 때 동아프리카의 자기 집 정원 베란다에서 원숭이 한 마리를 처음 만난 이후로, 인간관계에 대한 자신의 애정을 발판 삼아 영장류의 행동을 연구하게 되었다. 던바는 아프리카의 여러 부족과 아랍 및 인도의 이런저런 공동체가 한데 어우러져 생활하는 다문화적 환경에서 성장했다. 어린 시절에는 스와힐리어로 말했고, 산스크리트어로 시를 썼으며, 나이 마흔에야 비로소 첫 직장을 얻었다. 대영제국이라는 세계에서의 삶은 던바에게 인간의 상호작용에 대한 끝없는 흥미를 불러일으켰다.

어린 시절 베란다에서 원숭이들을 만난 경험이 무색하게도, 애초에 던바는 야생동물에 그다지 관심이 없었다. 친구와 가족 들은 동물을 그저 라이플총으로 쓰러뜨려야 하는 표적으로만 보았다. 제인 구달을 비롯한 유수의 영장류학자들이 동물을 사랑한 나머지 인간의 행동을 학습하게 된 것과 달리, 던바는 인간의 행동 양식을 사랑한 나머지 동물을 연구하게 되었다. 상급자보다 논문 발표 실적이 뛰어나다는 이유로 런던에서 임상심리학자로 일할 기회를 박탈당한 뒤 에티오피아로 떠난 연구 여행에서, 던바는 개코원숭이들과의 우연히 만남을 계기로 영장류의 행동에 관심을 갖게 되었다. 개코원숭이들이 시계공처럼 섬세하게 손가락을 놀리면서 마치 미용사가 가르마를 타듯 거친 회색 털을 한쪽에서 다른 쪽으로 넘기는 행동을 관찰하던 중에, 문득 이런 의문이 들었다. 왜 영장류는 그토록 많은 시간을 털 고르기에 할애하는 것일까? 그럴 시간에 차라리 먹이를 구하고 포식자의 위협을 경계하며 에너지를 넉넉히 비축해두는 편이 낫지 않을까? 던바는 문제의 털 고르기가 영장류 공동체의 잠재적 성장 규모에 영향을 미치는 건 아닐까 하는 의문을 품게 되었고, 그 해답을 탐구하는 일에 여생을 바쳤다.

노력은 헛되지 않았다. 던바가 옳았다. 개코원숭이들이 무리를 이루어 생활하는 집단의 통상적 크기는, 러시아의 군대부터 이탈리아의 산간 마을과 웨일스의 럭비 팀에 이르기까지 인간 사회 곳곳에 산재해 있는 각종 집단의 크기와 별반 다르지 않다. 심지어 의료진의 협업 능률을 향상시키는 데도 그 정도의 집단 규모가 매직 넘버로 작용할 가능성이 있다. 하지만 일단 지금은, 가령 치키타 모녀와 같은 영장류 간의 털 고르기가 루시의 세쌍둥이와 같은 미숙아의 생명을 구할 수 있는 연유가 무엇인지부터 파헤쳐보자.

\* \* \*

다른 인간과의 접촉은 비단 아기만이 아니라 어른의 스트레스까지도 완화할 수 있다. 노스캐롤라이나 소재의 한 대학이 실시한 실험에서, 참가자들은 파트너와 함께 로맨틱한 동영상을 보았고 그중 일부는 뒤이어 20초 동안 서로를 안아주었다. 이어서 연구진은 참가자들로 하여금 단 2분 만에 연설을 준비하여 녹음하게 한 다음, 그 결과물을 다시 그들에게 들려주었다. 스트레스를 경험하도록 설계된 이 실험에서 서로 포옹을 나눈 참가자들은 혈압과 심박수의 상승이 상대적으로 미미한 양상을 보였다.

이 실험이 시행된 시기와 그리 멀지 않은 2020년에는 이른바 '흑인의 목숨도 소중하다Black Lives Matter' 시위 도중에 벌어진 일촉즉발의 상황이 한 인간의 포옹 덕분에 무사히 봉합된 일이 있었다.

"전술 차량이 배치되었고, 경관들은 폭동 진압 장비로 무장했습니다. 흥분한 군중들은 너도나도 고함을 질러대고요." 노스캐롤라이나에서 갈수록 격해지는 시위대가 무장 경찰과 대치하는 와중에 한 경관이 말했다. 그러다 어느 순간 경이로운 광경이 펼쳐졌다. 무장 경관 60명이 한쪽 무릎을 꿇어 시위대를 향해서 연대의 뜻을 표한 것이다. 잠시 뒤에는, 선홍빛 반다나를 두른 시위 주동자가 앞으로 나아가 경찰 지휘관을 껴안아주었다. 다음 날 한 신문은, 포옹하는 여성 시위자의 눈물이 뺨을 타고 경관의 방탄조끼 위로 흘러내리는 장면을 1면에 실었다. 대치 상황은 종료되었다. 포옹으로 확인된 사랑의 땀이 눈물로 맺혀 흘러내렸다.

접촉은 심지어 마음을 읽는 능력을 제공할 수도 있다. 팔에 손을 얹는 간단한 동작만으로 우리는 다양한 감정을 낯선 이에게 전달할 수 있다. 또 한 실험에서 팔을 쓰다듬거나 밀착하거나 꼭 쥐는 행동의 대상이 된 참가자들은 상대가 표현한 감정을 분노부터 두려움, 혐오, 사랑, 감사와 동정심에 이르기까지 80퍼센트는 올바르게 읽어낼 수 있었다.

접촉이 인간의 발달에 중요하다는 이야기는 사실 그다지 새삼스럽지 않다. 일례로 접촉할 대상이라곤 아기 침대의 금속 프레임이 전부였던 루마니아 고아원들의 열악한 실상이 담긴 흐릿한 사진들은, 사람 간 접촉의 결핍이 인간의 발달에 미치는 부정적 영향을 실증한다. 코로나19 팬데믹 기간에 우리가 경험한 접촉의 상실은, 인생이라는 샌드위치에서 바삭바삭한 부분을 잘라내버린 것이나 다를 바 없었다. 유인원도 마찬가지다. 그들 역시 서로 접촉하지 못하면, 금세 기분이 가라앉아서 슬퍼하다 그만 병에 걸리고 만다. 고로 접촉은 건강을 가져다줄 수 있는 반면, 접촉 및 접촉감의 박탈은 다양한 문제를 야기할 수 있다. 가령 조니 캐시Johnny Cash의 사례를 보자.

\*\*\*

인생은 커다란 레코드판처럼 돌고 또 돈다. 하루는 길지만 한 해는 짧다. 한때 우리는 아들 혹은 딸이었다가 어느 순간 엄마 혹은 아빠가 된다. 내가 어릴 때 아버지는 아끼는 음반을 차고에서 들려주시곤 했다. 그곳에서 나던 축축한 공기의 내음을 여전히 기억한다. 비틀스, 더

후, 밥 딜런을 들은 뒤 조니 캐시로 감상을 마무리하면, 뒤이어 저녁을 먹으라는 어머니의 목소리가 귓가에 들려오고는 했다. 캐시의 노래 〈링 오브 파이어Ring of Fire〉의 시작을 알리는 트럼펫 소리가 모노포닉 레코드 플레이어의 지직거리는 잡음을 뚫고 흘러나올 때면, 나는 언제나 웃음이 났다. 어느덧 30년이 흘러, 이제는 내가 에어컨 덕에 쾌적한 차 안에서 고음질 입체음향 스피커로 조니 캐시의 노래들을 두 딸에게 들려주고는 한다. 언제 들어도 명곡은 명곡이다.

이유 없이 늙어간다는 건 힘든 일이지만, 조니 캐시에게는 아내와 음악이 있었다. 2002년 71세의 나이에 캐시는 〈아픔Hurt〉이라는 강렬한 커버곡이 실린 음반을 발표했다. 건강이 몹시 악화된 캐시는 떨리는 목소리로 노래를 불렀다. 뮤직비디오는 캐시가 30년 동안 살았던 자택에서 촬영되었다. 주변 환경의 화려함과 쇠약해지는 가수의 모습이 책장을 넘기듯 번갈아 화면을 채웠다. 늙고 상하고 모난 두 손이 기타 위에서 삐걱거렸다. 7년 전 미국의 젊은 록 밴드 나인인치네일스 Nine Inch Nails가 작사한 곡이었음에도 그 곡은 캐시의 힘겨운 싸움에 대해 노래하고 있었다. 구멍을 째는 바늘과 고통과 슬픔에 대해 이야기하고 있었다.

오랫동안 앓아온 당뇨는 캐시의 손발은 물론 척수에 있는 신경종말까지 모조리 망가뜨렸다. 그는 하루에 3번씩 허벅지에 인슐린 주사를 맞아야 했다. 높은 혈당치는 영장류 간 털 고르기나 미숙아 쓰다듬기와 같이 가벼운 접촉에 반응하는, 바로 그 신경종말을 갉아먹었다. 발의 감각을 잃어버린 상태에서는, 신발 속에 쌀 한 톨만 들어 있어도 자칫 심각한 부상을 입을 수 있었다. 걷는 동안 피부의 미묘한 마찰을 감지하지 못하면 피부가 쓸리며 가벼운 상처가 날 수 있었고, 피부의 가벼운 상처를 감지하지 못하면 상처가 점점 커지다 결국 감염을 일으키기 십상이었다. 척수에 있는 신경들이 망가지면서 캐시는 자율신경 장애autonomic neuropathy라는 고통스런 병증에 시달려야 했다. 그의 신경계는 살짝만 건드려도 붕괴되기가 일쑤였다. 혈압은 솟구쳤고, 피부에서는 땀이 났으며, 심박수는 불규칙해졌다. 〈아픔〉이 그토록 강렬한 울림을 주었던 이유는, 아픔을 가진 누군가가 노래했기 때문이었다.

음악적 재기에도 불구하고, 당뇨에서 비롯된 통증은 무대에서 공연할 능력을 앗아가버렸다. 그런 와중에 아내인 준 카터 캐시마저 세상을 떠났다. 이유 없이 늙어간다는 건 힘든 일이다. 캐시가 아픈 손가락으로 피아노 뚜껑을 덮는 뮤직비디오의 마지막 장면은, 겨우 7개월 뒤에 닥칠 그의 죽음을 암시하는 전주곡이었다. 풍문에 의하면, 캐시가 남긴 마지막 말은 "기차 오는 소리가 들리네I hear the train a comin'(조니 캐시의 노래 〈폴솜 교도소 블루스Folsom prison blues〉의 도입부 가사—옮긴이)" 였다고 전해진다.

\*\*\*

수년의 연구 끝에 던바는 영장류 간 털 고르기의 주된 목적이 벌레의 제거보다는 사회적 관계의 형성 및 유지에 있다는 사실을 증명해냈다. 이러한 사회적 관계는 함께 시간을 보냄으로써 강화된 심리적 연대를 통해서도 발달하지만, 접촉과 뇌 사이의 타고난 연결성을 통해서도 발달한다. 자궁에서 태아는 청각이나 후각, 미각을 갖추기 전에 촉각을 경험한다고 여겨진다. 쌍둥이 태아의 경우 어느 정도 시간이 지나면 손을 뻗어 서로를 만지기도 한다. 이런 식의 접촉에 관해 유인 원들은 과연 무엇을 말해줄 수 있을까?

원숭이의 피부에 내재된 특별한 수용기들은, 오로지 털 고르기와 정확히 같은 속도의 가벼운 접촉을 통해 활성화되었을 때에만 흥분한다. 그 수용기들은 너무 센 접촉에는 반응하지 않는다. 너무 빠르거나 너무 느린 접촉에도 반응하지 않는다. 하지만 정확히 초속 3미터의 가벼운 접촉은 피부에서 척수를 거쳐 뇌의 한 원시적 영역으로 자극을 전달한다. 그곳에서 뇌세포는 이런저런 화학적 전달물질을 분비하는데, 여기에는 엔도르핀을 비롯해 세로토닌과 도파민, 헤로인만큼이나 강력한 진통 성분이 포함되어 있다. 털 고르기와 접촉 그리고 행복과 기쁨과 사랑을 유발하는 뇌 화학물질 사이에는 직접적 연관성이 있다. 타자의 손길은 영혼을 제련하는 연금술이다. 치키타의 어미는 자신의 손가락을 이용해 새끼의 감정 체계를 조작하는 한편, 보다 폭넓은 자기 집단과의 사회적 관계를 유지하고 있었다.

이제 우리는 그와 같은 신경섬유가 루시의 세쌍둥이처럼 작디작은 아기들을 비롯한 인간들에게도 존재한다는 사실을 안다. 루시가 모성에 이끌려 아기들을 품에 안고 어루만지고 쓰다듬어준 덕분에, 그들의 뇌는 강력한 화학물질을 분비할 수 있었다. 신생아 집중치료실에서 시행한 여러 연구에 따르면, 만져지고 쓰다듬어진 아기들은 생명유지장치에 연결된 상태로 안전하게 지내는 데 있어서 비교적 적은 진통제를 필요로 했다. 접촉을 통해 루시는 행복과 사랑이라는 자연의 헤로인을 자신의 아이들에게 자기 손으로 직접 전하고 있었다.

한데 루시가 아기를 살살 흔들며 자장가를 불러주는 행동은 또 어떻게 설명할 수 있을까? 던바는 가족과 공동체가 수적으로 성장할수록, 모든 구성원의 털을 고르기에는 손이 부족해지리란 사실을 깨달았다. 더욱이 그런 상황에서도 사회적 관계는 반드시 유지되어야 했다. 외로움은 흡연이나 비만 못지않게 많은 죽음을 부를 수 있다는 점에서 때때로 암에 비견되고는 한다. 한데 접촉이 불가능하거나 불충분한 상황에서는 어떻게 외로움을 모면할 수 있을까? 과연 치키타가 속한 더 큰 공동체는, 지구라는 이 거대한 보드게임 판에서 인간 공동체에게 도움이 될 만한 추가적 교훈들을 제시할 수 있을까?

털 고르기를 제대로 하기 위해서는 넉넉한 시간이 필요하지만, 하루에 주어지는 시간은 한정되어 있다. 이에 대한 진화론적 해결책은, 집단의 규모를 작게 유지하거나, 일대일 털 고르기보다 더 효율적인 능력을 증진시키는 것이다. 그렇다면 규모가 상대적으로 큰 집단의 구성원들은 어떻게 관계를 유지하는 걸까? 로빈 던바는 눈을 동그랗게 뜨더니 이 물음에 대한 자신의 이론을 들려주었다. "정답은 언어에 있습니다. 입으로 하는 털 고르기가 손으로 하는 접촉을 대체했다고나 할까요? 단어들이 손가락을 대신하게 된 겁니다."

던바의 주장에 따르면, 언어적 진화 덕분에 인간은 집단의 규모를 확대하면서도 털 고르기의 이점들을 계속해서 누릴 수 있었다. 수다와 한담은 물론 연회와 의식에 희극까지도, 한때 손이 수행하던 역할을 차츰 대신할 것이었다. 그러다 언젠가는 환각성 약물이나 알코올처럼 뇌를 변화시키는 또 다른 화학물질이, 우리의 목소리를 도와서 뇌의 화학적 작용에 대한 접촉의 효과를 재현할 것이었다.

놀랍게도 영장류와 인간의 피부에서 발견된 것과 동일한 신경섬유가 우리의 귀 안쪽에서도 발견되었다. 이러한 감각기는 어머니가 아기를 살살 흔들 때처럼 느린 속도로 반복되는 나직한 소리에 반응한다. 루시의 움직임을 아기들의 내이가 감지하면, 피부 접촉에 반응하는 바로 그 수용기가 활성화된다. 나긋한 자장가와 흔들기와 쓰다듬기는 시간을 거슬러 유인원 조상들이 털을 고르며 벌레를 찾던 시절로 우리를 다시 데리고 간다. 긁어야 할 등은 많은데 긁어줄 손이 부족할 때면, 우리는 음악과 춤을 대안으로 활용한다.

우리가 좋은 음악에 맞춰 고개를 까딱거리는 이유도, 나직이 울리는 만트라가 그토록 강력한 성전聖傳인 이유도 어쩌면 그 때문일 것이다. 또한 인간의 귀 뒤쪽에 유양돌기라는 제법 큰 뼛조각이 튀어나와 있는 이유도 그것으로 설명이 가능하다. 유양돌기는 비록 감염이나 질병에는 다소 취약하지만, 나직한 소리를 반향시키기에 완벽한 구조를 지니고 있다. 내 결혼식 날, 축하 연설이나 신부의 아름다운 모습에도 울지 않던 내가, 웨일스 남성 합창단이 특유의 낮은 목소리로 느리게 부른 〈내 음악이 없으면 나는 어쩌나What would I do without my music〉를 들었을 때 울음을 터뜨린 이유도 어쩌면 바로 거기에 있는지 모른다.

# CHAPTER 03

# 우리가 똥을 먹어야 하는 이유

내 인생에서 가장 중요한 날을 나는 기억하지 못한다. 그건 누구나 마찬가지다. 인생에서 가장 뜻깊은 두 날은 자신이 태어난 날과 그 이유를 깨닫는 날이라는 말이 있다. 물론 우리가 모두 태어난 것은 사실이지만, 태어난 사람 모두가 자신이 태어난 이유를 아는 것은 아니다. 또한 자신이 갓 태어난 날에 케이크를 먹은 사람은 없을 테지만, 케이크보다 더 좋은 무언가를 한입 가득 먹은 사람은 여럿 있을 것이다. 여기서 말하는 무언가란, 다름 아닌 똥이다. 태어난 것을 축하한다.

질에서 빠져나올 때 아기는 보통 전방후두위occiput anterior, 쉽게 말하면 입이 엄마의 항문과 마주보는 자세를 취한다. 분만 시 자궁의 수축력은 작은 코끼리 한 마리가 발 위에 올라섰을 때의 압력과 맞먹는다. 그런고로 출산 중에는 (자궁 바로 뒤에 자리하는) 직장에서 분변이 압출되는 상황이 예사로 벌어진다. 그 결과 아기는 입안 가득 응가를 '환영

선물'로 받게 된다.

비록 썩 유쾌하게 읽히지는 않지만, 사실 이 선물은 생명의 선물이다. 우리의 첫 식사는 밤하늘의 별보다도 많은 종의 곰팡이를 비롯한 생물체로 바글거렸다. 또한 그것은 건강의 선물이기도 하다. 어머니의 항문을 마주보는 자세로 태어난 아기들은 어머니의 앞쪽을 마주보는 자세 혹은 제왕절개로 태어난 아기들에 비해 당뇨와 천식, 습진에 걸리는 비율이 상대적으로 낮다. 그 이유를 이해하기 위해서 우리는 다시 오스트레일리아로 돌아갔다가, 이어 세계 최대 규모의 맥주 축제가 열리는 독일로 향할 것이다. 하지만 먼저, 해산달보다 몇 달이나 일찍 태어난 루시의 세쌍둥이가 살아남기 위해서 고군분투하는 과정을 들여다보자.

*　*　*

루시의 세쌍둥이는 태어난 날에 분변이라는 선물을 받지 못했다. 제왕절개로 태어났기 때문이다. 엄마와 아빠 앞에 아주 잠깐 모습을 비친 직후에 세 아이는 재빨리 신생아 집중치료실이라는 백색의 무균적 환경으로 옮겨졌다. 겨우 30주 만에 태어난 까닭에 얇디얇은 폐가 충분히 성숙하지 않아서 자력만으로는 호흡이 불가능했고, 피부는 너무 여려서 체온을 따뜻하게 유지할 수 없었다. 대응책은 인간이 만든 플라스틱 캥거루 주머니, 그러니까 인큐베이터와 생명보조장치의 힘을 빌리는 것이었다.

세쌍둥이의 면역계는 무수히 많은 박테리아를 상대로 싸움을 벌였다. 세상 그 누구보다 청결한 간호사의 손에도 박테리아는 서식하고 있었다. 세 아이 가운데 가장 작았던 조에게는 특히 더 힘겨운 싸움이었다. 아이의 몸무게는 소형 사전과 엇비슷했지만, 희망에 관련된 단어들과는 상대적으로 인연이 거의 없어 보였다. 어느 늦은 밤, 조의 산소 수치가 위험하리만큼 낮게 떨어졌다. 스파게티 건면 두께의 플라스틱 관을 아이의 투명한 피부에 찔러 넣어, 폐와 흉곽 사이로 누출된 공기를 **빼**내야 할 정도였다. 며칠 뒤에는 관 주위로 피부가 발갛게 일어났다. 진물이 흐르고 문드러지는가 싶더니 결국은 감염이 발생했다. 온갖 기계에 모든 걸 의지한 채 등을 대고 누워 있는 조의 모습은, 상처 입은 한 마리 새를 연상시켰다.

감염이 혈류를 타고 퍼지는 까닭에 조는 몸을 떨었다. 루시와 오언 역시 전화벨이 울릴 때마다 몸을 떨었다. 행여 병원 측에서 최악의 소식을 전할까 봐 두려웠고, 암담한 현실을 받아들일 수밖에 없게 될까 봐 걱정이 앞섰다. 하지만 강력한 항생제 덕분에 조는 병마를 이겨냈다. 어쨌든 조의 몸속 사전에도 희망의 단어는 실려 있었던 셈이다. 그러나 피부의 감염이 완화되자마자 새로운 문제가 발생했다. 유혈성 설사가 발작적으로 나타나기 시작한 것이다.

검사 결과 조의 몸속에는 피부감염과 별개의 병원균이 살고 있었는데, 그것이 아이의 창자 내벽에 염증과 상처를 일으킨 상태였다. 문제의 균은 C. Diff라는 약칭을 가진, 클로스트리듐 디피실레Clostridium difficile라는 박테리아였고, 감염의 원인은 불과 얼마 전 조의 목숨을 구했던 바로 그 강력한 항생제였다. 오늘날 현대 의학이 클로스트리듐 디피실레 감염증을 치료하는 방식을 이해하기 위해서는, 가장 먼저 우리 모두의 몸속에 서식하는 균들의 생태계 속으로 뛰어들어야 한다. 이제 우리는 인간의 위장 안에서 자라는 생명체를 찾아내고, 세계에서 가장 오래된 모충을 만나본 다음, 궁극적으로는 똥을 먹게 될 것이다.

＊＊＊

컴퓨터 화면이 깜빡거리며 살아나는 동안, 노벨상 수상자이자 의사인 배리 마셜barry Marshall 교수 뒤쪽 벽에 걸린 오스트레일리아 원주민의 아름다움 미술품이 나의 눈길을 끌었다. 우리의 영상 통화는 오스트레일리아 서부 오지에 외따로 자리한 80만 제곱미터 남짓의 농장에서 진행되었다. 마셜이 소화관을 전문으로 치료하는 의사가 된 것은 운명이었다. 그의 모친은 간호사였고, 부친은 한 금광 도시 외곽에 위치한 닭 공장의 엔지니어였다. 그 공장에서 감염은 대체로 닭들의 유혈성 설사를 유발했는데, 뒤이어 인간에게도 같은 증세를 일으켰다.

마셜은 나이 지긋한 러시아 남자를 치료했을 때의 이야기를 내게 들려주었다. 위장병이 도무지 나을 기미를 보이지 않자, 마셜은 절박한 심정으로 그에게 항생제를 처방했다. 몇 주 뒤 문제의 러시아인은 병이 완치된 상태로 진료소에 돌아왔다. "거의 공중제비를 돌면서 상담실로 들어오더군요! 별 기대 없이 처방한 항생제가 뜻밖에도 효과를 발휘한 겁니다."

1990년대에 마셜의 외래 진료소는 위궤양을 앓는 환자들로 북적거렸다. 제산제가 워낙 흔하게 쓰이다 보니, 멀리 런던에 있는 템스강에서 채취한 물 표본에서조차 해당 성분이 다량으로 검출될 지경이었다. 하지만 이렇듯 활발한 치료에도 불구하고, 궤양은 환자의 위장 내벽을 서서히 침식해 들어가기 일쑤였다. 그때쯤 되면 유일하게 남은 치료법이라곤 소화관의 병든 부위를 제거하는 것뿐이었다.

암 검사차 수술 적출물을 살피던 중에 마셜과 그의 동료인 병리학자 로빈 워런Robin Warren은 위 내벽 깊숙한 곳에서 검고 배배 꼬인 수상한 형체들을 반복적으로 맞닥뜨렸다. 그처럼 산성이 강한 환경에서 생물이 생존하다니, 볼수록 기이한 광경이었다. 마셜은 러시아인 환자를 항생제로 치료한 경험을 떠올렸고, 혹시 위궤양이 모종의 감염으로 인해 촉발될 수도 있는지 의문을 품게 되었다. 만약 이 나선형의 검은 생명체들이 병의 결과라기보다는 원인이라면?

이전 기록들을 훑어보던 마셜은 고양이와 암소, 개의 위 내벽에서도 그처럼 수상한 생물체가 발견되었다는 사실을 알아냈다. 하지만 인간을 치료하는 의사들은 이러한 발견들을 대수롭지 않게 보아 넘겼다. 마셜이 자신의 발상을 동료들에게 들려주었을 때, 그들은 웃으면서 마셜을 연구실 밖으로 내보냈다. 너무 이상한 발상이라는 이유였다. 아닌 게 아니라 이상하기는 했다. 마셜은 나쁜 식습관과 스트레스가 위궤양의 원인이라는 통념에 대해서 의문을 품었다. 자신의 생각이 옳다고 섣불리 확신할 수는 없었지만, 그렇다고 의심을 거둘 수도 없었다. 마치 안개 속에서 유령을 좇는 기분이었다. 하지만 묘하게도, 이러한 불확실성이야말로 의학과 과학의 진보를 견인하기에는 가장 적합한 도구다. 모든 답은 하나의 질문에서 시작된다. 모든 질문은 내가 알지 못한다는 사실을 인정하는 누군가에게서 시작된다. 고로 마셜은 자신의 직감을 믿고 '나는 알지 못한다'를 '이제 우리는 안다'로 전환하는 작업에 착수했다.

마셜은 야릇한 계획을 품었다. 그는 또 다른 위궤양 환자의 위 속에 카메라를 밀어넣은 뒤, 염증으로 벌게진 위에서 나온 소화액(토사물)을 한 컵가량 채취했다. 이어 문제의 위액에 든 균들을 실험실에서 기르며 그것들을 죽이는 데 효과가 있는 항생제를 가려낸 다음, 자신의 이론을 실행에 옮겼다. 때로 리더들은 지독히 혐오스런 것들의 실체를 마주해야 한다. 그래야만 그 지긋지긋한 것들을 파괴할 수 있다. 마셜은 위궤양 환자의 토사물을 휘저은 다음, 탁하고 걸쭉한 액체를 자신의 입안에 털어넣은 뒤 눈을 딱 감고 목구멍으로 넘겼다.

"배 속이 꼬르륵거리더군요. 닷새 뒤부터는 아침에 일어나면 속이 거북해 화장실로 달려가서 토하는 게 일상이었죠." 마셜은 다소 괴이찍은 웃음을 지으며 내게 말했다.

이어 마셜은 카메라로 자신의 몸속을 검사했다. 일찍이 위궤양 환자들에게서 보았던, 염증으로 붉게 성이 난 영광의 상처가 그의 위 내벽에서도 관찰되었다. 만약 문제의 토사물에 들어 있던 균들이 궤양의 원인이라면, 때맞춰 마셜이 복용한 항생제가 효험을 보일 터였다. 반드시 그래야 했고, 바라건대 그럴 것이었다. 하지만 안 그럴 가능성도 있었다. 만약 효험이 없으면, 마셜 역시 수술을 각오해야 했다.

몇 주 뒤, 마셜의 자가유발self-inflicted 궤양은 치유되었다.

요즘도 여전히 마셜의 동료들은 그를 보고 웃는다. 마셜이 틀렸기 때문이 아니라 옳았기 때문이다. 어찌나 옳았던지, 2005년 스톡홀름에 있는 카롤린스카 연구소Karolinska Institute가 배리 마셜과 로빈 워런에게 헬리코박터 파일로리Helicobacter pylori를 발견하고 그 균이 위염과 소화성 궤양에 미치는 영향을 알아낸 공로를 인정하여 노벨의학상을 수여할 정도였다. 한편, 수십 년 전 고양이와 개와 암소에게서 발견된 박테리아 역시 같은 유형으로 확인되었다.

그 시절을 반추하며 마셜은 내게 이런 말을 했다. "확실히, 사고방식이 너무 독창적인 사람은 주류에 편입되기가 굉장히 어렵습니다. 그리고 내가 볼 때 천재, 괴짜, 미친 사람의 유일한 차이점은 괴짜인 사람한테는 돈이 있다는 거예요."

통화가 끝나갈 무렵, 나는 마셜에게 그의 뒤쪽 벽에 걸린 오스트레일리아 원주민 회화에 대해 물었다.

"아, 저건 미술품이 아니라, 내 배 속에 든 위의 내벽입니다. 헬리코박터 파일로리균에 감염되어 궤양이 생겼을 때의 모습이지요!"

\*\*\*

인간의 몸속에서 헬리코박터 파일로리균이 발견됨에 따라 궤양성 질환 치료의 혁명이 시작되었다. 이제는 새로운 제산제만이 아니라 항생제 역시 치료의 핵심적 요소가 되었다. 불과 20년 전만 해도 흔한 치료법이던 위 절제 수술은, 이제 시행하는 사례가 드물어졌다. 결핵이 19세기의 전형적인 소아질환이었다면, 헬리코박터 파일로리는 20세기의 대표적인 병원균이었다.

워낙 널리 퍼져 있다 보니, 지구상에서 가장 번성한 박테리아라고 불려도 무방할 정도였다. 기원후 1000년경 두 어린아이를 끌어안은 상태로 죽은 어느 남아메리카 여성의 미라화된 유해에서도 헬리코박터 파일로리균이 발견되었다. 5천 년 전 유럽 알프스에서 화살과 몽둥이에 맞아 사망했다가 빙하 속에서 미라화되어 '아이스맨Iceman'이라고 불리게 된 남자의 위장 내부에도 헬리코박터 파일로리가 존재했다. 유전적 다양성 데이터를 사용한 모의실험을 통해서 연구자들은 이 박테리아가 약 5만 8천 년 전 동아프리카로부터 전파되었다는 사실을 밝혀냈다. 마셜은 심지어 찰스 다윈이 비글호 갑판에서 앓았던 재발성 구토증 역시 그 배가 갈라파고스로 출항하기 한참 전에 헬리코박터 파일로리가 유발했을 가능성이 있다고 여긴다.

이렇듯 헬리코박터 파일로리가 번성하게 된 배경에는, 그 균이 숙주에게 넌지시 제공하는 이런저런 이점들이 있다. 헬리코박터 파일로리에 감염된 사람은 감염되지 않은 사람에 비해 천식이나 알레르기에 시달릴 가능성이 50퍼센트가량 낮다. 그 균이 생산하는 엽산은 과거 농업혁명 시기에 제한된 식사로 연명하던 사람들에게 필수적인 비타민이었다.

그러한 이점들이 오직 인간에게만 제공되었을 리는 만무하다. 다른 종의 동물들 역시 위 내벽이 헬리코박터 파일로리에 감염될 수 있다는 사실은, 마셜과 워런이 노벨상을 수상하기 수십 년 전부터 이미 알려져 있었다. 집고양이는 거개가 헬리코박터 파일로리에 감염되는데, 그 유력한 원인은 다름 아닌 '헤어볼<sup>fur ball</sup>'이다. 사자는 인간의 몸에 서식하는 것과 같은 종류의 헬리코박터 파일로리를 수만 년 전부터 몸속에 품은 채 살고 있었다. 이는 다음과 같은 궁금증을 자아낸다. 그 균은 사자가 인간에게 옮긴 것일까, 아니면 인간이 사자에게 옮긴 것일까? 과연 누가 누구를 먹었을까?

인간의 질병이 동물과 어떤 연관이 있는지를 간과한 탓에, 우리는 수십 년을 돌아온 뒤에야 비로소 궤양의 효과적 치료법을 개발할 수 있었다. 또한 헬리코박터 파일로리의 발견은, 인체 내부에 서식하는 외부 생명체가 인간의 건강에 어떤 영향을 미칠 수 있는지에 관한 우리의 이해에 혁명을 일으켰다. 하지만 누군가의 토사물을 마실 생각일랑은 일단 제쳐두고, 이제부터는 독일로 넘어가 맥주를 들이켜보자. 그런 뒤에는, 기이하게도 몸속에 균이라고는 단 한 마리도 품고 있지 않은, 세계에서 가장 오래된 모충을 들여다보자.

\*\*\*

브라스밴드의 걸쭉한 음률이 나의 골수에 울려 퍼졌다. 독일의 햇살이 금관악기들의 빛나는 표면에 부딪혀 반짝거렸다. 큼직하고 멋스러운 유리잔들이 서로 쨍하고 부딪칠 때마다 잔 속 가득한 호박색 맥주가 넘쳐흘렀다. 그러나 아무도 개의치 않았다. 액체가 튀거나 말거나 사람들은 꿋꿋이 서서 노래에 맞춰 경배하듯 팔을 한껏 뻗어 올렸다. 이 밤, 음악은 인간의 영혼을 조종하는 장치였다. 맥주는 내일의 행복을 끌어다 쓰게 해주는 연료였다. 천막 천장에는 하늘색 바탕에 폭신한 구름들이 그려져 있었고, 팽팽하게 당겨진 와이어에는 별들이 매달려 있었다. 밝음과 어둠이 공존하는 현장이었다. 천막의 직물제 출입문 틈으로, 웬 풍만한 여자가 기다란 나무망치를 공중으로 치켜 올렸다가 오래된 축제용 힘 측정기를 내리치는 광경이 시야에 들어왔다. 종이 울리고, 상품이 건네지자, 함박웃음이 번졌다.

내가 찾아간 곳은 해마다 약 '600만 명'의 관광객이 방문하는 독일 바이에른주의 주도 뮌헨이었다. 옥토버페스트는 1811년 한 박람회에서 시작된 명실상부 세계에서 가장 유서 깊은 맥주 축제로, 이번 여행의 명백한 목적 가운데 하나였다. 그렇지만 진짜 중요한 목적은 따로 있었다. 나는 옥토버페스트와는 결이 매우 다른, 그 축제보다 물경 4,400만 년은 더 오래된 무언가를 만나기 위해서 그곳에 갔다.

다음 날 아침, 여전히 숨결에서 풍기는 맥주 냄새를 느끼며 나는 아득한 정신을 애써 가다듬었다. 그러고는 바이에른 주립 동물학 연구소Zoologische Staatssammlung Munchen를 향해서 출발했다. 전날 마신 맥주와 같은 빛의 호박 속에 보존된, 세계에서 가장 오래된 모충을 만나기 위해서였다. 호박 속에 박혀 접촉이 차단된 상태로 안전하게 잠들어 있던 그 모충은 길이가 낟알만 했고, 유대류가 오스트레일리아에서 진화에 한창이던 4,400만 년 전에는 나무껍질 위를 꼬물꼬물 기어다녔다. 그러다 어느 날 끈끈한 수액 속에 갇히는 바람에 그때 그 시간 속에서 완벽히 보존된 상태로, 인간 과학자들이 문제의 타임캡슐을 발견할 때까지 머무르게 된 것이었다.

내가 뮌헨까지 찾아간 이유는 비단 이 모충의 나이에 경탄하기 위해서만은 아니었다. 여느 동물들에게는 있지만 이 벌레에겐 없는 무엇이 내 호기심을 자극했기 때문이기도 했다. 요컨대 이 모충의 소화관에는, 설령 그것이 4,400만 살짜리 모충일지라도, 갓 섭취한 박테리아 말고는 그 어떤 세균도 들어 있지 않다. 여기에는 설명이 필요하다.

＊＊＊

배리 마셜 교수는 인간의 몸 내부에 득시글거리는 생물체가 인간의 건강에 얼마나 극적인 영향을 끼칠 수 있는지를 환자의 토사물을 마시는 실험을 통해서 입증해냈다. 하지만 헬리코박터 파일로리처럼 질병을 유발하는 균이 있는가 하면, 그렇지 않은 균도 굉장히 많다. 오히려 그런 균들은 건강을 위해서 반드시 필요하다. 이처럼 인간의 몸속에 얹혀사는 미생물들을 일컬어 마이크로바이옴microbiome이라고 하는데, 우리 몸 내부와 표면에 서식하는 박테리아와 진균, 원생동물, 바이러스의 유전자 집합체가 바로 그 군식구들이다.

소위 '병균의 99퍼센트를 박멸!'한다는 독한 화학물질의 판촉 광고들이 무색하게도, 우리 인간의 가장 가까운 이웃은 언제나 미생물일 것이다. 인간의 피부는 미생물로 뒤덮여 있고, 입안은 미생물의 집이며, 옷은 일정 부분 미생물로 만들어졌다. 미생물은 인간의 가장 미세한 적인 동시에 가장 중요한 동맹이다. 인간의 피부에 서식하는 균들은 암모니아를 분해하여 땀으로 배출되도록 돕는 한편, 혈압을 낮추는 데 도움이 되는 화학물질을 분비한다. 인간의 입속에 사는 균들은 구강암을 예방하는 질산염을 생산한다. 농부들은 류머티즘성 관절염을 앓는 비율이 상대적으로 낮은데, 균들이 농부의 손 위에서, 음식 안에서, 삶 속에서 끊임없이 돌아다니며 면역계를 분주히 움직여 문제를 미연에 방지하기 때문이다. 인간의 소화관에 서식하는 14만 바이러스가 수행하는 일들은 심지어 아직도 밝혀지지 않았다.

우리 몸의 반 이상은 인간이 아니다. 실제로 인간의 세포는 57퍼센트가량이 미생물로 이뤄져 있다. 또한 그것들은 우주의 별자리 못지않게 복잡한 방식으로 배열되어 있다. 우리의 분변은 얼핏 하나로 혼합된 똥 덩어리 같지만 기실 복잡다단한 층 구조를 갖추고 있다. 응가를 접시에 얌전히 올려서 반으로 가르면, 프랑스 고급 제과점에서 판매하는 세상에서 가장 정교한 디저트 케이크 못지않게 복잡한 층들이 드러난다. 창자 벽과 가장 가까운 바깥층에는 산소를 견딜 수 있는 균들이 들어 있지만, 안으로 파고들수록 산소를 독으로 인식하는 혐기성균들이 점점 더 많아진다. 우리 인간의 응가는 인간이라는 생명체 내부의 역동적이고도 복잡한 생명체로, 시간과 환경과 건강 상태가 바뀌면 함께 바뀐다. 그럼에도 과학자들은 근래에야 비로소 다음과 같은 의문을 품기 시작했다. 만약 인간의 몸에 서식하는 마이크로바이옴이 바뀌면 어떤 현상이 벌어질까?

비록 우리 몸에 서식하는 마이크로바이옴의 90퍼센트가량이 소화관에 깃들어 있긴 하지만, 공기가 닿을 수 있는 곳이면 어디에나 생물체가 산다. 다시 말해 우리의 눈, 귀, 코, 입, 질, 항문, 요도, 겨드랑이, 샅, 발가락 사이, 배꼽에도 친구들이 존재한다는 뜻이다. 이 균들이 가진 유전자는 우리 인간의 게놈이 품은 유전자에 비해 그 수가 200배나 더 많다. 우리 몸에 서식하는 마이크로바이옴의 전체 무게는 블루베리머핀 20개의 무게와 얼추 비슷하다. 또한 이 균들의 정확한 조합은 지문처럼 사람마다 제각각이다.

보아하니 마이크로바이옴은 어디에나 존재하는 듯하다. 인간 그리고 여타 종의 대다수는 물질을 소화하는 일, 미네랄을 분비하는 일에 더하여, 비타민을 생산하는 일까지도 이 작디작은 수십억 유기체에게 의존한다. 게다가 일부 종의 마이크로바이옴 사용법은 유달리 기상천외하다. 예컨대 짧은꼬리오징어는 눈 사이에 발광성 박테리아 한 종을 품고 있는데, 이 세균이 내는 으스스한 녹색 빛은 짧은꼬리오징어가 먹이를 찾을 때 헤드랜턴 역할을 담당한다고 알려져 있다. 또한 그 빛은 내장형 시계 노릇까지 한다. 흡사 머리에 내장된 알람 시계처럼, 잠잘 시간과 일어날 시간을 일러준다는 뜻이다.

하지만 모충의 몸속 생명체는 다르다. 모충의 몸속에는 다른 동물에 비해 5만 배쯤 더 적은 미생물만이 서식할 뿐이다.

"미생물의 수량을 놓고 볼 때 인간의 소화관이 열대우림이라면, 모충의 소화관은 사막이나 마찬가집니다." 세계적인 모충 응가 전문가라는 다소 희귀한 지위를 보유한 이의 말이다.

왜 그럴까? 앞서 살펴본 바와 같이 마이크로바이옴은 동물이 건강을 유지하는 데 있어서 대단히 중요한 존재다. 그런데 왜 모충은 몸속에 사는 그 좋은 친구들을 없애버리는 것일까?

왜냐하면 모충은 마이크로바이옴을 몸속에 거둘 시 도리어 높은 비용을 감수해야 하기 때문이다. 박테리아는 양분을 놓고 숙주와 경쟁한다. 또한 궤양성 질환에서와 마찬가지로 면역계의 부담을 가중시킨다. 초식동물인 모충은 식물성 물질을 다량으로 섭취함으로써 생명을 유지하는데, 그러한 생활 방식에는 다른 생물체의 도움이 필요하지 않을 공산이 크다. 더욱이 모충의 짧고 단순한 소화관은 구조상 갖가지 수많은 균들이 어우러져 살기에는 부적합한 장소다. 하도 단순하다 보니, 균들이 깃들 틈새며 홈이 현격히 부족한 까닭이다.

이 4,400만 살짜리 모충으로부터 얻은 교훈을 인간에게 적용해보자면, 현대 의학이 개입할 때 인간의 마이크로바이옴은 대가를 치를 수밖에 없다. 작디작은 아기 조의 감염을 치료할 목적으로 투여한 항생제는 비록 효험이 있었으나 예기치 않은 결과도 함께 가져왔다. 균들을 죽이는 과정에서 조의 피부는 발갛게 부어올랐고 소화관 내 마이크로바이옴 간의 섬세한 균형이 파괴되었다. 클로스트리듐 디피실레를 비롯한 일부 박테리아가 득세하면서 조의 창자 내벽에 치명적인 이차감염을 일으켰다.

어떻게 해야 이 균들 간의 균형을 바로잡을 수 있을까? 모충은 먹이를 섭취할 때마다 몸속 미생물의 조합을 새롭게 한다. 하지만 그런 단순한 방식이 조에게도 통할 리는 만무했다. 문제가 생겼을 때 마이크로바이옴을 초기화하는 다른 동물은 없을까? 그런 동물들을 단서로 조와 같은 인간을 치료할 새로운 방법을 개발할 수는 없을까? 이 수수께끼를 풀기 위해서는 또 다른 동물의 도움이 필요하다. 그러니 다시 오스트레일리아 서부로 돌아가, 그곳에 사는 귀엽고 깜찍한 코알라들이 반드시 똥을 먹어야 하는 이유를 파헤쳐보자.

＊＊＊

배리 마셜의 오스트레일리아 농장에서 차로 30분만 이동하면 얀쳅 국립공원이 나온다. 본래 눈가르<sup>Noongar</sup> 원주민의 사냥터였지만, 이제 그곳에서 사냥되는 것이라고는 어린 방문객들이 찾는 아이스크림과, 지친 부모들이 찾는 플랫화이트가 전부다. 우리 가족이 모래 먼지를 헤치고 황갈색 도로를 따라서 그곳까지 찾아간 까닭은, 오스트레일리아가 사랑하는 작고 귀여운 동물 코알라를 만나기 위해서였다. 코알라는 오스트레일리아 대륙 전역에 널리 분포하는 동물이지만, 얀쳅에 군집 하나를 들여온 1938년까지만 해도 서부에는 살지 않았다. 클라미디아 감염의 발발로 인해서 힘겨운 몇 해를 보낸 후, 이제 그곳에서는 8마리의 코알라가 관광객들을 정기적으로 맞이하고 있었다. 우리는 그 공원 둘레에 조성된 목재 산책로를 거니는 여느 관광객 중 한 무리였다.

갈라진 나무판이 발밑에서 삐걱거렸다. 옹기종기 모인 사람들이 일제히 가리키는 방향으로 우리는 다가갔다. 이제 막 이가 나기 시작한 어린 딸아이를 데리고 땀으로 옷을 흠뻑 적셔가며 차를 몰고 그곳까지 찾아간 이유는, 그 애가 좋아했으면 싶은 무언가를 만나기 위해서였다. 그리고 마침내 저기, 사람들의 손가락이 가리키는 그곳에, 우리가 보러 간 털뭉치가 몽롱하면서도 만화적인 얼굴로 앉아 있었다. 나는 흥분을 감출 수 없었다.

"저것 봐, 이비! 코알라야!"

"……."

잠잠.

코알라는 모충의 황량한 소화관과 인간의 북적한 창자를 잇는 연결고리다. 다 자란 코알라는 몸무게가 5킬로그램쯤 되는데, 매일 유칼립투스 800종 가운데 한 종을 0.5킬로그램이 넘게 먹어 치운다. 이 섬유질이 풍부한 저단백 식물은 오스트레일리아 대륙 안에서도 어느 지역에서 자라느냐에 따라 저마다 다른 독을 함유한다. 또한 코알라의 마이크로바이옴에는 각 지역 특유의 독을 중화하는 박테리아 종이 섞여 있어서, 이들의 생존을 가능케 한다.

둥글게 설치된 목재 산책로를 따라 거니는 동안, 걸음마를 갓 시작한 딸아이의 걸음걸이에서는 따분함이 고스란히 묻어났다. 그러다 돌연 아이는 얼굴이 새빨개지더니 냅다 비명을 지르기 시작했다. 이유는 하나뿐이었다. 이제 먹을 걸로 아이를 달래야 했다. 그 무렵 딸아이는 차츰 젖을 떼고 고형식으로 옮겨가는 와중이었다. 우리가 유기농 과일과 채소를 배합해 몇 시간 동안 공들여 만든 이유식을 아이는 씹지도 않고 바닥에 뱉어버리곤 했다. 몇 년 뒤 첫아이를 향한 그 각

별함은 해피밀과 감자 와플을 사다가 안기는 것으로 대체되었다. 한편, 우리가 구경하던 코알라의 젖 떼기는 비록 유기농 이유식과는 한참 거리가 멀지만, 유기물과는 제법 밀접한 관련이 있었다.

어린 코알라는 눈과 귀, 털이 발달하는 6개월 동안 어미의 주머니 속에서 지내며 젖을 먹는다. 6개월이 지나면 젖을 떼기 시작하지만, 유기농 과일을 배합한 이유식은 주변 어디에도 없다. 그 대신 새끼는 어미의 엉덩이께를 코로 문질러 액상 분변, 그러니까 점잖게 말하면 '죽'의 분비를 촉진한다. 이 귀리죽 비슷한 현탁액 속에는 오로지 그 지역 내 유칼립투스 종에서만 발견되는 독을 분해하는 특유한 박테리아가 함유되어 있다. 코알라는 자손에게 분변을 옮김으로써, 어린것의 생존을 돕기에 꼭 알맞게 균형이 잡힌 일종의 사전 제작 마이크로바이옴을 물려준다.

얀첩 국립공원에 처음으로 들여온 코알라들의 마이크로바이옴은, 그 지역 유칼립투스 종에 알맞게 조합된 상태가 아니었다. 사육사들은 코알라 특유의 젖 떼기 습성을 떠올리고는, 새로 들여올 개체들을 오스트레일리아 서부에서 자라는 유칼립투스에 적응시킬 목적으로 기발한 계획을 세웠다. 그들은 오스트레일리아 대륙 내 다른 지역에 분포하는 코알라들과 종이 유사한 인근의 코알라들에게서 분변을 수집했다. 그러고는 이 응가를 내산성 캡슐에 담아 와서 새로 들여온 코알라들에게 먹였다. 예상은 적중했다. 몸속 마이크로바이옴이 바뀌면서 신참 코알라들도 그 지역 유칼립투스를 편안히 소화할 수 있게 된 것이다. 똥 먹기라는 코알라 특유의 습성을 눈여겨본 덕분에, 동물원 사육사들은 분변 이식이라는 참신한 해결책을 도모할 수 있었고, 수십 년 뒤에는 인간 역시도 그 방식을 사용하게 되었다.

＊＊＊

이 장 초입에 나는 우리의 생애 첫 식사를 어머니가 갓 태어난 자식에게 건네는 생명의 선물이라고 일컬은 바 있다. 우리의 소화관 내 미생물의 조합이 건강에 얼마나 근본적인 영향을 미칠 수 있는지는 오늘날 여러 임상시험을 통해서 입증되었다. 하지만 의학계에서는 최근에야 정립된 이 개념이, 코알라에게는 물경 4천만 년 전에 습득한 해묵은 지식에 불과하다.

제왕절개는 루시의 세쌍둥이를 무사히 지켜주었지만, 한편으로는 아이들을 위험한 상황에 빠뜨렸다. 루시의 마이크로바이옴이라는 생명체를 선물 받지 못한 까닭에, 가장 작게 태어난 조의 경우 심각한 장 감염에 시달려야 했다. 클로스트리듐 디피실레라는 미생물이 유독 득세하면서 치명적인 유혈성 설사를 유발한 탓이었다. 몇 해 전까지만 해도 유일한 치료법은 더 많은 항생제를 투여하는 것뿐이었다.

하지만 모충과 코알라 덕분에, 우리는 인간의 소화관 속 박테리아의 균형을 맞추는 방법에 눈뜨게 되었다. 모충은 마이크로바이옴이 주어진 환경에 따라서 어떻게 바뀌고 적응할 수 있는지를 보여준다. 요컨대 모충의 마이크로바이옴은 섭취하는 먹이의 미생물적 양상을 고스란히 이어받는다. 한편 코알라는 비교적 복잡한 구조를 가진 동물의 몸속에서도 어떻게 그와 같은 일이 가능하며, 그러한 변화가 어떻게 건강에 실제적 유익을 가져다줄 수 있는지를 보여준다. 이제 우리는 마이크로바이옴이 역동적이고 변화가 가능한 몸속 생명체라는 사실을 안다. 노벨상 수상자 배리 마셜은, 우리가 인체 내부의 균들을 질병 치료에 도움이 되는 조합으로 변경할 수 있다는 것을 증명했다. 또한 마셜의 농장 부근에 사는 오스트레일리아의 코알라는, 새로운 마이크로바이옴을 몸속에 받아들임으로써 그의 발견에 힘을 실었다.

조의 감염이 나날이 악화되면서 담당 의사들의 걱정은 깊어졌다. 우리의 동물 조상에게 도움을 구해야 한다는 것을 그들은 알지 못했다. 그들은 조의 마이크로바이옴을 바꿔냈을까? 그런 일이 과연 가능하기는 했을까? 이제부터 우리는 마지막 여행지 보스턴에서 그 질문의 답을 확인할 참이다.

혹시라도 언젠가 매사추세츠주 소머빌의 쾌적한 거리를 걷다가 돈이 떨어지거든, 이제 곧 소개할 선택지들을 고려해보자. 보스턴 외곽에 자리한 소머빌은 여러모로 미래지향적인 도시다. 일례로 2020년 7월에는 미국 도시 가운데 최초로 폴리아모리 관계를 법적으로 인정하기도 했다. 부분적으로 이는 코로나19 팬데믹 기간 중 중증 환자에 대한 문병을 허용하기 위한 고육책이었는데, 이로써 '사랑하는 파트너'가 2명 이상인 가정도 결혼한 부부와 유사한 권리를 확보하게 되었다. 또한 소머빌은 얼린 똥을 자그마치 2만 5천 개나 보유한 대형 적벽돌 건물이, 공교롭게도 무엇이든 무한으로 먹을 수 있다는 소위 무한제공 뷔페 식당 맞은편에 여봐란듯이 서 있는 도시이기도 하다.

자, 보스턴의 유명한 먹거리 베이크드빈을 맛본 뒤에는 항문이 배출한 소산물을 비영리 회사 오픈바이옴OpenBiome으로 가져가보자. 당신의 응가가 담긴 플라스틱 용기를 넘겨받은 대가로 회사 측에서는 당신에게 60달러를 건네줄 것이다. 그 뒤에 이어지는 공정은 다음과 같다. 분변을 배합기에서 으깬다. 소화되지 않은 (아마도 사탕옥수수일) 음식을 금속 체로 걸러낸다. 이 곤죽을 원심분리기에 돌리고 부동액 성분인 글리세롤을 첨가한다. 그런 다음 이것을 액화 질소 안에 재빨리 담그면, 신선한 분변 못지않게 클로스트리듐 디피실레 치료에 효과적인데다가 2년 동안 저장이 가능한 동결 분변 현탁액이 만들어진다.

이와 같은 대변 은행들은 클로스트리듐 디피실레 등에 의한 감염이 인간의 분변 이식물로 치료될 수 있다는 것이 연구를 통해 밝혀지면서 생겨났다. 영국 버밍엄 소재의 한 대변 은행이 시행한 연구 결과에 따르면, 이들 이식물은 항생제보다도 효능이 뛰어나서, 동결된 분변을 코에 연결된 플라스틱 관을 통해 위장에 단 2회 주입했을 때의 치유율이 약 80퍼센트에 달할 정도였다.

이윽고 집에 온 세쌍둥이를 가장 먼저 맞이한 것은 7월의 뜨거운 햇살이었다. 차를 몰고 좁은 돌길을 지나 농장 집으로 내려오는데, 노랗게 꽃을 피운 유채가 마치 브라질 국기의 물결처럼 넘실거렸다. 병원에서 한 달을 보낸 뒤 엘시와 그레이스 그리고 막내 남동생 조는 담요에 감싸인 채로 루시와 오언의 품에 안겨 집으로 옮겨질 수 있었다. 의사들이 동결된 공여 분변의 도착을 기다리던 차에, 마침내 항생제가 조의 클로스트리듐 디피실레 감염을 치료해낸 덕분이었다.

몇 년 뒤 조는 세쌍둥이 가운데 몸집이 가장 크게 자랐다. 해리 포터 시리즈에 심취했고, 한번은 뜬금없이 엄마 아빠 몰래 누나들의 머리를 아주 짧게 잘라놓기도 했다. 우리 집 아이들과 함께 이케아 매장을 정신없이 돌아다녔고, 그러다 통로를 지나는 사람들의 머리 위로 활을 쏘아대고는 했다.

　당초에 루시의 걱정은, 남편과 둘이서 안고 다니기에도 버거우리만치 많은 수의 아이를 과연 제대로 돌볼 수 있을 것인가 하는 점이었다. 어떻게 하면 모든 과정을 무사히 치러낼 수 있을지 도통 갈피를 잡지 못했다. 하지만 그들은 극복해냈다. 아드레날린 그리고 사랑과 희망은 두 사람의 연료였다. 또한 더블 에스프레소의 공로도 만만치 않았다. 힘든 하루하루가 날이 갈수록 더욱더 힘들게 이어졌다. 때로 그들은 울었지만 때로는 웃기도 했다. 그 험로를 지나는 동안 상처가 없었을 리 만무했다. 하지만 흉터들은 거의 다 치유되었을뿐더러, 두 사람이 이뤄낸 것들을 그들에게 상기시켰다. 삶은 결코 이전과 같지 않았다. 일부분은 더 나빠졌지만, 대부분은 훨씬 더 좋아졌다. 그렇게 더 좋아질 수 있었던 것은, 마이크로바이옴이라는 몸속 세계를, 생명 속 생명을, 코알라로부터 인간의 작디작은 아기에게로 전해 내려온 교훈을 이해한 덕분이었다.

# CHAPTER 04

# 별빛 속으로

　　　　　　　　　　　오늘은 새벽 5시부터 하루가 시작되었
다. 드넓게 펼쳐진 아프리카 하늘의 먹빛 사이로 짙푸른 여명이 시나
브로 새어 나왔다. 아침 식사는 아주 특별한 블랙커피였다. 진하고,
쌉쌀하고, 달콤한. 내 잠을 깨워준 커피의 원두는 비행기나 화물선에
실려 오지 않았다. 트럭에 실린 채 붉은 흙먼지가 날리는 케냐 중부
고지대의 거칠고 소금기 머금은 도로를 달려 이곳에 왔다. 산악 지대
의 개울에서 시작된 물줄기는 리아라Riara강으로 흘러들었고, 수고한
일꾼들은 그 강물에 손을 씻었다.

　이곳은 엠푸셀Empusel, 글자 그대로 옮기자면 '소금기 머금은, 먼지
자욱한 장소'라는 뜻이다. 케냐의 심장부에 자리한 이 지대는 암보셀
리 국립공원Amboseli National Park이라는 이름으로 더 잘 알려져 있다(암보
셀리amboseli는 마사이족 언어로 '소금기 머금은 먼지'를 뜻하며, 킬리만자로
산이 폭발했을 때 암보셀리 국립공원 자리로 날아온 화산재를 묘사하는 표

현이다.—옮긴이). 아프리카 인간 역사의 이 건조한 발상지에서는 여전히 사냥 동물과 마사이족, 사파리 차량을 어렵지 않게 만날 수 있었다. 사실 이곳은 우리 부부의 신혼여행지였고, 그때 내 마음은 죽음이 아닌 사랑으로 충만했었다. 하지만 10년 후 집중치료실에 입원한 이반과의 만남은 내 기억을 곧장 이 먼지 자욱한 장소로 다시 데려갔다. 그도 그럴 것이, 케냐는 내가 이반을 살리는 데 도움이 될 법한 지식을 얻은 장소였다.

다만 그 지식은 기계나 약물에 관한 것도, 심지어 인간에 관한 것도 아니었다.

*** 

우리를 태운 흰색 사파리 밴이, 마치 술취한 사공이 키를 잡은 배처럼 구불구불한 길을 따라서 덜컹거리며 나아갔다. 부연 대기에 아지랑이가 피어올랐다. 긁힌 차창 밖으로 나무들이 휙휙 지나쳐 갔다. 꼭대기가 납작한 나무들의 초록빛 가지를 뒤틀린 목재가 떠받치고 있었다. 하늘은 아프리카 평원의 둥그스름한 지평선을 가로지르며 끝 간데 없이 사방으로 드넓게 펼쳐져 있었다. 그때, 차량이 속도를 늦추었다. 두 팔에 힘이 들어갔고, 흙먼지가 일었다.

"쉿, 보세요! 저기!"

그리고 거기, 그 동물이 서 있었다. 성냥개비처럼 가느다란 다리들이, 탄탄하고 굴곡진 엉덩이로 이어져 올라갔다. 길고 날씬한 꼬리는 무늬가 갈수록 희미해지다 끝에 이르러 붓촉처럼 검고 부드러운 털로 대체되었다. 피부를 촘촘히 뒤덮은 얼룩점 무늬는 노란 모랫길을 뒤덮은 진갈색 나비 떼를 닮았다. 그 근육질의 탄탄한 몸에는 심장이 숨어 있었다. 무게가 11킬로그램 남짓 되는 그 심장은 눌리고 짜이고 비틀려가며 1분마다 60리터의 혈액을 내보내고 있었다. 충분히 높아진 혈압은 눈에 보이지 않는 붉은 피를 2미터 위의 뇌까지 높이높이 밀어 올렸다. 마사이의 기린이 시선을 돌려 내려다보았다. 나는 경탄의 눈길로 올려다보았다.

700만 년 전 유라시아 삼림지대에는 기린의 마지막 공통 조상인 사모테리움 메이저Samotherium major가 살고 있었다. 얼핏 황소를 닮은 이 동물은 1미터 길이의 목을 이용해 나뭇잎을 따 먹기도 하고 풀을 뜯기도 했다. 자연선택의 영향으로 목 길이가 점차 늘어나면서, 오늘날 우리가 보는 기린의 목 길이는 급기야 2미터가 되었고 이에 더하여 해부학 및 생리학적 적응이 수반되었다.

조류와 파충류, 양서류는 목뼈의 수가 서로 상당히 다르다. 케냐의 리프트밸리에 자리한 나쿠루Nakuru 호수를 가만히 살피다 보면 연분홍빛 홍학 200만 마리로 북적이는 경관이 눈에 들어오는데, 이 새들의 목뼈는 한 마리당 19개씩이다. 그 분홍빛 카펫을 갈빛 깃털로 얼룩지게 하는 오리들은 각각 16개의 목뼈를 지녔다. 그런가 하면 거위의 경추는 17~23개의 목뼈로 이루어졌고, 백조의 경추를 구성하는 목뼈는 24개가 넘는다. 포유류의 경우 나무늘보와 바다소를 제외하고는, 목 길이와 상관없이 목뼈가 7개뿐이며 기린도 예외가 아니다. 물론 목이 더 길어지면 더 많은 나뭇잎을 먹을 수 있다. 하지만 이렇듯 극단적인 적응은 몸의 세 계통, 즉 뇌와 폐와 결합조직에 크나큰 부담을 지우기도 했다.

자연계에서 관찰되는 변이들은 우리의 호기심을 자극한다. 그뿐 아니라 인간의 질병과 관련된 의학적 난제들을 다루는 데 있어서 참신한 접근법을 제시하기도 한다. 기린의 몸이 작동하는 방식을 살핌으로써, 오늘날 우리는 인간의 뇌가 부상에 대응하는 방식은 물론이고 천식에 걸린 사람을 살릴 방안에 대해서도 많은 부분을 이해하게 되었다. 또한 기린은 이른바 '지적 설계'가 그다지 영리한 설계가 아닌 까닭에 대해서도 우리에게 일러줄 수 있다.

우리는 마을의 갈라진 진흙 벽들을 향해 다가갔다. 얼핏 세 살쯤 되어 보이는 소년이 꾀죄죄한 염소 한 마리를 안은 채 걷고 있었다. 후텁지근한 대기를 뚫고 오묘한 소음이 아스라이 들려왔다.

아름답고 강렬하면서도 불안정했다.

백파이프처럼 낮게 깔리는 배경음에 화답하듯, 한 무리의 사람들이 외치는 목소리가 고운 가락에 실려 날아왔다. 어디선가 불을 피웠는지 연기가 모락거렸다. 구호와 음악, 땀 냄새와 북소리에 둘러싸여 있자니, 마치 거대한 축구 경기장에 와 있는 듯한 기분이 들었다. 수백 년 동안의 음악 이론은 이곳에서 부딪히고 깨어져 하나로 어우러졌다. 마사이족이 부르는 환영의 노래가 그네들의 마을로, 삶 속으로 우리를 맞아들이고 있었다.

마사이족 추장은 깡마른 몸을 선홍색 예복으로 감싼 채 무리의 맨

앞에 서 있었다. 수백 개의 자디잔 구슬이 꿰어진 알록달록한 끈들이 두 귀와 입에 걸린 채 달랑거렸다. 가죽 같은 피부에 깊이 파인 주름에는 지나온 삶이 레코드 홈에 기록된 음악처럼 새겨져 있었다. 그러다 일순 사람들이 뛰어오르기 시작했다.

마을 전사들이 둥그렇게 모여들었다. 젊은 남자 하나가 중심으로 이동했다. 그의 다리는 기린의 그것처럼 곧고 가늘면서도 우아했다. 남자는 무릎을 사뿐 굽히는가 싶더니, 믿을 수 없는 높이로 뛰어오르고 또 뛰어올랐다. 오직 발끝으로만 벌거벗은 땅을 구르며 그는 높이 높이 도약하고 또 도약했다. 남자가 더 높이 솟구칠수록 노랫소리 역시 고조되어 더 크게, 더 높이 퍼져나갔다.

> "나는야 기다란 창을 든 전사
>
> 결코 오만하지 않으며 겸손한 존재
>
> 가난은 내 목을 짓누르네
>
> 쉰 명도 채 되지 않는 이들의 가난이"

케냐로 신혼여행을 다녀온 지도 10년이 지난 어느 날, 나는 그곳과 1만 킬로미터쯤 떨어진 장소에서 이반이라는 열아홉 살 남학생을 만났다. 이반이 자란 서구 사회는 마사이족의 먼지 자욱한 땅에 비하면 굉장히 현대적이고 진보적인 세계였다. 하지만 부족사회의 폭력성은 여전히 남아 있었다. 쌀쌀한 1월의 어느 밤 친구들과 함께 집으로 걸어가던 길에, 이반은 동트기 직전의 지독한 어둠과도 같은 시간을 맞닥뜨렸다.

젊은 남자 다섯이 이반을 향해 다가왔다. 분노와 반감, 몽롱한 약 기운이 그들의 혈관을 타고 뇌를 지나 흐르고 있었다. 짧은 말들이 오 갔다. 두 주먹을 불끈 쥐었다. 싸울까? 도망칠까?

"난 싸우고 싶지 않아." 이반은 이렇게 말했지만, 결국 이 말을 끝 으로 몇 주 동안 아무 말도 하지 못했다. 남자들은 원뿔형 도로 표지 로 이반의 머리를 세차게 가격했다. 발길질을 하고 주먹을 휘둘렀다. 핏물이 흘렀다. 이반의 단단한 두개골이 더 단단한 콘크리트 도로 경계 석 모서리에 부딪혔다. 두개골이 깨지고 뇌의 혈관이 터지면서 두개골 내부의 압력이 상승했다. 훗날 경찰은 도로와 한 주택의 창문, 주차된 차량에서 이반의 핏자국을 발견했다. 그날의 폭력은 물경 50미터쯤 떨 어진 곳까지 피비린 흔적을 남겼다. 6개월 뒤 법정에서는, 이반의 피 로 얼룩진 채 어느 침대 밑에 어설프게 숨겨져 있던 운동화 한 켤레가 증거물로 제시되었다. 정의는 마침내 구현되었다.

내가 이반을 처음 봤을 때, 그는 수백 년 동안의 의학 이론과 요법 이 적용된 상태에서 의식을 잃은 채 병원 침상에 깊이 잠들어 있었다. 이반을 살리려는 의사들과 보살피는 간호사들, 기도하는 가족들이 곁 을 지켰다. 그들은 이반의 뇌를 회생시키는 데 도움이 될 만한 지식을 총동원했다. 그러려면 우선 혈압을 높여 뇌에 혈액을 충분히 공급해 야 했다. 하지만 그 와중에 두개골 내부의 압력이 지나치게 높아져서 는 안 될 일이었다. 쓰임이 다한 혈액은 떠나보내야 했고, 몸속 기체 들의 농도는 적정 수준으로 유지해야 했다. 이러한 지식은 과학계와

의학계에서 여러 세대를 거치며 전해 내려왔다. 하지만 내가 사파리 트럭에서 흠집 난 창문을 통해 바라다본 기린은, 그와 같은 상황에서 필요한 조치를 무려 700만 년 전부터 알고 있었다. 물론 그 기린의 뇌는 건강했다. 하지만 건강한 뇌 역시 충분한 혈액과 적절한 혈압을 필요로 했다. 과연 그 기린은 이반을 치료할 보다 나은 방법을 우리에게 가르쳐줄 수 있을까?

\*\*\*

기린의 몸에서 가장 진기한 부위는 단연 기다란 목이다. 하지만 알고 보면 기린의 몸속에서는 훨씬 더 진기한 일들이 벌어진다. 기린의 뇌는 심장보다 무려 2미터나 높은 곳에 위치하면서도, 심장보다 고작 45센티미터쯤 높은 곳에 위치하는 인간의 뇌와 비교할 때 그램당 필요한 혈액량이 동일하다. 자, 각자 손가락을 목 옆에 댄 다음, 자신의 단단하고 울룩불룩한 숨관(기관)을 지그시 눌러보자. 목동맥(경동맥)의 주기적인 파동이 손끝으로 느껴질 것이다. 이는 심장이 피를 짜내면서 나타나는 현상이다. 심장의 치밀한 근육은 수축하고 뒤틀리면서 몸 구석구석까지 혈액을 밀어낸다.

만약 내가 마사이족의 소가죽 칼집에서 사냥용 단검을 빼내어 그 칼로 사람의 목을 벤다면, 그의 머리가 떨어져 바닥에 채 닿기도 전에 목의 단면에서 핏줄기가 대략 1미터 높이로 솟구칠 것이다. 그러니까 혈액의 흐름이 원활한 사람의 경우에는 말이다. 하지만 뇌를 다친 이반은 쓰임을 다한 혈액이 제때 배출되지 못하는 탓에, 두개골 내부의 압력이 높아지는 한편 부기가 심화되고 있었다. 19세기 스코틀랜드 과학자들의 가르침에 의하면, 단단한 두개골은 견고한 상자와 비슷하다. 두개골 내부의 압력이 높아지면, 필요한 만큼의 혈액이 그 안으로 흘러들어가지 못한다. 대응책으로 우리는 두개골의 일부를 드릴로 제거하거나, 기린이 하듯이 혈액을 더욱더 세차게 밀어넣을 수 있다. 이반의 건강한 동맥이 가진 100수은주밀리미터라는 혈압은, 그의 손상된 뇌세포 모두에게 혈액을 밀어 보내기에는 이제 역부족했다. 한데 기린 역시 혈압만으로는 혈액을 뇌까지 밀어 올릴 수 없다. 그렇다면 기린은 이 문제를 어떻게 해결했을까?

마사이의 기린이 관목 지대에서 낮은 풀밭으로 유유히 걸음을 옮겼다. 흡사 모델이 캣워크 하듯 발부터 내딛고 다리를 내밀면 몸통이 뒤따라 나갔다. 분주한 새들이 쏜살같이 공중을 가로질렀다. 그리고 나는 이 동물의 몸속에 들어 있는 것들을 상상하기 시작했다.

쿵, 쿵, 쿵.

내 머릿속에서 거대한 심장이 두근거렸다. 그 두껍고 붉은 근육질의 기관은 이반의 심장에 비해서 너비가 2배쯤 되었다. 만약 인간의 심장 크기가 그와 같다면, 조만간 심부전으로 인해 그 사람은 숨이 끊어질 것이다. 산소는 두꺼운 층들을 통과해 내부로 들어가지 못할 것이고, 그로 인해 심장마비가 뒤따를 것이다. 하지만 기린의 심장은 그러한 조건에서도 건강하다. 그저 건강한 정도가 아니라, 심장질환 발병률이 여느 포유류에 비해서 오히려 더 낮다. 왜, 어째서 그럴까? 우리는 그 답을 알지 못한다. 알기는커녕 여태 질문조차도 던지지 않았다.

기린이 짙붉은 피를 그처럼 높이 올려 보내기 위해서는 심장근육이 필레 스테이크 못지않게 두꺼워야 한다. 위로, 더 위로, 훨씬 더 위로. 기린의 혈압은 인간에 비해서 2배가량 높은 200수은주밀리미터다. 그리고 이는 세상 그 어떤 동물의 혈압보다도 높은 수치다. 이 정도 압력이면 혈액을 그 어떤 동물의 뇌 꼭대기까지 올려 보내기에도 부족함이 없고, 이반의 혈압 역시 딱 이 정도의 요건을 필요로 했다. 심장 전문가들이 조사한 바에 의하면, 기린의 심실 근육은 인간의 노화현상 가운데 일부인 섬유화나 반흔화가 나타나지 않은 상태에서도 극단적으로 두껍다. 그리고 현재 알려진바, 이는 섬유화와 관련된 다섯 유전자의 돌연변이에 기인한 결과이며, 그 같은 돌연변이는 인간의 질병을 치료하는 데 상당한 보탬이 될 가능성이 있다. 더욱이 기린의 심장은 배선이 남달라 심방을 채울 시간적 여유가 비교적 풍부한 까닭에, 상대적으로 훨씬 더 많은 혈액을 내보낼 수 있다.

나뭇잎을 따 먹던 마사이의 기린이 다시 이동하기 시작했다. 저 멀리 은박지를 펼쳐놓은 듯 아스라이 보이는 물웅덩이를 향해 기린은 성큼성큼, 그러나 서두르지 않으며 느긋하게 걸음을 옮겼다. 기린의 혀가 지상 6미터 높이에서 지표면 쪽으로 움직였다. 길고 곧은 낚싯대를 해수면 위로 천천히 드리우듯, 기린은 제 목을 지표면 위로 서서히 기울였다. 그 진기한 동물이 자세를 낮추는 동안, 중력은 어마어마한 양의 혈액을 몸의 위쪽에서 아래로, 땅 쪽으로 끌어 내렸다. 뇌의 높이가 몸통의 위치보다 낮아짐에 따라, 두개골 내부의 압력은 이반의 그

것처럼 극단적으로 높아졌다. 하지만 기린의 몸은 너무 많은 정맥혈이 아래로 쏠리면 좋지 않다는 것을 알고 있었다. 고로 기린의 혈관에는 혈액이 너무 급하게 뇌로 쏠려 내려가지 않게끔 튼튼한 일방향성 판막이 나열되어 있었다. 물은 가을비처럼 시원했다.

기린의 이 같은 적응을 연구한 덕분에, 이제 나는 위중한 뇌손상 환자에게 도움이 될 만한 치료가 무엇인지를 안다. 이반이 의식을 잃은 채 누워 있는 동안, 의료진은 그의 목정맥에 플라스틱 관을 삽입했다. 이 관들이 실어 나르는 강력한 약물은 이반의 심장이 혈액을 더 빠르고 더 힘차게 짜내는 데 기여할 것이었다. 이제 이반의 심장은 박동할 때마다 평소처럼 보드카 두 잔 분량의 혈액을 짜내는 것이 아니라, 보드카 세 잔 분량의 혈액을 밀어낼 것이었다.

이러한 약물들은 평소 100수은주밀리미터이던 이반의 혈압을 180수은주밀리미터, 즉 기린의 혈압에 육박하는 수준까지 끌어 올릴 터였다. 이렇듯 혈액을 뇌로 더 세차게 밀어 보내면, 그 혈류를 방해하는 두개골 내부의 압력에 대응할 수 있었다. 또한 우리는 이반의 뇌에 필요한 만큼의 혈액이 들어가는 길에 더하여, 나갈 수 있는 길까지 마련해두었다. 가수가 고음을 소화할 때처럼 한껏 부풀어 오른 목정맥들은 옷이나 의료 기구에 짓눌릴 가능성이 있었다. 한데 이반에게는 기린과 달리 일방향성 판막이 없었고, 그로 인해 이 여리고 무른 혈관들이 막혀버리면 혈액이 뇌에서 심장으로 돌아가지 못해 두개골 내부의 압력이 전보다 더 심하게 높아질 것이었다. 우리는 이반의 옷매무새를 느슨하게 고치는 한편, 혈압을 더 높게 끌어 올렸다. 그러자 뇌가 반응하면서 서서히 되살아났다. 하지만 아직 위험에서 완전히 벗어났다고는 할 수 없었다. 이반도, 마사이의 그 기린도.

사바나 평원에서 시원하게 물을 마시던 기린의 평화는 그리 오래가지 못했다. 수풀이 움직이는가 싶더니 흙먼지가 피어올랐다. 동물과 동물 간에 쫓고 쫓기는 질주가 시작되었다. 기다란 몸으로 느릿느릿 움직이던 기린이 놀라운 속도로 달아나고 있었다. 그토록 쏜살같이 달리게 된 비결은 피부 깊숙한 곳의 적응 현상에서 찾을 수 있다. 또한 바로 그 비법 덕분에 오늘날 전투기 조종사들은 음속보다 빠른 속도로 비행하면서도 목숨을 부지할 수 있다. 어떻게 그럴 수 있을까?

\* \* \*

전생처럼 느껴지는 한때, 나는 의과 대학생 신분으로 영국 공군에 지원한 적이 있었다. 그때 나는 스스로가 군의관의 운명을 타고났다고, 전투와 방어가 내 숙명이라고 여겼다. 당시 내 나이는 겨우 열아홉 살이었다. 참나무가 늘어선 군 기지에서 잉크로 적신 펜을 들고 두꺼운 양피지에 서명할 때만 해도, 나는 앞으로 펼쳐질 모험에 대한 흥분에 눈먼 나머지 자율성을 상실했다는 생각은 미처 하지 못했다. 마음이 바뀐 것은 그로부터 5년 뒤였다(영국의 의과대학은 대개 5년, 일부는 6년 과정으로 이뤄져 있다—옮긴이).

사관 후보생 신분을 이용해 구입한 빛나는 푸른색 스포츠카를 몰고 첫 장교 훈련을 받기 위해 군 기지로 향하던 나는, 일순 덫에 걸렸다는 느낌에 사로잡혔다. 이제 내 인생은 새로운 대의를 위해 바쳐져야 했다. 이전의 삶으로는 돌아갈 수 없었다. 설령 내가 원한다 해도. 진심으로 원하는데도.

열아홉 살 때 예의 그 서류에 이름을 적어 넣은 이후로 내 인생은 달라졌다. 당시 나는 신혼이었다. 교사인 아내는 우리 부부가 앞으로 어디에서 인생의 어떤 변화를 맞이하게 될지를 궁금해 했다. 상관이 내게 해준 단 한 가지 정직한 대답은 "아직은 모른다"였다. 어떤 이들에게는 그와 같은 불확실성이 호기심을 불러일으킨다. 바로 내가 그런 경우였다. 하지만 최종적 결과를 선택할 수 없는 상황은 자칫 공포심을 불러일으키기도 한다. 운전하는 내내 나는 이전의 삶으로 돌아갈 수 없다는 사실을 머릿속으로 떠올리고 또 떠올렸다. 내가 군에 남아 있기를 원하는 한, 과거로의 귀환은 불가능했다.

그때, 나는 방향을 돌렸다.

도롯가에 차를 대고 군 기지에 전화를 걸었다. "정말 죄송합니다. 오늘은, 아니 앞으로도 못 가겠습니다. 죄송합니다."

나는 제대로 시작을 해보기도 전에 군을 떠났다. 어떤 이에게는 그만둔다는 것이 비겁한 행동일 테다. 하지만 내게는 인생을 통틀어 가장 용감한 행동이었다.

비록 현역 군인으로서 복무다운 복무를 해본 적은 없지만, 군대에서 내가 보낸 시간 속에도 빛나는 구간들은 있었다. 그중 가장 높이 비상했던 구간은 문자 그대로 비행술을 배우던 시간이었다. 하지만 안타깝게도 군을 떠나기 전 생애 마지막으로 탑승한 전투기 안에서 나는 쓴맛, 정확히는 토사물 맛을 봤다. 어느 화창한 아침, 이륙과 착륙의 기본 원리에 대한 교육을 마친 무렵이었다. 해군 전투기 조종사 교관 '래티(바라건대, 본명은 아니다)'는 교과서적인 수업은 잠시 미뤄둔 채, 이른바 '래티 횡전'이라는 자기만의 특수 비행을 내게 선보이고 싶어 했다(Ratty는 '쥐 같다', '성을 잘 낸다', '비열하다' 등의 뜻으로 쓰이는 영단어—옮긴이). 문제의 비행술은 예리한 각도로 연달아 회전하는 움직임으로 구성되어 있었고, 그로 인해 내 배 속은 마치 배꼽을 통해 음식 교반기를 꽂아 넣고 돌리기라도 하는 듯 심하게 뒤틀렸다. 전투기가 마지막으로 방향을 전환할 때는, 뇌에 그나마 남아 있던 혈액을 모조리 땀투성이 발바닥으로 내려 보내기에 딱 알맞은 중력이 작용했다. 뇌혈류량이 급격히 감소하면서 터널 시야tunnel vision(전투기를 수직으로 급상승시키면 마치 터널을 빠르게 달릴 때 터널 출구만 동그랗고 밝게 보이고 주변은 온통 깜깜해지는 것처럼 앞쪽 가운데 부분을 제외한 주변부가 갑자기 시야에서 사라지기도 하는데 이러한 시각효과를 터널 시야라고 한다—옮긴이) 내지 총신형 시야gunbarrel vision 현상이 나타나기도 했다.

그예 나는 펼쳐진 손가락들 사이로 조종석 곳곳에 토사물을 쏟아냈고, 이는 멀미 증세를 더욱더 악화시켰다.

몇 분 뒤 전투기가 착륙했을 때, 나는 반쯤 얼이 빠진 상태로 물통과 칫솔을 건네받았다. 내 치아가 아니라 항공기의 온갖 자잘한 버튼과 스위치를 하나하나 깨끗이 닦기 위해서였다.

\*\*\*

기린이 흙먼지 날리는 땅을 가로질러 전속력으로 달리자, 하이에나 무리도 속도를 높였다. 혀가 밖으로 나왔고, 등은 활처럼 휘었다. 그러나 하이에나들은 시속 60킬로미터로 달리는 5미터 크기의 거대 동물을 좀처럼 따라잡지 못했다. 기린의 긴 다리가 내는 힘만 해도 어마어마했지만, 까마득히 높은 위치에서 우사인 볼트보다 빠른 속도로 움직이는 뇌까지 혈액을 올려 보내기 위해 그 동물이 거쳐온 적응 과정 역시 그에 못지않게 어마어마했다. 만약 혈액이 중력을 따라 기린의 발 쪽으로 흐르면, 심장이 비어 폐로 짜낼 혈액이 남아나지 않을 테고, 그로 인해 혈액이 산소를 공급받지 못하면 뇌로 올려 보낼 산소 역시 남아나지 않을 터였다. 또한 젊은 시절의 내가 겪었던 식으로 터널 시야가 생겨, 기린은 욕지기를 느끼며 구토를 하다가 바닥에 쓰러지기 십상이었다. 어쩌면 그대로 죽을 수도 있었다. 덕분에 하이에나들은 그날 점심과 저녁은 물론 다음 날 아침거리까지 챙기게 될 테고 말이다. 그러나 하이에나들은 배를 채우지 못했다. 기린은 내달렸고 앞서 나갔으며 따돌렸고 살아남았다. 어떻게 그럴 수 있었을까?

\*\*\*

2017년 미국항공우주국NASA은 그 기관 최고의 상으로 손꼽히는 우수 공직자 훈장Distinguished Public Service Medal을 정형외과 교수 앨런 하겐스Alan Hargens에게 수여했다. 이 훈장을 타기까지의 대장정은 1985년 아프리카로 떠난 여행에서 시작되었다. 그 땅에서 하겐스는 새끼 기린이 상당히 일찍, 태어난 지 고작 1시간 만에 걷는다는 사실에 주목했다. 추가적 연구를 통해 입증된바, 이는 새끼 기린의 다리 속 혈관들이 신속히 두꺼워지는 현상에 기인한 결과였다. 덕분에 기린은 안정성을 보다 쉽게 확보하는 동시에, 혈압의 상승으로 인해 경미한 다리 부상에도 출혈이 과다해지는 사태를 미연에 방지할 수 있었다. 기린의 다리 피부 안쪽은 섬유질로 단단히 둘러싸여 있어서 흡사 압박붕대처럼 혈관을 강하게 누름으로써 출혈을 조절할 수 있었다. 또한 여기서 착안한 아이디어는 훗날 우주 여행을 떠난 비행사들의 생존을 돕게 되었다.

기린의 피부 깊은 층에서 이뤄진 바로 이 적응 현상은, 기린이 전속력으로 달리면서도 쉬이 쓰러지지 않는 이유이기도 하다. 동물은 대체로 신체 부위에 따라 피부 두께가 다르다. 최고경영자들이 비싼 값을 치러가며 팀 단합대회에서 뜨거운 석탄 위를 걸을 수 있는 이유는, 마음챙김이 아니라 그들의 발뒤꿈치를 덮고 있는 2센티미터 두께의 피부 때문이다. 만약 석탄을 0.05밀리미터 두께의 얇디얇은 눈꺼풀에 댄다면, 그들은 행사가 끝나고 술집에서 하이파이브를 나누기조차 힘들어질 것이다.

기린은 다리와 목의 피부가 확연히 두꺼운데, 두껍고 탄력 있는 콜라겐 섬유를 겸비한 까닭이다. 이런 피부는 마치 겨우내 잘 먹어 불어난 몸의 굴곡을 따라 착 달라붙은 잠수복처럼 치밀하면서도 팽팽하다. 하이에나에게 쫓기는 동안 기린의 혈액은 발 쪽으로 빠르게 흘러들었고, 이에 대한 대응으로 피부는 기린이 발을 내딛을 때마다 적시에 혈액을 짜서 심장으로 올려 보냈다. 달리기가 빨라지면 빨라질수록, 이 조화롭고도 효율적인 제어 기능 덕분에 혈액을 짜내는 힘은 더욱 강력해졌다.

앨런 하겐스와 그의 미국항공우주국 동료들은 이 놀랍도록 신축성 있는 피부가 '내중력복', 즉 전투기 조종사와 우주 비행사가 극단적 중력과 싸우는 동안 혈액순환을 유지하도록 도와줄 비행복으로써 지닌 잠재력을 알아차렸다. 만약 내가 다시 래티가 조종하는 전투기 중에서도 F-35 해군기에 탑승하게 된다면, 짐작건대 우리는 음속보다 1.6배쯤 더 빠른 시속 2천 킬로미터의 속도로 창공을 가르게 될 것이다. 내 몸은 지상에 비해 7배쯤 강한 중력, 그러니까 아폴로 16호가 달 착륙 이후에 지구 대기권으로 재진입할 때 받았을 법한 중력의 영향으로 심하게 뒤틀릴 것이다. 마사이의 기린에게서 배운 교훈을 따르지 않으면, 나는 단순히 멀미하는 데서 그치는 것이 아니라 그만 숨이 끊어지고 말 것이다. 뇌로 가는 혈액 공급이 부족해지면서 곧바로 중력의 급격한 작용으로 인한 의식상실 상태G-LOC에 빠지고 말 테니까 말이다.

그러한 사태를 예방하기 위해서 오늘날 조종사들은 강력한 공기압 바지를 착용해 다리 혈관을 압박함으로써, 항공기가 강하할 때 혈액이 발로 쏠리는 상황을 차단하면서 뇌의 산소 공급을 유지하는 동시에 자신들의 생명도 유지한다. 굳이 하이에나에게 쫓기지 않아도, 흙먼지 날리는 불멸의 땅 사바나에서 발견된 우주 의학 기술 덕분에 전투기 조종사와 우주 비행사 들은 아프리카 평원 위 드높은 하늘을 날아다닐 수 있다.

뒤처진 하이에나 무리가 부러진 나무 주변을 어슬렁거렸다. 마치 공원 벤치 주변을 서성이는 말썽꾼들처럼. 하이에나들은 지평선을 바라보았다. 아득한 시선이 공허한 들판에 잠시 머물렀다. 기린은 멀리 안전한 곳에 있었다. 하지만 아슬아슬했다. 전력으로 달려 하이에나 무리를 따돌리긴 했지만, 정말이지 아슬아슬했다. 기린은 언젠가부터 속도를 늦추었다. 다리에 힘이 빠졌거나 에너지나 고갈되었기 때문은 아니었다. 회오리바람 때문이었다. 한데 이 돌개바람은 바깥의 흙먼지 자욱한 대기가 아닌 기린의 숨관 안에서 휘몰아치고 있었다.

한편 이반 역시도 자신의 몸속 호흡계에 발생한 문제들과 고투 중이었다. 집중치료실 병상에 죽은 듯이 누워 있는 이반의 폐는 어느덧 뇌손상 못지않게 많은 걱정을 유발하고 있었다. 이제 의사들이 풀어야 할 숙제는 이반의 혈중 이산화탄소 농도를 안정화하기에 충분한 양의 공기를 불어넣는 것이었다.

우리가 이반에게 적용한 치료법을 이해하려면, 기린이 그토록 길고 가는 목으로 숨 쉴 수 있는 이유부터 알아보아야 한다. 그리고 이것을 이해하려면, 1940년대로 돌아가 제2차 세계대전 전장에 투입된 영국의 순항 전차에 올라타야 한다. 그곳에서 우리는 필립 휴 존스Philip Hugh-Jones라는 경이로운 의학자를 만나볼 것이다. 장차 그는 뛰어난 호흡기내과 전문의이자 전후 영국에서 임상 과학자로서 이름을 높이게 될 인물이었다. 또한 그는 동물에 심취한 인물이기도 했다.

"아버지는 의학도들을 데리고 병동 대신 런던 동물원을 돌아보시곤 했어요." 그의 아들이자 인류학자인 스티븐 휴 존스가 웨일스 시골에 자리한 자신의 작은 집에 앉아서 잉글리시 브렉퍼스트 티를 마시며 내게 말했다.

"그곳에서 학생들은 굉장히 많은 것을 배웠습니다. 제 말은 똑똑한 학생들이 그랬다는 겁니다. 어리석은 친구들은 그저 '오늘은 동물원에 가는구나'라고만 생각했지요. 코끼리나 호랑이의 안저를 살펴볼 수 있는 기회는 결코 흔하지 않은데 말입니다." 나중에 내가 읽은 한 인터뷰에서 아버지 휴 존스는 이렇게 말했다.

스티븐의 부친은 원래 동물학 연구에 뜻이 있었다. 하지만 마음과는 달리 제2차 세계대전 시기에 케임브리지 대학교에서 의학을 공부했고, 이후에는 전장으로 보내져 전차 매연이 군인의 신체에 미치는 영향을 조사하게 되었다. 이 경험은 자연스레 호흡기내과에 대한 관심으로 이어졌다. 내친김에 필립 휴 존스는 내 고향 웨일스의 항구도시 카디프로 거처를 옮겼다. 척박한 웨일스의 계곡에 넘쳐나던 '검은 금black gold', 즉 석탄이 광부들에게 폐병을 유발한다는 우려가 일각에서 제기되던 시절이었다. 결국 휴 존스 선생은 이러한 우려가 기우가 아니라는 사실을 증명해냈고, 설명 과정에서 해당 질환을 '진폐증' 혹은 '광부 폐 먼지증'이라고 일컬었다.

획기적인 연구 중에도 그는 틈틈이 미술품과 음악, 비단뱀과 희귀 나비 부화 실험 장치 들로 채워진 집에서 이국적이고도 신비한 여러 고대 유물에 둘러싸인 채로 시간을 보냈다. 그들 가족이 기르던 동물

목록에는 흔한 고양이나 금붕어 대신 소피라는 이름의 나무늘보라든 지 톡하면 욕실 바닥에 오줌을 누곤 하던 터펜스라는 이름의 갈라고원 숭이가 포함되어 있었다.

찻잔이 비자 스티븐이 와인을 내왔다. 그러고는 자메이카에서 보낸 유년 시절 이야기를 들려주었다. 당시 그의 부친은 세계 최초로 당뇨 를 1형과 2형으로 분류했지만, 이렇듯 눈부신 성취와는 별개로 아들 인 스티븐의 교육 환경은 오히려 더 열악해졌다.

"자메이카에서 학교를 다니며 배운 거라곤 섹스나 욕하기, 넓은 강 저편으로 돌 던지기 같은 것들이었죠." 이렇게 말하며 스티븐은 아련 한 미소를 지었다.

하지만 그 시절의 경험은 훗날 스티븐이 영국 기숙학교로 돌아와 투창에서 두각을 드러내고 인류학에 일생토록 매진하는 데 밑거름이 되었다.

"덕분에 이젠 아마추어가 아닌 한 사람의 인류학자로서 섹스와 욕 설을 전문적으로 연구하게 됐으니까요!"

휴 존스 선생이 이뤄낸 성취는 이게 다가 아니다. 연구차 방문한 또 다른 여행지에서 그는 이반의 쌕쌕거리는 폐를 다스리는 데 유용한 원 리를 발견했다. 머나먼 아마존 북부에서 마쿠족과 함께 지내는 동 안 휴 존스는 그들이 바람총과 독화살을 이용해 사냥하는 모습을 눈여 겨봤다. 마쿠족은 곧게 자란 야자나무 줄기 속을 비워 만든 대롱에 독 화살을 끼워 넣은 다음 재빨리 숨을 불어 날려보냈다. 부는 사람의 키 가 크면 클수록 대롱의 길이는 더욱더 길어졌다. 대롱이 길어지면 길어질수록 죽음의 화살은 더 멀리까지 날아갔다. 하지만 무한정 멀리 날아가지는 않았다. 바람총의 길이를 늘리는 데는 한계가 있었으니까. 대롱이 너무 길면 화살은 총구 끝에서 맥없이 떨어져버렸다. 스티븐이 내온 와인병 입구에서 마지막 방울이 떨어질 때처럼 말이다. 부족 원로들의 설명은 이랬다. 바람총 안에 든 '숨'의 양이 입안에 품은 숨의 양보다 많으면, 그 바람총은 대롱이 과하게 긴 것이었다. 또한 바람을 부는 이의 키가 크면 클수록 몸 안에 더 많은 '숨'을 품고 있기 마련이었다.

그 오래된 부족의 이 같은 설명은 훗날 휴 존스 선생이 학계에 설명할 연구 결과에 깔끔하게 들어맞았다. 요컨대 폐의 부피는 사람의 키와 직접적으로 관련이 있었다. 하지만 바람총의 길이가 이러한 요인들로 인해 제한되는 이유에 대해서는, 수년 뒤 한 기린과의 우연한 만남이 있은 후에야 비로소 알게 되었다.

$$* * *$$

그가 런던 동물원에서 회진 중에 겪었다는 유명한 일화가 있다. 발을 다친 기린이 응급 수술을 받은 뒤 안타깝게도 죽고 말았다. 부검 과정에서 휴 존스 선생은 길이가 170센티미터나 되는 기린의 숨관 크기를 측정하게 되었다. 그는 바람총의 한계를 곱씹었다. 기린의 숨관은 대롱이 길어도 너무 길었다. 그런데도 기린은 어떻게 숨을 쉴 수 있을까? 마쿠족 원로들의 설명을 살아 있는 동물에게도 적용할 수 있을까? 몇 가지 부가적 측정을 실시한 끝에 휴 존스는 마침내 답을 찾아냈다. 수백만 년에 걸친 자연선택의 결과로 기린의 숨관은 다른 모든 유사종에 비해 훨씬 더 좁아져 내부의 용적, 정확히는 '사강dead space(숨쉬기에 관여하지 않는 호흡기관의 빈 곳―옮긴이)'이 줄어들었고, 이러한 변화 덕분에 기린의 숨관은 아마존 부족의 바람총과는 달리 물리적 한계를 초월한 길이까지 늘어나게 된 것이었다.

측정을 끝마쳤을 무렵 길이가 4미터쯤 되는 끈 모양 구조물이 휴 존스의 시야에 들어왔다. 문제의 끈은 기린의 뇌에서 출발해 기다란 목을 타고 약 2미터를 내려온 다음, 굵은 혈관 하나를 끼고 방향을 되돌리더니, 기껏 내려온 길을 거슬러 올라가 2미터 위 후두로 이어졌다. 2009년 채널4에서 방영된 〈인사이드 내이처스 자이언츠Inside Nature's Giants〉에서 리처드 도킨스Richard Dawkins가 소개한 바 있는 이 조직은 되돌이후두신경(반회신경), 즉 포유동물의 성대문을 여닫는 근육을 지배하는 신경이었다. 배아 발생 초기의 급격한 변화를 거쳐 태아가 발달하는 동안, 이 되돌이후두신경은 작은 아치형 조직을 에두르며 후두로 이어진다. 오래지 않아 그 작은 아치는 크기가 불어나 인체에서 가장 굵은 혈관인 대동맥활(대동맥궁)로 성장한다. 성인이 된 이후에는 되돌이후두신경의 이 우회적 경로에서, 길이가 1센티미터쯤 늘어났다는 사실을 제외하면 별달리 주목할 만한 특징이 발견되지 않는다. 하지만 기린의 경우, 되돌이후두신경이 목 전체 길이에 해당하는 2미터에 걸쳐 아래로 한껏 당겨졌다가, 얽힌 혈관을 끼고 방향을 되돌려 또다시 2미터를 거슬러 올라간다. 이러한 구조를 과연 지적 설계라고 할 수 있을까? 마치 집앞 잔디밭을 정돈한다면서 굳이 기다란 전선을 가져다가 집 전체를 두 번이나 휘감은 다음 잔디깎이에 연결하는 꼴인데?

어쨌든 휴 존스의 연구는 여기서 끝나지 않았다. 그는 기린과 낙타의 콧구멍에 부드러운 관을 연결한 뒤 손으로 한 번에 한쪽씩 조심스레 폐쇄함으로써, 그 좁은 관들을 통해 숨이 흐르는 경로를 설명하기도 했다.

기린은 매우 깊고도 느린 숨을 쉬는데, 이는 특유의 기다랗고 비좁은 숨관 내부의 사강에 대응하기 위해서다. 기린이 차분하게 숨 쉬는 동안 호흡관 내부의 공기는, 마치 수도꼭지를 반쯤 열어둔 수도관 속의 물처럼 잔잔하게 흐른다. 하지만 직경이 워낙 좁다 보니, 호흡이 빨라지면 공기의 흐름이 거칠고도 난폭해진다. 마치 수도꼭지를 완전히 열어 욕조에 물을 채울 때처럼 말이다. 마사이의 기린이 하이에나 떼를 피해 전속력으로 내닫다가 속도를 늦춘 이유는, 이렇듯 난폭한 공기의 흐름이 시작된 까닭이었다.

휴 존스 선생이 기린의 숨관을 하늘 높이 치켜든 때로부터 40년이 흐른 지금, 이러한 지식 덕분에 우리는 이반의 천식을 적절히 다스릴 수 있게 되었다. 다시 집중치료실로 돌아가서, 가장 먼저 우리는 이반의 폐와 생명유지장치를 연결하는 플라스틱 부품들, 그러니까 분리가 가능한 사강을 모조리 제거했다. 가스 교환에 기여하는 바가 없을뿐더러 숨쉬기의 효율을 떨어뜨리는 것들이었다. 기린처럼 우리도 이반이 매 호흡 시 들이쉬는 공기의 양을 늘리는 한편, 분당 호흡수는 감소시켰다. 이제 이반은 기린처럼 깊고도 느리게 호흡함으로써 포식자들, 즉 여전히 뇌를 괴롭히는 며칠 전 공격의 여파로부터 달아날 수 있을 터였다.

# CHAPTER 05

# 발밑의 개미에게 듣는 대답

나는 비행을 싫어하지만, 여행은 사랑한다. 10월 영국의 무거운 잿빛 하늘을 발리의 향기로운 석양과 맞바꾸기 위해서라면 그 정도 괴로움은 기꺼이 감수할 수 있다. 마침 동남아시아 최대의 문학 행사인 우붓 작가 및 독자 축제Ubud Writers and Readers Festival에서 이 책에 관해 강연할 기회가 생겼다. 그해의 주제는 운명karma이었다. 내가 그 초청에 응하는 데 필요한 글자, 그러니까 "참석하겠습니다!"를 모두 적는 데 걸린 시간은 어림잡아 6초에 불과했다. 어떤 결정은 이렇듯 수월하게 내려지기도 한다. 하지만 그곳까지 16시간을 비행하는 동안 나는 훨씬 더 어려운 결정, 그러니까 내 남은 인생에 결정적 영향을 미칠 결정에 직면했다.

\*\*\*

"손님, 닭 요리와 채식 요리 중에 어떤 걸로 하시겠습니까?" 승무원이 물었다.

잠시 어색한 정적이 흘렀다. 일평생 기다려온 질문을 비로소 받은 듯한 기분이었다. 그리고 이는 어느 정도 사실이었다.

비행기를 타고 적도를 가로지르는 일은 삶에 전환을 가져다준다. 나는 비행기 창밖으로 달빛이 비치는 대지를 내려다보았다. 내 나라에서 보던 월광과 같으면서도 분명 다른 빛이었다. 집에서 보던 반달은 위아래로 긴 형태였지만, 이곳 하늘의 반달은 좌우로 길어서 환히 미소 짓는 얼굴을 보는 듯했다. 페르시아만에 점점이 흩어져 있는 석유 굴착기들은 검은 기름의 마법을 숭배하는 바다의 교회들이었다.

시간은 더디게 흘렀다. 비행기에서는 모든 것이 시계였다. 질질 끄는 영화도, 엉엉 우는 아이도, 갈수록 무겁게 처지는 내 눈밑살도.

"실례합니다. 손님, 닭 요리와 채식 요리 중 어떤 걸로 하시겠습니까?"

그 말을 듣자 뜬금없게도, 20년 전 의대생 시절에 집필했던 에세이 한 편이 떠올랐다. 「채식주의적 생채해부자: 채식주의자는 동물실험을 할 수 있는가?」라는 제목의 졸고였다. 얼마 후 집으로 돌아와 다시 꺼내본 그 논문의 빛바랜 종이 위에는 다음과 같은 내용이 적혀 있었다. "채식주의는 대다수의 인간에게 요구되는 도덕적 태도임을 나는 믿어 의심치 않는다. 이는 다른 대안이 존재하지 않는 상황에서 인간의 생명을 보호한다는 기치 아래 동물의 이용을 정당화하는 주장과 논리적으로 양립할 수 있다. 이 같은 결론에 도달한 이상, 나는 채식주의적 생활 방식과 도덕적 위선 가운데 한쪽을 택할 수밖에 없다. 그리고 미각적으로 그리 내키지는 않지만, 아무래도 채식주의자의 길을 택해야 할 듯싶다."

하지만 그 후로 20년 동안 나는 도덕적 위선자로 남아 있었다. 승무원은 여태 거기서 못마땅한 얼굴로 내 대답을 기다리고 있었다.

"닭 요리로 하시겠습니까?" 권하는 어조가 사뭇 단호했다.

그때 문득 이상하다는 생각이 들었다. 이제 곧 지구 반 바퀴를 날아가 동물의 경이에 대해 강연할 사람이 동물의 살을 먹는다고? 대체 무엇 때문에? 맛이 좋아서?

"채식 요리로 하지요."

비록 20년이나 늦기는 했지만.

어느덧 아침이었다. 투명하리만큼 밝은 빛에 눈을 가늘게 뜨고 비행기 날개 너머 창밖 풍경을 내다보았다. 우리는 파도가 부서지는 곳을 향해서 하강하고 있었다. 헤드폰을 벗고 여권을 챙겼다. 이를 닦았는데도 입안이 텁텁했다. 하지만 이번엔 적어도 잇새에 낀 닭고기 때문은 아니었다.

오래지 않아 나는 호텔 침대에 드러누웠다. 마치 날개를 다친 새처럼 기운이 하나도 없었다. 게다가 다음 날엔 더한 고난이 나를 기다리고 있었다. 다음 날 나는 어떤 동물의 심술궂은 공격에 꼼짝없이 당할 운명이었다. 하지만 이 작디작은 동물은, 몸을 다친 채 여전히 위중한 상태로 병원에 남아 있는 이반을 보살필 방법을 우리에게 일러줄 존재이기도 했다.

거리에서 습격을 당한 이후로, 이반은 심각한 뇌 손상과 사투를 벌이고 있었다. 이반의 싸움은 기린 덕분에 다소 수월해졌다. 기린을 참고삼아 우리는 생명유지장치를 이용해 길고 느리고 깊은 호흡을 유도함으로써 이반과 같은 천식 환자를 보다 적절히 돌볼 수 있었다. 하지만 며칠 뒤, 또 다른 병이 문을 두드렸다. 이번에 그를 찾아온 질병은 심각한 감염증이었다.

위중한 환자를 보살피려면 보통은 플라스틱 관을 혈관에 삽입해 강腔이라는 몸속 심부의 빈 곳들에 연결해야 한다. 그런 면에서 내 업무는 배관 작업과 일견 닮은 구석이 있다. 이때 우리가 다루는 액체는 붉고 진한 생명의 물, 그러니까 혈액이다. 문제는 이 혈액이 다른 온갖 생명체가 자라기에도 무척 좋은 환경이라는 점이다.

이반은 평범하고 건강한 10대였다. 하지만 그런 이반도 증세가 위중해지자 병원체의 공격에 취약한 면역계를 갖게 되었다. 이반의 연약한 폐도, 우리가 삽입해둔 플라스틱 관도, 심지어 뇌 수술 후 머리에 남은 상처마저도 균들이 침입하기에는 딱 알맞은 경로였다. 더욱이 미생물들은 이반의 혈액에서 양분을 섭취한 이후로 증식에 증식을 거듭하고 있었다. 각각의 세대가 바로 전 세대의 2배로 늘어나다 보니, 복제는 기하급수적으로 진행되었다. 단 8시간 만에 박테리아 1마리가 자손을 150만 배까지 불릴 수도 있었다. 이렇듯 무한한 공급이 1주라도 계속되었다가는 우주의 별보다 많은 박테리아가 생겨날 판이었다.

그래서 너무나 당연하게도 이반의 몸은 이 걷잡을 수 없는 감염을 물리치기 위해서 사투를 벌였다. 몸이 불덩이처럼 뜨거워졌고, 심장은 방망이질을 쳤으며, 장기들이 활동을 멈추기 시작했다. 가장 강력한 항생제를 투여했음에도 감염은 갈수록 더욱 악화되었다. 이제 우리의 주된 걱정거리는 뇌가 아니었다. 나머지 신체 부위가 말썽이었다. 그러던 어느 밤 기어이 고비가 찾아왔고, 결국 우리는 이반의 양친에게 아들이 위독하다는 소식을 전할 수밖에 없었다. 여기서 더 무슨 조치를 취해야 할지 우리는 알지 못했다. 하지만 작은 개미는 알고 있었다.

\* \* \*

발리에서의 첫날, 시차로 인한 잠기운을 간신히 떨쳐낸 나는 새로운 표준 시간대에 몸을 적응시키려고 안간힘을 썼다. 호텔 식당의 아침 뷔페에서 초소형 잔에 담긴 오렌지 주스를 비우고 한 잔을 더 가지러 가는 사이, 입고 있던 면 셔츠가 더위 탓에 등에 납작하니 달라붙었다.

우붓은 발리의 문화적 중심지였다. 인구가 10만쯤 되는 그 소도시는 친절하고 활기가 넘치는 데다, 생기와 꽃으로 가득했다. 호텔을 나와 갈색 흙과 자갈이 깔린 길을 걷는데, 모터 달린 자전거들이 말벌처럼 윙윙대며 곁을 지나쳐 갔다. 엔진의 노랫소리 뒤로는 새와 닭, 인간 들이 내는 생활 소음이 떠들썩하게 후렴을 장식했다.

내 노화와 긴 비행의 여파로 뼈 마디마디가 쑤시고 허리는 땅을 향해 구부러졌다. 그때 운명처럼 발리 전통 마사지 시술소의 네온사인이 시야에 들어왔다. 얼마 후 나는 사각팬티 바람으로 냅킨만 한 타월 한 장을 덮은 채 건들거리는 높은 침대에 엎드려 있었다. 한쪽 눈으로 슬쩍 보니, 몸집이 다부진 안마사가 웃음 띤 얼굴로 튼튼하고 매끄러운 손을 비비며 마사지 준비에 한창이었다.

"마사지 강도는 어떻게 할까요, 손님? 약하게? 강하게?"

물어보나마나 한 질문이었다. 나는 "강하게"라고 강한 어조로 답했다.

하지만 내 웨일스식 억양이 문제였을까? 필시 그는 나의 대답을 "살찐 코끼리가 뾰족구두를 신고 내 허리를 밟듯이" 눌러달라는 소리로 알아들은 듯했다. 나로 하여금 인생의 그다음 20분을 비명 내지 울음을 참는 일에 써버리게 했으니까 말이다.

내가 남자 안마사에게 마사지를 받은 건 그때가 처음이 아니었다. 몇 년 전 인도에서도 콧수염이 엄청난 남자에게 아유르베다식 전통 마사지를 받아본 적이 있었다. 그 마사지의 주요 기법은 내 볼기 틈새에 기름을 내리붓는 것이었는데, 개인적으로 두 번은 겪고 싶지 않은, 참으로 기이한 경험이었다.

어쨌든 발리 안마사의 생물학적 성별은 내게 별 문제가 되지 않았다. 하지만 이와 별개로 내가 비행기에서 읽은 충격적인 잡지 기사에 따르면, 그 당시 발리에서는 게이라는 존재 자체가 불법이었고, 그 정체성을 이유로 금고형에 처해질 수도 있었다. 포르노그래피는 물론 공개된 장소에서의 선정적 행위도 불법이기는 매한가지였다. 생각이 거기까지 미치자, 곧바로 내 미욱한 정신이 농간을 부리기 시작했다.

안마사의 강한 손길이 닿을 때마다 내 뼈를 타고 전해지는 오싹하리만치 압도적인 통증은, 몸을 뒤집는 것에 대한 나의 불안감을 갈수록 증폭시켰다. 발기해선 안 된다는 생각에 더 깊이 골몰할수록, 혹시라도 발기했을 경우에 벌어질지도 모를 상황이 더더욱 두려워지는 것이었다. 나는 만약에 대비해 발리의 감옥에서 아내에게 전화하는 장면을 머릿속으로 그려보았다. "고의는 아니었어. 그냥 몸을 뒤집었는데 하필 반발기 상태였던 것뿐이야. 그때 마침 경찰이 들이닥쳤고."

천만다행으로, 엎드린 자세에서 20분이 지나가면서 시술 종료를 알리는 종소리가 은은하게 울려 퍼졌고, 덕분에 나는 감옥행을 면했다. 고통을 참느라 입술을 너무 세게 깨문 탓이었을까? 침대에서 일어나면서 보니, 얼굴 밑에 깔려 있던 수건에 피가 묻어 있었다. 나는 옷을 갈아입으며 문제의 수건을 잽싸게 가방에 쑤셔 넣었다. 그리고 일면 당연하게도, 내 몸은 마사지를 받기 전보다 훨씬 더 뻐근해졌다.

"마사지는 어땠어요?"

"아, 너무 좋았어요. 고마워요!"

비록 아팠고, 졸지에 타월을 훔쳤으며, 투옥될지 모른다는 생각에 줄곧 괴롭기는 했지만 말이다.

\*\*\*

그날 저녁 나는 또 다른 방식으로 몸을 풀어보기로 했다. 마침 우붓 주변의 계단식 논길을 따라 걷다가, 우연히 요가 스튜디오를 발견한 참이었다. 2004년 국제 행복의 날에 문을 연 그 스튜디오의 운영자는 캘리포니아 출신의 실라 버치라는 여성이었다. 그는 1985년 세계 여행 중에 처음 우붓에 왔다가 사람과 자연, 평화로움에 이끌려 결국 그곳에 정착했다.

오픈 플랜식 건물의 잘 짜인 나무 계단을 걸어 올라가는데, 요가 테라스에서 내다보이는 경치가 놀랍도록 아름다웠다. 끝없이 펼쳐진 다랑논은, 흡사 층층이 쌓인 초록색 웨딩 케이크를 보는 듯했다. 그날 저녁 나와 함께 수업에 참가한 소수의 배낭여행자들은, 흐르는 땀과 더불어 자신들의 젊음을 마음껏 발산하고 있었다. 우리의 강사는 음색이며, 활짝 웃는 얼굴이며, 풀 스플릿 자세로 바닥에 누울 때 더 활짝 벌어지는 다리가 하나같이 쿠칭이란 이름의 그 집 고양이와 닮아 있었다.

"나마스테, 환영합니다." 강사가 차분한 목소리로 인사를 건넸다.

배낭여행자들은 다들 익숙한 듯이 태연하게 손을 모았다. 그리고 나는 물병을 만지작거리다가 바닥에 물을 쏟았다.

"먼저 간단하게 자기 소개부터 해볼까요?" 강사가 말했다.

"각자 이름이랑 오늘 저녁 기분이 어떤지 정도를 말해주시면 됩니다."

"제가 먼저 하죠. 제 이름은 니나입니다. 오늘 저녁 기분은 '들쭉날쭉' 하네요. 생리 중이거든요."

"노아라고 합니다. 기분은 편안하고요." 긴 머리와 잘생긴 얼굴이 돋보이는 수강자가 말했다.

"터배사입니다. 전 제가 보잘것없다는 기분이 들어요." 내가 들어설 때 석류를 먹고 있던 수강자의 소개말이었다.

나는 마지막 순서였다. "매트입니다. 저는 제가 늙었고 뻣뻣하다는 기분이 드는군요."

뒤이어 벌어진 일들은 설명하기가 꽤 까다롭다. 뭐랄까, 어쩌다 고양이 몸 뒤틀기 대회에 출전한 늙고 짠 내 나는 바닷개가 된 심정이었다 할까? 솔직히 말하면, 몇몇 자세를 취할 때는 내가 제법 잘하고 있다는 생각에 우쭐해지기도 했다. 하지만 그러다가 맞은편 커다란 거울에 비친 내 모습을 보고 있노라면, 땀을 뻘뻘 흘리며 트위스터 게임에 열중하는 미스터 빈이 따로 없었다. 팔다리의 동작은 후들거리기가 이를 데 없었고, 기지개하는 강아지 자세(견상자세)는 사실상 술 취한 당나귀 자세나 다를 바 없었다. 그 와중에 급기야 딸꾹질까지 나오기 시작했다.

하지만 내 몸이 내 몸 같지 않다고 느끼며 문득 올려다본 하늘에는 어느새 석양이 살며시 내려앉아 있었다. 해는 지평선 너머로 저물었고, 요가 스튜디오 앞쪽의 풀밭은 이제 별처럼 많은 반딧불이의 빛으로 반짝거렸다. 갑자기 우붓이 조금은 사랑스럽게 느껴졌다. 1년 후 인류는 이들 반딧불이들을 빛나게 한 화학물질을 이용해, 코로나19라는 전혀 새로운 질병에 대한 검사를 시행할 것이었다.

때마침 반딧불이와 더불어 또 다른 동물이 모습을 드러냈다. 내 발 아래 나무 바닥은 마치 내 머리 위에만 비구름이 머물다 가기라도 한 듯 곳곳이 땀으로 흥건했는데, 이 짠 내 나는 웅덩이를 향해서 큼지막한 흰개미들이 일렬종대로 줄지어 기어가고 있었다. 니나가 마지막 자세를 취했다. 황새처럼 한 발을 다른 발에 대고서 올리는 자세였다.

그때 문제의 개미 중 한 마리가 내 다리로 기어올라왔다. 십중팔구 앞서 마사지 숍에서 바른 오일이 화근인 듯했다. 그예 개미는 내 반바지 속으로 기어 들어갔고, 다른 사람들이 모두 공손히 두 손을 모은 채 "나마스테"라고 인사하는 동안, 나는 미친 사람처럼 두 손을 바지 속에 넣은 채 황급히 더듬거렸다.

비록 이렇게 잠시 동안 말썽을 일으키긴 했어도, 그 개미들이야말로 이반의 중증 감염을 치료할 열쇠를 쥐고 있는 존재들이었다. 지금도 개미들은 새로운 항생물질의 발견을 돕고 있을 뿐 아니라 기존 항생물질의 보다 유익한 활용법을 가르치는 한편, 심지어 코로나19와 같은 팬데믹으로부터 사람들을 지켜낼 방법을 제시하기도 한다.

✳ ✳ ✳

핵전쟁이니 혜성 충돌이니 팬데믹이니 하는 것들은 잊어라. 우리 시대에 세계적으로 가장 긴급한 위협은 다름 아닌 항생제 저항성antimicrobial resistance이니까. 비단 우리 병원뿐 아니라 세상 모든 병원이 이미 그 위협에 노출되었다. 임상적으로 깨끗한 수술실 출입문에도, 외과의가 이메일을 확인하며 걸터앉는 좌변기에도, 심지어 메스를 소독하는 간호사의 피부에도, 이 죽여도 죽지 않는 균들은 서식하고 있다.

이제 감염이 항생제에 저항하는 속도는 새로운 합성약품이 개발되는 속도를 능가한다. 이것은 단지 이론에만 그치지 않는다. 우리가 보유한 가장 좋은 항생제를 투여했음에도 이반의 감염증은 날로 악화되었고, 우리에게는 대안적 치료법이 남아 있지 않았다. 하지만 해답은 우리의 생각보다 가까운 곳에 있었다. 우리의 턱밑, 보다 정확하게는 우리의 발밑에 있었다.

\*\*\*

당신이 이 문장을 읽는 데 걸리는 시간이면, 대략 7억 마리의 개미가 태어날 것이다. 개미들은 인류가 나타나기 1억 년 전부터 지구라는 행성에 살고 있었다. 개미들의 사회는 인간의 초기 문명 못지않게 복잡다단해서 분업 체제와 위계 구조에 공중보건 시스템까지 갖추고 있다. 아프리카의 마타벨레 개미Matabele ant는 종족 간 싸움이 끝나면 다친 동료를 둥지로 데려다가 보살핀다. 개미들의 사회에는 나름의 부상자 분류 체계가 갖춰져 있다. 그들은 죽어가는 개미는 치료하지 않지만, 다리가 한두 개 없어진 개미는 치료한다. 알려진 바에 따르면, 인간을 제외하고 지구상에서 이러한 체계를 갖춘 동물은 개미가 유일하다.

만약 예의 그 요가 개미가 내 바지를 빠져나온 이후에 밟은 경로를 내가 뒤따랐더라면, 필시 발리의 논 밑 깊숙한 땅속에서 그것의 집을 찾아낼 수 있었을 테다. 흰개미는 대규모 집단을 이루고 사는데, 개중에는 5억 마리가 넘는 개미와 약 1천 곳의 연결형 둥지로 이뤄진 초대형 집단도 있다. 스위스 쥐라산맥과 같은 극한의 환경에서도 개미들은 추운 겨울을 무사히 견뎌낸다. 개미들의 땅속 보금자리는 흡사 바이오매스를 이용하는 현대식 중앙난방 시스템처럼, 썩어가는 식물에서 발생하는 열로 인해 따뜻하게 유지되는 까닭이다.

그러나 비좁고 부패물에 둘러싸인 환경에서 살아가다 보니, 개미는 이반과 마찬가지로 감염에 의한 죽음에 취약할 수밖에 없다. 하지만 개미는 그토록 적대적인 환경에서도 야무지게 삶을 이어나간다. 어떻게 그럴 수 있을까? 답이 궁금하다면, 개미집의 작디작은 입구 너머 커다란 세계를 유심히 들여다보자. 그곳에서 우리는 새로운 약물은 물론, 항생제 저항성을 억제할 새로운 요법과 더불어, 팬데믹을 이겨낼 묘책까지도 발견하게 될 것이다. 어떤가? 개미처럼 살아볼 준비가 되었는가?

*＊*

우리가 가장 먼저 배울 개미의 생활 방식은 침실을 정돈하는 것이다. 개미는 훌륭한 청소부다. 그들은 특히 쓰레기를 꼼꼼하게 치우는데, 가령 죽은 개미처럼 병든 개체들은 반드시 둥지에서 치우거나 특별히 밀폐된 방 안에 가둬둔다. 로마인에게 목욕 문화가 있듯이, 개미에게도 단체로 씻는 습성이 있어서 질병 예방에 일조한다. 개미는 자신의 몸을 손질할 뿐 아니라, 다른 개미들의 몸까지 손질한다. 또한 몸에 감염의 징후가 나타난 개체들에게는 심지어 산을 뿌리기도 한다. 우리 집 아이들과 달리, 개미들은 저녁을 먹기 전에 손을 씻는다. 만약 인류가 이 사실을 더 일찍 알아챘더라면, 셀 수 없이 많은 산모의 목숨을 살릴 수 있었을 것이다.

놀랍게도, 손 씻기와 질병의 관련성에 대한 논의는 비교적 최근에야 이루어졌다. 1846년 헝가리 의사 이그나츠 제멜바이스<sup>Ignaz Semmelweis</sup>는 의사들이 운영하는 병동이 조산사가 운영하는 병동에 비해 이른바 '산욕열'로 사망하는 여성 환자의 수가 5배나 더 많다는 사실을 의아하게 여겼다.

그러던 차에 제멜바이스의 동료 병리학 교수가 산욕열로 사망한 젊은 여성의 시신을 부검하던 중에 손가락을 찔리는 사고가 발생했다. 오래지 않아 문제의 병리학자는 심하게 앓다가 끝내 목숨을 잃었다. 제멜바이스는 해당 병리학 교수의 사인이 그가 검시하던 여성의 사인과 동일하다는 사실을 알아차렸다. 부검을 할 수 있는 권한은 오직 의사에게만 있었으므로, 제멜바이스는 혹시 그 의사들의 손에 묻은 시신 조각이 분만 중인 여성들의 몸속으로 침투하는 것은 아닌가 하는 의문을 품게 되었다.

제멜바이스는 감염된 조직과의 접촉으로 인한 악취가 말끔히 제거되도록 특정 용액에 손을 씻고 기구를 세척할 것을 의료진에게 지시했다. 세척 용액의 주성분은, 오늘날에도 여전히 가장 강력한 항균물질로 꼽히는 염소였다. 염소 세척의 효과는 비단 악취 제거에만 그치지 않았다. 분만 중에 사망하는 여성의 수를 극적으로 감소시키는 효과도 있었다. 의사들이 운영하는 병동의 환자 사망률은 급감했고, 이는 제멜바이스가 손 씻기의 중요성을 간파한 덕분이었다. 또한 손 씻기는 오늘날에도 여전히 공중보건에 있어서 가장 중요한 지침으로 간주

된다. 하지만 개미들은 이미 수백만 년 전부터 손을 씻고 있었다.

오늘날 병원들은 젤형의 항균성 손 소독제를 용기에 담아서 건물 곳곳에 비치해둔다. 심지어 내가 집중치료실에서 치료한 환자 중에는, 처지를 비관해 알코올 성분의 손 소독제를 마셨다가 중태에 빠진 이들도 있다. 또한 현대식 병원 중에는 강력한 자외선으로 병실을 소독하는 로봇을 갖춘 곳들도 있다. 하지만 이처럼 코로나 이후의 현대적인 규범들 역시도 그 뿌리는 우리의 개미 조상들에게서 찾을 수 있다.

개미들은 인간보다 훨씬 오래전부터 자외선을 활용해왔다. 동면에서 깨어난 개미들은 둥지 밖으로 기어 올라가 한동안 햇볕을 쪼인다. 비좁은 환경에서 썩어가는 식물의 열을 받으며 긴 겨울을 지내는 동안 표피에 서식하게 된 박테리아를 태양의 강력한 자외선을 이용해 박멸하기 위해서다.

또한 흰개미들은 가문비나무 송진을 모아다가 땅속 보금자리 주변 여기저기에 조금씩 비치해둔다. 그러니까 병원에서 손 소독제를 비치하듯이 말이다. 송진은 항생제 내성균인 메티실린내성황색포도구균 MRSA를 비롯한 병원균의 박멸에 효과가 있다는 사실이 입증된 바 있다. 인류는 이와 같은 기법들을 이제 막 하나하나 배워가는 참이다. 예로부터 남아메리카 원주민들은 상처를 봉합할 때면 병정개미의 이빨을 사용해왔다. 항생성이 있어서 상처의 감염을 예방하는 데 도움이 되기 때문이다.

침엽수 송진의 치료 효과에 관한 가장 오래된 이야기는 고대 이집트에서 유래했는데, 그 시절에 사람들은 송진으로 만든 비누를 이용해 화상을 치료했다고 한다. 비교적 최근에 핀란드 의사들은 환자의 상처에 송진을 적용하면 항균 및 창상 치유는 물론 피부 재생력 강화 효과까지 나타난다는 사실을 실험으로 확인했다.

그런가 하면 개미들은 집 곳곳에 비치해둔 송진 위로 포름산(개미산)을 내뿜는다. 보통은 포식자 공격에 사용되는 이 액체의 항생성 입자들을 에어로졸 형태로 공기 중에 분사함으로써 둥지 전체에 골고루 퍼뜨리는 것이다. 오늘날 이러한 살균 기법은 분무제나 연무제, 에어로졸의 형태로 비행기 내부라든지 수술실 표면을 소독하는 데 사용된다.

그 같은 항균성 분무 가운데 일부는 둥지에 있는 개미들의 몸 위로 내려앉는데, 이는 가령 큰 수술을 앞둔 환자의 몸을 항균 용액으로 닦을 때처럼 피부감염의 영향을 억제하는 효과를 가져온다.

\* \* \*

하지만 가끔은 자외선과 살균소독제만으로는 역부족일 때가 있다. 우리가 이반의 몸속 플라스틱 관을 청결히 유지하고 피부를 소독하는 데 기울인 노력이 무색하게도, 결국은 그에게 심각한 감염이 발생했으니까 말이다. 개미 역시 예외가 아니다. 이런저런 예방책에도 불구하고, 그들에게도 감염은 발생할 수 있다. 그러나 개미 집단에게 있어서 더 심대한 위기는 식량원에 감염이 발생할 때다. 왜냐하면 개미들은 버섯에 대한 사랑 덕분에 생존하는 동물이기 때문이다.

버섯을 길러 먹는 개미들은 원예술, 보다 정확하게는 버섯 재배술에 일가견이 있다. 다들 한 번쯤은 이런 개미들이 자기 몸무게보다 몇백 배는 무거운 풀잎 조각을 지고 잔디밭을 가로질러 둥지로 향하는 모습을 본 적이 있을 것이다. 이처럼 풀잎을 잘라 나르는 이유는, 평범한 양송이버섯과 같은 과의 버섯에 영양을 공급하기 위해서다. 그러니까 이 말은 개미가 그 풀잎을 직접 섭취하지는 않는다는 얘기다. 하지만 개미의 땅속 농장에서는 균류 대 균류, 그러니까 버섯 대 미세 균류의 전쟁이 잔혹하고도 맹렬하게 펼쳐진다. 개미의 식량원인 버섯이 다른 미세 균류로부터 지속적이고도 치명적인 공격에 시달린다는 뜻이다. 다행히 개미들에게는 강력한 동맹이 있다. 그리고 이 특별한 친구가 사는 곳은 다름 아닌 개미의 가슴이다.

방선균류에 속하는 이 박테리아는 개미의 몸 위에 살면서 머나먼 땅으로 옮겨지기도 하고 보호를 받기도 한다. 심지어 일개미는 개미가 태어나면서부터 일생토록 관계를 형성할 수 있게끔 알들의 표면을 이들 박테리아로 뒤덮기까지 한다. 성숙한 개미는 가슴샘의 분비물로 이들 박테리아에게 풍부한 양분을 공급한다. 이에 뒤질세라 박테리아는 개미의 식량원인 버섯밭을 위협하는 미세 균류를 소탕해줄 강력한 항균물질을 생성함으로써 개미의 은혜에 성심껏 보답한다.

연구자들은 이들 방선균을 단서로 다수의 새로운 항생 화합물을 발견해냈다. 이러한 신약들은 메티실린내성황색포도구균과 진균을 비롯해 항생제 저항성이 매우 강한 박테리아에 효과를 보인다. 인간에 대한 진균 감염은 박테리아 감염에 비해 드문 편이긴 하지만, 항암 면역요법 환자나 장기이식 환자의 가장 주요한 사망 원인이다. 이러한 환자들을 죽음으로 내모는 대표적 진균 감염으로 아스페르길루스증 aspergillosis이 있는데, 환자의 무려 90퍼센트가 사망하는 병으로 알려져 있다. 방선균은 이 아스페르길루스증과의 싸움에서 우리의 승률을 높여줄 수 있는 다양한 물질을 생산한다. 여러 신약 가운데서도 아미코미신amycomicin이라는 이름의 항생제는 특히 강력하고 효과가 두드러진다. 이러한 화합물을 연구하는 일은 비단 감염에 맞서는 일만이 아니라 항암제 및 면역 치료제를 개발하는 일에 있어서도 중요하다. 실제로 화학요법 약물 가운데 일부는 본래 항진균제로 개발되었다. 이 가운데 시롤리무스sirolimus(라파마이신)는 이스터섬의 토양에 서식하는 방선균 종에서 발견된 것으로, 오늘날 신장이식 환자의 치료에 [면역억제제로서] 중요한 역할을 담당하고 있다.

\*\*\*

박테리아가 항생제를 만든다는 사실은 그리 놀랍지 않다. 내가 처방하는 여러 약물이 토양에서 발견된 데다가, 궁극적으로는 미생물로 만들어졌으니 말이다. 하지만 미치도록 놀라운 사실은 따로 있다. 그건 바로 개미의 항생제가 사용된 지 1억 년이 넘은 현재에도 여전히 잘 듣는다는 점이다. 개미의 먹이를 섭취하는 미세 균류는 지금쯤 이미 방어력을 키웠어야 마땅하지만, 개미들은 여전히 감염의 발생을 용케 막아내고 있다. 반면 인간 의학계에서는 새로운 항생제를 발표하는 주기가 통상적으로 짧은데, 기존 항생제에 저항성을 보이는 박테리아가 나타나기 전에 서둘러 신약을 개발해야 하는 까닭이다. 한데 개미의 항생제는 어떻게 그토록 높은 수준의 효능을 꾸준히 유지하는 것일까? 인간 의학의 발전을 위해서 우리는 그들에게 무엇을 배울 수 있을까? 과연 그 배움은 우리가 이반을 치료하는 데 도움이 될 수 있을까?

*＊＊

개미의 몸에 사는 박테리아가 사용하는 중요한 전략 가운데 하나는 다양한 유형의 항생물질을 조합하는 것이다. 이들은 몇 가지 항생물질을 혼합해 놀라운 약제를 만들어낸 다음, 이 화합물을 단기간 동안만 사용하다가 조제법을 교체해버린다. 그리고 이러한 과정은 새로운 약제가 나올 때마다 매번 반복된다. 매년 크리스마스에 출시되는 유명 향수의 새로운 브랜드처럼, 미묘하게 다른 결과물이 끝없이 생성되는 것이다. 또한 그 박테리아는 유전자 뒤섞음genetic shuffling을 통해 자신들의 화합물에 저절로 일어난 유익한 변화들을 근처의 박테리아와 공유하기도 한다. 흡사 죽음의 루빅큐브처럼, 이들 박테리아는 새로운 변종 가운데서도 오로지 주변의 적들을 죽이는 효과가 강화되어 게임에서 자신들을 계속 앞서게 해줄 것들만을 다른 박테리아와 교환한다.

최근 인간을 대상으로 실시된 임상시험에서는, 여러 항생물질을 혼합하는 것이 항생제 내성의 발현을 방지하는 데 효과적이라는 사실이 입증되었다. 반드시 한 계열의 항생제로 치료를 마무리하라는 과거의 지침은 아이러니하게도 저항성의 발현을 부추겼다. 그보다는 오히려 개미처럼 짧고도 확실하게, 이런저런 항생제를 적절히 교체하고 혼합해가며 사용하는 방식이 항생제의 효험을 더 이상 기대할 수 없는 미래를 막아내는 데 유효했다.

그래서 우리는, 여전히 고열로 몸이 펄펄 끓는 이반의 항생제를 개미 세계에서 사용되는 항생제처럼 토양 박테리아에서 발견된 것으로 교체했다. 또한 기존에 투여하던 혼합제에 다른 항생제들을 추가함으로써 각 항생제 간의 협력을 통하여 종합적 효능이 강화되기를 기대했다. 개미들이 둥지 속 송진에 포름산을 내뿜듯이, 우리는 이반의 입안과 상처 위에 살균소독제를 적용했다. 상태가 어느 정도 호전된 뒤에는 내성균의 발생을 방지하기 위해서 항생제 투여를 중단했다. 우리는 그렇게 우리 발밑의 개미들을 모방했다. 그러면서 이반도 개미처럼 강인하기를, 부디 자기 몸무게보다 더 무거운 병을 이겨내고 그 어두운 시기를 지나 해돋이를 보며 자외선을 쪼이게 되기를 바랐다.

\*\*\*

조금 전 나는 이반의 양친과 이야기를 나눴다. 만나기에 적당한 때를 조율해야 했다. 비록 모든 것이 바뀌어버린 시절이지만.

모든 것이.

나의 모든 것. 당신의 모든 것. 그리고 모두의 모든 것이.

2020년 3월 10일 화요일, 나는 침낭과 두루마리형 매트, 치약, 옷가지를 챙겨서 차에 올랐다. 내가 차를 몰고 향하는 곳은, 내 일터의 집중치료실이었다. 언제 다시 집으로 돌아올지는 확신할 수 없었다. 나는 평상시 운전 중에 즐겨 듣던 라디오 뉴스 대신, 〈달달한 마술 Mellow Magic〉이라는 다소 편안한 방송으로 주파수를 옮겼다.

전날 저녁엔 「내가 죽을 때를 대비해 당신이 알아두어야 할 것들」이라는 제목의 이메일을 보내 괜스레 아내의 화를 돋웠다. 문제의 메일에는 컴퓨터 패스워드와 중요한 서류의 위치, 그리고 다음과 같은 내용이 적혀 있었다.

"끝내주게 멋진 삶이었어. 여행도 했고, 파티도 즐겼고, 훌륭한 두 아이까지 얻었지. 곁에는 늘 친구들과 가족이 있었고, 감히 꿈꾸지 못했던 일들을 해내기도 했어. 나는 내 일을 사랑해. 비록 힘들고 위험할 수는 있지만, 타인의 생명을 다루는 일은 세상에서 가장 큰 감동을 가져다주니까."

나는 평소처럼 집중치료실에서 13시간 당직 근무를 시작하려 했지만, 당최 어디로 가야 할지 갈피를 잡을 수 없었다. 병원은 어수선하기 짝이 없었다. 집중치료실 병상들은 전혀 엉뚱한 자리에 뿔뿔이 흩어져 있었다.

그날 나는 우리 병원 최초의 코로나19 위중증 환자를 치료했다. 문제의 남성 환자가 산소포화도의 급락으로 말미암아 사망에 이르기 전에, 우리는 황급히 착용한 플라스틱 바이저 탓에 뿌예진 시야를 뚫고 생명유지장치를 연결했다. 일주일쯤 지나자 그 비슷한 환자가 30명이 되더니 곧이어 40명, 50명으로 점점 더 늘어났다. 이러한 상황은 한 해가 넘도록 지속되었다. 내가 이 글을 쓰는 지금도, 우리 병원 집중 치료실에서는 여전히 코로나19 환자들을 돌보고 있다.

며칠 전 캐나다인 친구가 내게 보낸 사진 속에는, 그의 병원 벽에서 손 소독제 디스펜서가 뜯겨나간 모습이 담겨 있었다. 그날 내 점심은 쿠키 한 개가 전부였다. 아내의 말을 빌리자면, 몇 달 동안 나는 그저 휴대폰 달린 몸뚱이에 불과했다. 밤에 두 딸아이를 씻기고 재우는 일은 가급적 내가 맡으려 했지만, 그러는 동안에도 내 정신은 딴 곳에 가 있었다. 잠은 수개월 동안 손님방에서 잤는데, 온종일 바이러스에 둘러싸인 환경에서 일하는 까닭이었다.

팬데믹 초기에 내가 들은 최고의 조언은, 아무리 바빠도 점심은 반드시 식탁 앞에 앉아서 나이프와 포크를 들고 인간답게 먹으라는 것이었다. 샌드위치를 정신없이 욱여넣어서는 안 될 일이었다. 하지만 나는 그 훌륭한 조언을 따를 여력이 없었다. 그러기에는 상황이 정말로 너무도 열악했다. 너무도 많이. 너무나도 많이.

죽음의 바이러스가 창궐하던 팬데믹 기간에 집중치료실에서 일하는 기분을 어떻게 설명해야 할까? 당연하게도, 적절한 비유를 떠올리기란 쉽지 않다. 그래도 일단 시도해보자면, 초창기에는 마치 방 한 칸짜리 아파트에 사는 동안 첫아이가 생겼는데, 그 아기가 예정일보다 한 달 일찍 태어난 데다가 공교롭게도 세쌍둥이일 때, 그 부모가 느낄 법한 감정과 얼추 비슷한 감정을 느꼈다. 부모 되기는 시작부터 순탄하지 않았다. 심지어 아기들이 태어나기 전에도 몇 주간 도통 잠을 이루지 못했다. 아기방을 페인트칠하고 채비를 해두려던 야심찬 계획은 머릿속에서 스르르 사라지고, 이런저런 걱정이 밀려들었다. 과연 품에 다 안기도 버거울 정도로 많은 아이를 우리가 제대로 돌볼 수 있을까? 대체 어떻게 하면 그 힘든 과정을 무탈하게 겪어낼 수 있을까? 설령 아기 침대며 기저귀를 충분히 준비한다 한들, 과연 지금 사는 아파트에서도 물리적 환경에 구애받지 않으면서 세쌍둥이를 길러낼 수 있을까?

하지만 우리는 그 역경을 빠져나왔다. 아드레날린, 사랑, 팀워크, 희망은 우리의 연료였다. 처음에는 힘들었고, 뒤로 가면 갈수록 더더욱 힘들어졌다. 나는 울었지만, 크게 웃기도 했다. 나는 그 시기를 무탈하게 지나온 것일까? 그럴 리가. 하지만 그 흉터들은 대체로 눈에 보이지 않을뿐더러, 우리가 이뤄낸 것들을 나에게 상기시킨다. 앞으로 삶은 결코 이전과 같지 않을 것이다. 일부분은 전보다 나빠지겠지만, 바라건대 대부분은 궁극적으로 더 좋아질 것이다.

그 시기 동안 나는 이 책을 한쪽으로 치워두었다. 환자들을 보살폈고, 그들이 살아내는 모습을 보았고, 너무 많은 죽음을 목격했으며, 텔레비전과 라디오 방송에서 목소리를 냈다. 대중에게 희망을 주기 위해 노력했고, 되도록이면 진실에 기반한 답을 제시하려고 애썼다. 모르는 사안에 대해서는 솔직하게 "모릅니다"라고 말했다.

동물에 관한 문헌이나 개미에 관한 문헌 읽기도 중단했다. 이 장은 반만 쓰인 채로 방치되었고, 이반의 목숨은 여전히 위태로웠다. 그러다 1년 후, 팬데믹의 파도는 제법 잠잠해졌지만 펍의 문은 여전히 닫혀 있던 그때, 나는 다시 펜을 들었다. 그리고 1년 전 개미에 관한 문헌 읽기를 중단하지 않았더라면 참 좋았겠다는 생각을 했다. 개미들은 그 세계적 고통을 얼마간 덜어줄 잠재력을 갖추고 있었으니까. 개미들은 코로나19에 대처할 방법을 알았다. 그것도 무려 1억 년 전부터 알고 있었다. 나탈리 스트로이메이트 Nathalie Stroeymeyt 선생은 일찍이 여러 해 전부터 그 모든 사실을 우리에게 일러주고자 노력해왔다. 우리는 이제야 비로소 그의 이야기에 귀 기울이는 중이다.

＊＊＊

나탈리의 어린 시절은 평범하지 않았다. 모친은 교사였고, 부친은 은행에서 일했다. 그들은 고양이를 한 마리 길렀고, 나탈리가 열 살이 되던 해에 벨기에를 떠나 프랑스 북부 도시 릴 근처의 조그마한 마을로 이주했다. 그로부터 약 10년 후, 나탈리는 한 달 내내 5천 마리가 넘는 개미의 등에 아주 작은 QR 코드를 붙이고 있었다. 또한 그렇게 함으로써, 세계를 또 다른 죽음의 바이러스로 인한 팬데믹으로부터 구하는 데 부지불식간에 일조하고 있었다.

2021년 봄, 나탈리는 화상회의를 통해 나와 이야기를 나누었다. 그가 선택한 배경화면은 만년설이 하얗게 덮인 스위스의 산맥이었다. 호두색 눈동자와 붉은 뺨, 뒤로 묶은 갈색 머리 때문이었을까? 나탈리는 섬세하면서도 사려가 깊은 인상이었고, 일면 수줍어 보이기도 했다. 하지만 개미에 관해 설명하기 시작한 순간, 그는 완전히 딴사람이 되었다. 손짓은 단호했고, 말에서는 확신과 통찰력, 열의가 돋보였다.

"개미는 우리에게 이미 너무 많은 것들을 가르쳐줬어요." 나탈리가 알 듯 말 듯한 미소를 지으며 말했다. "자기 조직화self-organisation 이론, 무리지성swarm intelligence, 로봇공학, 거기다 교통체증을 해결할 최선책까지. 그런데 이젠 어쩌면, 팬데믹에 대응할 방법까지 가르쳐줄지도 모른다고요."

우리 발밑의 존재들에 대한 나탈리의 호기심을 자극한 것은, 그가 10대 시절 우연히 읽은 가상의 개미 왕국에 관한 프랑스 소설이었다. 대학에서 개미들의 갈등 대처법을 연구한 이후로 나탈리는 개미에게 매료된 나머지 파리부터 코펜하겐, 로잔에 이르기까지 유럽 곳곳의 연구 단체를 두루 찾아다녔다. 그러다가 종내는 150만 달러 상당의 연구 보조금을 확보하면서, 잉글랜드 브리스틀에 독자적인 개미 행동 연구소를 설립하기에 이르렀다.

2018년 과학 전문 주간지 《사이언스》에 실린 나탈리의 논문 「진眞사회성 곤충 간 질병 전염을 감소시키는 사회관계망 가소성Social network plasticity decreases disease transmission in a eusocial insecty」은 그해 발표된 연구논문 가운데 단연 최고라는 평가를 받았다. 논문의 골자는, 나탈리가 성냥개비 끝에 묻힌 블루택 접착제를 사용해 정성스레 라벨을 붙인 개미 5천 마리가 속한 집단에 감염이 발생했을 때 이들의 습성이 어떻게 바뀌었는지에 관해 설명하는 내용이었다. 만약 정부 과학 자문단이 코로나19 팬데믹 이전에 이 논문을 읽었더라면, 내가 그토록 많은 환자 가족에게 나쁜 소식을 전할 일도, 그토록 많은 이의 손을 잡아줄 필요도 애초에 없었을는지 모른다.

나탈리는 개미에 대한 이론을 인간에게 단순 적용해서는 안 된다는 점을 분명히 했다. 개미가 사용하는 방책들은 수백 년을 거치며 개미만의 위험 편익 분석을 마친 것들이었다. 그들과 달리 인간은, 제대로 적응할 시간이라곤 없이 극단적인 사회적 고립을 감내해야 했다. 개미에게 최선인 것들이 우리에게도 최선이라고는 말할 수 없다. 설령 그것이 질병의 확산을 억제할 최선책일지라도. 그렇지만 우리는 개미에게서 얻은 가르침을 토대로 실현 가능하면서도 효율적인 방법을 찾아낼 수 있고, 찾아내야만 한다.

\*\*\*

개미를 주목해야 하는 이유는, 한 마리 한 마리의 개별적 특징 때문만은 아니다. 개미의 경쟁력은 케냐에서 만난 기린처럼 엄청난 키에 있지도, 오스트레일리아 서부에서 만난 코알라처럼 귀여운 생김새에 있지도 않다. 개미가 아름다운 이유는 하나의 집단으로서, 공동체로서, 세계로서 행동하는 방식에 있다.

인간과 달리 개미의 일반적 사인은 질병이 아니다. 개미는 보통 심각한 외상으로 (이를테면 밟혀서) 죽거나 환경적 재해로 (이를테면 빗방울에 휩쓸려서) 죽는다. 어쩌면 그 부분적 이유는, 개미가 각종 항균 물질과 항생물질 덕분에 감염 회복력이 뛰어나다는 사실에 있을 것이다. 하지만 나탈리는 개미의 습성 역시 중요한 역할을 담당한다고 확신했다. 그리고 이 믿음은 옳았다.

현재 알려진바, 개미 사회에서는 비단 업무만이 아니라 교류 상대의 선정에 있어서도 전문화가 이뤄져 있다. 가령 여왕개미처럼 고귀한 개체는 오로지 특정한 개미들만을 상대로 교류함으로써 감염병에 전염될 가능성을 최소화한다. 요컨대 개미들은 취약한 개체를 가리고 보호한다.

다른 개체를 매만지는 행동은 일정 부분 감염의 확산을 방지하는 역할을 한다. 또한 이렇듯 긴밀한 접촉은 그 밖에도 여러 긍정적 효과를 불러온다. 감염되지 않은 개체들을 박테리아에 가볍게 노출시킴으로써 면역반응을 유도하는 것이다. 요컨대 개미들은 백신요법을 사용한다.

이렇듯 박테리아에 가볍게 노출된 개체들은 고의로 다른 개미들과 접촉하기도 하는데, 이 같은 행동은 면역력을 전파하는 효과로 이어진다. 백신을 접종한 인간이 다른 인간과의 입맞춤을 통해 백신의 효력을 간접적으로 전달하는 것과 같은 이치다.

하지만 질병이 창궐할 때는, 그러한 방책들로도 부족하다는 듯 생활 방식을 재빨리 바꿔버린다. 개미집 곳곳을 돌아다니는 행위는 엄격히 금지되고, 사회적 교류는 급감한다. 그렇다. 개미들은 사회적 거리두기를 한다.

접촉을 특히 더 엄격하게 제한하는 부류는, 예컨대 여왕개미처럼 귀하거나 가장 취약한 개체들이다. 이런 개미들은 물리적으로도 사회적으로도 거의 완전히 고립된다.

질병의 확산세가 더욱더 짙어지면, 군집의 어린 개체들을 평상시의 양육 환경에서 내보내거나 심지어 살해하기도 하는데, 이런 개미들은 스스로 돌아다닐 수 없는 까닭에 질병의 주된 전염 경로 노릇을 하기가 십상이기 때문이다. 달리 말해 어린것들은 질병 자체에 특히 더 취약하지는 않지만, 자력으로 이동이 불가능하다 보니 감염의 진원지로서 군집에 질병을 지속적으로 전파할 공산이 크다. 물론 현대의 인간은 질병 전파를 억제할 목적으로 아이들을 살해하지는 않는다. 그러나 우리도 학교나 보육시설처럼 질병이 전파되기 쉬운 장소에서 아이들을 내보내기는 한다. 설령 아이들에 대한 직접적 위험이 높지 않을지라도, 질병이 더 많은 사람에게 퍼지는 사태를 미연에 방지하기 위해서다. 요컨대 개미들은 학교를 폐쇄하는 듯하다.

\*\*\*

팬데믹이 발생하면 개미들은 사회적 거리두기를 한다. 개미들은 손을 씻는다. 개미들은 취약한 개체를 보호할 뿐 아니라, 사회적 교류를 소규모 모임으로 제한하기도 한다. 개미들은 학교를 폐쇄하고, 이런저런 기법을 동원해 면역반응을 유도한다. 개미들은 인류가 이제 겨우 개발한 공중보건 체계를 이미 두루 갖추고 있었다.

또한 안타깝게도 개미들 역시 죽음에 직면하면, 코로나19 팬데믹 기간에 수많은 사람들이 강행한 것과 비슷한 행동을 취한다. 개미들은 이타적으로 사는 데 그치지 않고, 이타적으로 죽는다. 죽어가는 개미는 살던 둥지를 떠나 외딴곳에서 혼자 죽는다. 가까운 이들에게 질병을 전염시킬 위험을 스스로 차단하는 것이다.

작년 한 해 동안 나는, 안타깝게도 가족이 곁에 없는 상태에서 사망한 많은 환자들의 손을 잡아주었다. 거리두기는 안전을 위해서 반드시 필요했지만, 슬픔을 심화시키기도 했다. 누군가의 어머니와 아버지와 아들과 딸 들이, 자신들이 곁을 지킬 수 없는 상태에서 죽어가는 소중한 이에게 들려주라고 내게 부탁한 노래들을 나는 영원히 기억할 것이다. 그것은 내가 결코 듣고 싶지 않았던, 일종의 팬데믹 특집 재생목록이었다. 어쩌면, 정말 어쩌면, 이 재생목록은 훨씬 더 짧았을 수도 있었다. 우리가 개미 조상들이 감염에 대처해온 방식을 진즉에 눈여겨보았더라면.

*＊＊＊*

우리의 여정은 아직 태어나지도 발생하지도 않은 육지 동물에 대한 탐사에서 시작되었다. 우리는 세계 최초의 시험관 아기 루이즈 브라운의 탄생을 기점으로, 인간이 생명체를 몸 안과 몸 밖에서 양육하는 데 있어서 캥거루가 어떤 도움을 주었는지에 대해 살펴보았다. 오랑우탄의 오랜 습성인 접촉은, 루시의 조산된 세쌍둥이를 유리 인큐베이터 안에서 보살피는 일에 일조했다. 그런가 하면 코알라는 몸속 마이크로바이옴의 세계를 이해하는 데 도움을 주었다. 이제 우리는 인간의 몸 밖으로 나오는 것들이 몸 안으로 들어가는 것들 못지않게 중요하다는 사실을 안다. 마지막으로 우리는 이반을 만났다. 거대한 아프리카 기린의 뇌와 호흡을 살핀 덕분에, 보도에서 피 흘리며 쓰러진 그 소년을 다시 일으켜 세울 수 있었다. 그러나 이제 우리는 시작하는 데서 시작해야 했듯이, 끝나는 데서 끝내야 한다.

집중치료실에서 몇 주를 보내며 양친의 가슴을 수없이 내려앉힌 뒤에야 이반의 싸움은 마침내 종결되었다. 뇌가 안정되기 시작했다. 감염이 누그러졌다. 웨일스의 화창한 2월 아침에 이반이 비로소 눈을 뜨면서, 새로운 여정이 시작되었다. 이반의 상태는 긴 회복기를 거치며 호전과 악화를 반복했다. 앞으로 삶은 결코 이전과 같지 않을 것이었다. 코로나19 이후의 우리네 삶과 마찬가지로 많은 부분이 일부는 더 나쁜 쪽으로, 일부는 결국 더 좋은 쪽으로 달라질 것이었다.

저 멀리 이반이 보였다. 모친과 함께 공원 내 럭비 경기장 한쪽에 앉아서 그는 여름날을 만끽하고 있었다. 마침내 우리는 다시 만났다. 삭발한 머리, 큼직한 흉터, 반바지, 이반이 좋아한다는 웨일스 밴드가 앞면에 프린트된 티셔츠. 이반과의 악수는 산뜻하고도 힘이 있었다. 나는 기린과 개미 이야기를 들려주었다. 이반은 미소 지었고 소리 내웃다가 회상에 잠기기도 했다. 그리고 거리에서 공격당해 피 흘리고 있을 때 응급처치를 해준 미지의 인물에게 고마운 마음을 드러냈다. 이어서 그는 자신의 점퍼를 보여주었는데, 그가 차렸다는 회사의 제품이었다. 앞에는 웨일스어로 '위드바Wyddfa'라는, 웨일스에서 가장 높은 산의 켈트식 지명이 적혀 있었다. '무덤'을 뜻하는 그 산의 바위절벽에는 흐리아타 가우르라는 거인이 묻혀 있다고 전해진다. 그 산의 영어 지명은 스노든<sup>Snowdon</sup>이다.

이제 이반은 무덤에서 멀어졌다. 그러자 신기하게도 삶이 전보다 더 분명해졌다고 말했다. 그는 늘 존재하던 것들에게서 더 많은 모습을 볼 수 있었다. 모든 것이, 썩어가는 것들마저도 더 선명하고 더 아름다웠다. 추측건대 죽음에 바짝 다가서본 경험이 그와 같은 변화를 빚어낸 듯했다.

나는 그에게 백 번을 다시 살아도 단 1에이커의 땅에 존재하는 아름다움조차 전부 살필 수 없다는 이야기를 들려주었다. 이반은 웃으며 고개를 끄덕거렸다. 그러면서 손을 저어 얼굴에 붙은 날개미를 하늘로 날려 보냈다.

# PART 2

# 하늘

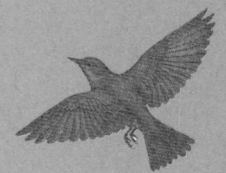

"바람에 날리는 꽃잎처럼,
우리는 영혼 그리고 변화의 은실에 매달린
꼭두각시 인형이어라."

– 필 옥스(작곡가 겸 가수)

# CHAPTER 06

# 어둠을 밝히다

두 남자가 어둠 속으로 흘러들었다. 아마 줄기를 엮어 얼기설기 지은 배가 둘의 무게에 위태롭게 흔들거렸다. 그들은 서로 다른 장소, 다른 문화권, 다른 세계에서 왔다. 타네 티노라우Tane Tinorau는 뉴질랜드 카휘아Kāwhia의 마오리족 족장이자 강한 남자의 전형으로, 길고 검은 턱수염과 깊은 눈매에 지적인 분위기를 지녔다. 몇 해 전 그는 들개 떼가 지키던 그 동굴의 작은 입구를 발견했다. 곁에서 그와 몸을 맞댄 채 양초를 들고 누워 있는 남자는 프레드 메이스Fred Mace라는 영국의 검사관이다. 그는 동그란 안경을 썼고, 심하게 풍성한 콧수염과 벗어져가는 머리, 창백한 피부를 가졌다. 서로 동떨어진 세계에서 살아온, 도무지 친구일 것 같지 않은 두 남자는 미지의 깊숙한 동굴로 흘러드는 땅속 검은 물줄기에 몸을 실었다. 긴장하지는 않았다. 하지만 완전히 마음을 놓을 수도 없었다. 1888년의 여느 아마추어 탐험가들처럼, 그들은 심적 불안과 안정의 경계를 넘나들었다.

그 지역의 키 큰 자생식물 카우리 소나무로 만든 장대로 배를 저어 가며, 그들은 땅속 깊이 6층 건물 높이의 대성당 동굴로 들어갔다. 종 유석에서 물방울들이 떨어지며 메아리를 일으켰다. 촛불이 명멸하는 동안, 머리 위로 사방에서 푸른 빛이 은하수처럼 반짝거렸다. 하지만 그것들은 별빛이 아니었다.

두 탐험가는 몸을 뒤로 젖혀서 뗏목에 등을 대고 누운 채, 반짝거리 는 천장을 올려다보았다. 촛불이 꺼졌다. 그들은 말없이 위쪽을 응시 했다. 궁금했다. 도대체 무엇이 이 동굴에 빛으로 생기를 불어넣은 것 일까? 배 주위의 검은 수면이 네온블루 빛으로 물들었다. 그들이 발견 한 이곳은 뉴질랜드 북섬에 자리한 와이모토 동굴<sup>Waimoto Caves</sup>이었다. 와이모토는 마오리어로 '물웅덩이'란 뜻이다.

그로부터 100년이 넘게 지난 어느 날, 나는 와이모토로 여행을 떠 났다. 두 탐험가의 뗏목보다 튼튼한 배를 타고, 그 동굴을 반짝이게 한 것들에 대한 지식으로 무장한 채, 나는 그들이 일으킨 잔물결의 자 취를 더듬었다. 그들처럼 몸을 뒤로 젖혀서 뗏목에 등을 대고 누워 헤 드랜턴을 끄고 위를 바라보았다. 여전히 그곳에서는 셀 수 없이 많 은 푸른 별들이 빛나고 있었다. 아라크노캄파 루미노사<sup>Arachnocampa luminosa</sup>, 통칭 개똥벌레<sup>glowworm</sup>라고 불리는 뉴질랜드 고유종 버섯파리 유충이 내는 화학적 불빛이었다. 유충은 루시페라아제라는 효소로 루 시페린 화합물을 분해시킴으로써 그 빛을, 이른바 생물발광 현상을 일으키고 있었다.

내가 뉴질랜드를 찾은 바로 그해 여름밤 뉴저지에서는 자기 집 현관에 앉아 있던 암환자 빌 루트비히가 이와 동일한 생물발광에 둘러싸였다. 반딧불이들이 춤추는 동안 루트비히는 자신이 살 수 있을지 없을지를 궁금해했다. 만약 루트비히가 암을 이겨낸다면, 이에 대한 공은 그를 둘러싼 저 빛에게 돌려야 할 터였다.

＊＊＊

2000년 여름, 뉴질랜드 와이모토 동굴에서는 여전히 타네 티노라우의 후손들이 일하고 있었다. 그리고 나는 그들의 안내 덕분에, 그 검은 물의 동굴을 무사히 빠져나왔다. 나중에 더운 물로 샤워를 하는데, 손발이 어찌나 차가워졌던지 흡사 차디찬 우박이 살갗에 내려 꽂히는 듯한 느낌이 들었다. 내가 개똥벌레 유충에게 받은 충격과 감동에서 회복되고 있던 그때, 지구 반대편 뉴저지에서는 54세의 빌 루트비히가 일생일대의 고비에서 회복되고 있었다. 애초에 그는 간단한 탈장 수술을 받고서 퇴원할 예정이었지만, 뜻밖의 말기 질환으로 인해 병원에 계속 머물러야 했다. 수술 전에 시행한 통상적 검사에서 혈액암, 정확히는 만성 림프성 백혈병이 발견된 까닭이었다.

빌은 물러서지 않기로, 지금껏 살면서 그래왔듯이 맞서 싸우기로 마음먹었다. 1962년에 고등학교를 졸업하자마자 미국 해병대에 입대한 그는, 이른바 쿠바 미사일 위기(1962년 쿠바에 핵 탄도 미사일을 배치하려는 소련의 시도를 둘러싸고 미국과 소련이 대치하여 핵전쟁 발발 직전에 이르렀던 국제적 위기—옮긴이) 기간에 쿠바 봉쇄 작전에 투입되었다. 빌이 소속된 제10 포병대는 일명 '해결단'으로 통했고, 부대의 표어는 '전투의 왕'이었다. 핵전쟁이라는 파국으로부터 모두를 구하는 데는 선전포고보다 오히려 이러한 봉쇄 작전이 더 승산이 있었다.

화학요법을 시작할 무렵, 빌은 베이사이드 주립 교도소에서 교도관으로 재직 중이었다. 그곳은 교도소 낙농장에서 재소자들에게 의미 있는 일거리를 제공하는 일종의 현대식 수감 시설이었다. 또한 그곳은 번잡한 교도소이기도 했다. 재소자만 해도 2천 명이 넘는 데다가, 그중 절반은 강력범이었다.

특히 악명 높은 재소자로는 조지 라이트가 있었다. 살인죄로 30년 형을 언도받고 복역하던 와중에, 그는 탈출을 감행했다. 교도소장의 차를 몰고 공항으로 가서 사제복으로 갈아입은 다음, 일당 4명과 함께 델타항공 841편 비행기를 납치한 것이다. 인질에 대한 몸값으로 100만 달러를 받아낸 납치범들은 해당 항공기를 몰고 알제리로 이동한 뒤에 곧바로 달아났다.

"그이는 화학 치료를 받는 날에도 출근을 했어요. 직업의식이 워낙 투철했으니까요." 빌의 아내는 당시를 이렇게 회상했다.

하지만 빌은 2007년에 결국 은퇴할 수밖에 없었다. 갈수록 심신이 쇠약해지는 까닭이었다. 화학요법은 백혈병을 억제했지만, 늙어가는 육신을 파괴하기도 했다. 암은 끈질기게 그의 몸속에 머물렀다. 피부 밑 정맥에서, 여러 장기와 골수에서 집요하게도 그를 괴롭혔다.

"우린 그이가 꼼짝없이 죽을 거라고 생각했어요." 빌의 아내가 말했다. "그러던 차에 앨리슨 교수님께 임상시험 얘기를 듣게 되었죠."

＊＊＊

앨리슨, 그러니까 앨리슨 로렌<sub>Alison Loren</sub> 교수는 세계적으로 이름난 펜실베이니아 대학병원에서 골수이식 센터장을 맡고 있었다. "혈액은 아름다워요." 나와 처음 만났을 때 앨리슨은 이렇게 말했다. 아닌 게 아니라 혈액은 그를 오랫동안 매료시켰다. 색깔과 질감은 물론, 기능과 흐르고 마르는 방식까지도 전부 다 매력적이었다. 앨리슨이 겨우 다섯 살 여자아이일 때, 옆집에 살던 다정한 아홉 살 소녀가 백혈병으로 세상을 떠난 일이 있었다. 훗날 의과대학에 입학한 그는 현미경으로 혈구를 관찰하다가 문득, 혈액세포로 인해 목숨을 잃은 그 어린 소녀를 떠올렸다. 앨리슨은 변화를 일으키기로 다짐했다. 그리고 실로 대단한 변화를 이끌어냈다. 오늘날에는 그 옆집 소녀와 같은 백혈병 환자를, 로렌 교수와 그의 동료들이 개발한 현대적 치료법으로 살려낼 수 있다. 하지만 이러한 요법들도 빌을 살리기에는 역부족이었다.

하나의 암 치료제가 이론과 실험을 거쳐 첫 환자에게 적용되기까지는 대략 15년의 세월과 10억 달러 이상의 비용이 소요된다. 지난 50년 동안 활발히 이뤄진 유전학 연구는 이 같은 비용이 감소될 가능성을 높이는 한편, 죽음과 고통을 유발하는 여러 질병에 대한 이해의 지평을 넓혔다. 우리 몸속에서 때때로 종양의 경로를 전환하는 유전자의 발견은, 암이라는 큰 병의 성격을 생활습관병에서 유전병으로 바꿔놓

앗다. 하지만 앞으로 50년 안에, 암은 비단 유전자만이 아니라 면역계와도 관련된 문제로 받아들여질 공산이 크다.

심지어 의과대학을 졸업한 뒤에도, 인간의 면역계에 대한 내 이해의 범주는 '백혈구'에 관한 것으로 한정되어 있었다. 하지만 우리 인간의 몸속은 현대의 대도시보다도 심하게 얽히고설킨, 놀랍도록 복잡한 체계로 이뤄져 있다. 수백 가지 유형의 세포가 심지어 우리가 잠든 사이에도 우리의 조직이며 호르몬, 단백질과 교신하는 가운데 각기 다른 임무를 수행한다. 폐가 속삭이는 소리를 신장의 혈관이 듣는다. 이러한 대화를 통해 우리의 몸은 딱 알맞은 시기에 딱 알맞은 화학물질을 분비한다.

이 모든 체계의 목적은 비단 감염체의 침입을 막는 것만이 아니다. 매일 매초 유전학적 청사진을 토대로 새로운 세포를 양산하는 인체 내 세포 공장이 범하는 실수를 배제하는 것이기도 하다. 그 어떤 세포든 복제될 때는, 유전자가 뒤섞이면서 임의적 실수들이 발생하게 마련이다. 이때 발생하는 실수의 대부분은 별다른 문제를 일으키지 않지만, 복제를 통제하는 유전자의 중대 변화는 자칫 세포의 걷잡을 수 없는 증식을 야기할 수 있다. 암이 바로 그 결과다. 또한 그래서 우리의 면역계는 이러한 실수들을 찾아내는 한편, 문제가 되는 세포들을 추적하고 파괴함으로써, 암이라는 군대가 조직되는 사태를 미연에 방지한다.

빌의 경우에는 평소 항체를 생산하는 면역세포 B림프구에 문제가 발생했다. 유전적 이상은 발견되지 않았지만, 복제가 걷잡을 수 없이 일어나고 있었다. 3킬로그램이 넘는 암세포가 혈류에 범람하고 골수에 터를 잡았다. 화학요법은 뭉툭한 망치와도 같아서, 분열하는 모든 세포를 깡그리 죽이고 있었다. 그러니까 건강한 세포까지 포함해서 말이다. 이는 곧 치료를 시행할 때마다 빌의 몸은 점점 더 쇠약해지는 데, 정작 암세포는 극히 일부밖에 죽이지 못한다는 뜻이었다.

암 발병과 관련한 면역계의 중요성을 이해함으로써, 연구자들은 빌과 같은 암환자를 치료할 새로운 방법을 고안해냈다. 만약 면역세포들이 문제적 B림프구를 추적하도록 유전자를 조작할 수 있다면? 그러면 오로지 암세포만을 표적으로 삼아 선택적으로 죽이는 일도 가능하지 않을까? 연구자들은 이러한 치료법을, 키메라 항원 수용체 T세포 요법CART-T이라고 일컬었다. 하지만 이 기발한 발상을 실행에 옮기기 위해서는, 살아 있는 세포들의 내부를 실시간으로 들여다봐야 했다. 한데 마땅한 도구가 존재하지 않았다.

위와 같은 유전학적 혁명은, 몇 가지 새로운 발견 덕분에 비로소 구체화되었다. 이를테면 중합효소연쇄반응polymerase chain reaction,PCR은 유전자 암호의 분석 및 신속한 복제를 가능하게 했다. 그런가 하면 특수화된 효소들이 개발되면서, 그 암호를 활용해 개개의 유전자를 분리했다가 다시 접합할 수도 있게 되었다. 오늘날에는 크리스퍼-카스9CRISPR/Cas9과 같은 최신 기술 덕분에, 비교적 적은 비용으로 훨씬 더 세밀한 유전자조작이 가능해졌다. DNA 염기서열을 저비용으로 빠르게 하나하나 변형함으로써 유전자 기능을 조정하거나 의학적 결함을 바로잡는 일, 심지어 농작물의 생장력과 회복력을 개선하는 일까지 가능해진 것이다.

하지만 유전자 수준에서의 강력한 도구들이 존재함에도, 연구자들은 생체 조직 내에서 유전자가 만드는 단백질을 관찰하는 데 애를 먹었다. 실험은 실험대로 모형동물animal model(의약이나 약물 등 다양한 분야에서 실험에 이용되는 동물—옮긴이)을 죽이고, 그들의 조직을 염색하고, 치료 후 며칠 내지 몇 주를 기다려 안에서 벌어지는 일들을 확인하는 과정을 필요로 했다. 그런 기본적 도구만으로는, 가령 빌에게 시도되는 요법과 같은 여러 혁신적 암 치료법의 개발이 단연코 불가능했다.

인류에게는 유전자조작으로 만들 수 있는 단백질에 나타나는 변화를 실시간으로 추적할 묘책이 필요했다. 암은 현미경 재물대에 놓인 죽은 동물의 조직편이 아니라, 살아 있는 동물을 대상으로 연구되어야 했다. 그리고 이 모든 일은, 연구 대상인 세포의 근본적 기능을 변경하지 않고도 가능해야 했다. 한데 이 난제를 푸는 열쇠가 반딧불이와 개똥벌레 유충, 해파리에게 있으리라고 과연 그 누가 생각이나 했겠는가?

그 해답은 "전대미문의 사건과 상황, 과학 연구, 사람, 여러 우연이 상상조차 하지 못한 결과들로 이어"지면서 도출되었다. 이 발언의 주인공은 시모무라 오사무下村脩라는 일본인 과학자로, 그는 어두운 밤 깊은 바다에서 환히 빛나는 신비한 동물들의 발광 비결을 밝혀낸 공로로 노벨상을 수상했다. 그리고 이 뜻밖의 발견 덕분에, 빌에 대한 임상시험에서 사용된 유형의 암치료제가 개발될 수 있었다. 하지만 그전에 우선은, 시모무라 오사무가 핵전쟁에서 살아남아야 했다.

\*\*\*

시모무라 오사무는 열여섯 살이던 중학교 첫 등교일에 예기치 못한 상황을 맞닥뜨렸다. 때는 바야흐로 1945년, 당시 그가 살던 일본은 제2차 세계대전의 광기에 사로잡혀 있었다. 수학 수업은 취소되었다. 교장의 설명에 따르면, 학생들은 삼각법을 배울 것이 아니라 전투기 수리 공장에 투입되어야 했다. 일본 미쓰비시의 낡은 단좌 항공기 '제로'가 공장으로 끊임없이 밀려들었다. 하지만 두 달쯤 지나자, 공장은 썰렁해졌다. 가미카제라는 특공대의 조종사들이 전투기를 급강하시켜 함선의 측면에 충돌하는 이른바 자살 공격 작전을 수행하면서, 돌아오는 비행기의 수가 급격히 줄어든 까닭이었다.

1945년 8월 9일, 어느덧 익숙해질 대로 익숙해진 공습경보 사이렌이 오사무가 일하던 공장 작업장에 울려 퍼졌다. 오전 8시 30분경 공습경보 해제 사이렌이 울리자, 오사무와 친구들은 일터로 돌아가지 않고 근처 언덕에 올라 미군의 B-29 폭격기가 미끄러지듯 하늘을 가로지르는 광경을 지켜보았다. 그들은 그것이 정찰기일 거라고 짐작했고, 경보음도 더는 들리지 않았다. 그때 항공기에서 흰 낙하산 3대가 흐늘흐늘 땅으로 내려왔다. 보아하니 미군들 같았다. 이어 또 다른 B-29 폭격기가 시야에 들어왔다. 그리고 이내 세계는 바뀌었다.

눈부신 섬광이 번쩍였다. 기압파가 공장 창문을 산산조각 냈다. 검고 끈적한 비가 오사무의 실크 셔츠 위로 쏟아져 내렸다. 할머니가 뜰에서 기른 누에로 손수 지어준 옷이었다. 극심한 공포가 일었다. 파편들이 날아다녔다. 대기는 기묘한 맛을 풍겼다. 건물들이 무너졌다. 사람들도, 동물들도, 시계들도 죽었다. 이내 적요가 내려앉았다.

오사무는 저 유명한 원자폭탄 '팻맨Fat Man'이 나가사키에 투하되는 현장을 목격했다. 역사상 가장 큰 핵폭발이 일면서, 7만 명이 거의 즉각적으로 목숨을 잃었다. 병원이며 집이며 의학교 들이 전소되었는데, 산노 신사나 우라카미 천주당처럼 신성시되는 공간도 예외는 아니었다. 안개 속 유령처럼 먼지에 뒤덮인 채 집으로 달려간 오사무는, 조모의 손에 이끌려 검고 끈적한 셔츠를 벗고 몸을 씻었다. 그렇게 그의 할머니는 부지불식간에 방사능증으로부터 손자의 목숨을 살리고 있었다. 나가사키는 파괴되었다. 오사무는 살아남았다. 그가 특별해서가 아니었다. 단지 운이 좋았기 때문이었다.

절망 속에서도 삶은 계속되었다. 시간이 가고 날이 지나고 해가 바뀌었다. 몇 년 뒤 오사무는 재건된 약학교에 입학했다. 사실 약학은 그의 관심 분야가 아니었지만, 그 길 말고는 교육을 받을 기회가 열려 있지 않았다. 오사무는 수석으로 졸업했고, 교직을 비롯해 이런저런 직업에 발을 담갔다. 그사이 나가사키는 시나브로 도시의 모습을 되찾아갔다. 자신의 운을 바꾸고 싶었던 오사무는 기대를 품고 어느 대학의 일류 생물학자를 찾아갔다. 그런데 하필 그날 그 학자는 연구실에 나오지 않았다. 풀이 죽은 채 복도를 걷던 오사무는, 우연찮게도 한 유기화학자와 대화를 나누게 되었다. 그는 일본 갯반디라는 갑각류에 대한 집착이 이상하리만치 대단했다.

"내 실험실로 와요. 언제든 환영이니까." 유기화학자가 오사무에게 말했다.

오사무는 그렇게 했다.

***

　　1961년 무렵, 이미 오사무는 독자적 연구를 통해 생물발광biolumin
escence의 이해와 관련해서 뜻깊은 진전을 이뤄낸 상태였다. 한 해 전,
아직 신혼이던 오사무는 프린스턴 대학교 특별 연구원 자격으로 낡은
병원선을 타고 일본을 떠나 13일 만에 미국에 도착했다. 죽음의 위협
과 인종주의적 편견에 맞서 싸우며, 오사무는 자신의 실험을 단순한
갯반디 연구에서 점차 새로운 영역으로 발전시켰다.

　　일찍이 오사무는 갯반디와 같은 발광성 동물이 가진 루시페라아제
라는 효소가 루시페린(라틴어로 '광명을 가져다주는 자'라는 뜻)이라는 화
합물을 분해할 때 푸른 빛을 낸다는 사실을 입증한 바 있었다. 오사무
는 루시페린을 정제하고 그것을 강산을 이용해 결정화한 최초의 인물
이었다. 이로써 학계는 루시페린의 구조를 연구하고 이해하게 되었
다. 그 당시에는 모든 발광생물이 바로 이 루시페린-루시페라아제 반
응을 통해 빛을 생성한다는 것이 중론이었다. 하지만 오사무가 프린
스턴에서 본 수정해파리crystal jellyfish를 둘러싼 빛의 고리는 어딘지 달라
보였다. 얼핏 해파리는 그저 유기화된 물처럼 보일 수 있지만, 일부
종들은 반딧불이처럼 빛을 내기도 한다. 그러나 오사무의 직감은 이
들 해파리의 발광에 작용하는 메커니즘이 반딧불이의 그것과는 다르
다고 말하고 있었다.

　　1965년, 빌 루트비히가 쿠바에서 또 다른 핵전쟁의 발발을 막는 데
힘을 보태고 있던 때로부터 그리 멀지 않은 시기에, 오사무는 와이모

토 동굴에서 천장의 개똥벌레 유충들을 유심히 바라보고 있었다. 그는 언젠가 부친에게 들은 이야기를 떠올렸다. 말린 갯반디가 발하는 희미하고 푸른 빛에 의지해 일본군들이 지도를 읽었다는 이야기였다. 그 여행을 계기로 오사무는 일본에 대한 그리움은 접어둔 채로 프린스턴 대학교에 완전히 정착하기로 마음을 굳혔다. 그곳이야말로 그가 발광 해파리의 수수께끼를 풀어나가는 데 있어서 가장 적합한 장소였다.

답을 찾기 위해서 오사무는 해마다 여름이면 차를 몰고 미국 땅을 5천 킬로미터 가까이 가로질러 웨스트코스트에 위치한 프라이데이 하버라는 이름의 고즈넉한 바닷가 마을을 찾아갔다. 그곳에서 그는 아내 그리고 아직 어린 아이들과 함께 이른 아침 부둣가를 거닐며 그물로 해파리를 잡고는 했다. 어느 여름, 그들은 하루 동안 40개가 넘는 양동이에 약 1만 마리의 해파리를 잡아 넣었다. 이것으로 오사무의 연구 팀은 그 신비한 발광성 화학물질을 1밀리그램쯤 가까스로 정제할 수 있었다. 하지만 새로운 루시페린 계열 화합물을 정제할 목적으로 오사무가 기울인 온갖 노력은 모조리 수포로 돌아갔다.

어느 늦은 저녁, 오사무는 또 하나의 실패한 실험물을 개수대에 쏟아 버렸다. 그런데 해파리의 흐물흐물한 조직이 도제에 부딪히는 순간, 흰색 개수대에서 광이 번쩍하더니 실험실이 선명한 녹청색 빛으로 환해졌다. 마음이 급해진 오사무는 재빨리 추가 실험에 돌입했다. 그리고 밤늦게까지 실험을 이어간 끝에, 한 오래된 수조에서 개수대로 흘려보낸 바닷물이 어떤 이유에선지 해파리의 발광을 유발했다는 사실을 밝혀냈다. 그리고 며칠 후 그 이유를 알아냈다. 바닷물에 함유된 칼슘이 해파리의 투명한 몸을 빛나는 등대로 바꿔놓은 것이었다. 하지만 그래서 뭐? 그런 걸 누가 신경이나 쓰겠는가?

✳ ✳ ✳

그로부터 약 50년이 지난 어느 새벽 5시 15분, 어느덧 여든이 된 시모무라 오사무에게 전화가 한 통 걸려왔다. 그가 노벨상 수상자로 선정되었다는 소식이었다. 노쇠해진 오사무는 손을 떨면서 각진 어깨가 돋보이는 회색 정장 차림으로 스톡홀름에 마련된 수상식장 연단에 섰다. 그러고는 더듬더듬 연설을 시작했다. 오사무는 원자폭탄의 눈부신 빛을, 그가 해파리라는 동물에게서 녹색 빛을 발견하기까지 연구의 길잡이가 되어준 뜻밖의 행운들을 회고했다. 오사무의 발견 덕분에 인류는, 나가사키에 핵폭탄이 투하된 그날 목숨을 잃은 7만 명보다 훨씬 더 많은 사람의 목숨을 살릴 수 있었다.

오사무는 입고 있던 재킷 주머니에 손을 넣어 작은 시험관을 꺼냈다. 그 안에는 2만 마리가 넘는 해파리로 만든 액체가 담겨 있었다. 그것을 작은 자외선 램프로 활성화시키자 이내 밝은 녹색 빛이 밝혀졌다. 오사무는 시험관을 머리 위로 번쩍 들어 올렸다. 여전히 두 손을 떨고 있긴 했지만, 이제 그는 일본의 슈퍼히어로로 되어 있었다. 청중이 박수를 보내자, 차분하던 얼굴에 생기가 돌았다. 장내의 조명이 어두워지며 녹색 빛이 주위를 감쌀 때는 미소를 짓기도 했다.

오사무가 발견한 것은 녹색형광단백질green fluorescent protein로, 오늘날 전 세계의 실험실에서 'GFP'라는 약어로 통칭되는 물질이다. 오사무의 연구 팀은 여름이면 프라이데이 하버에 나가서 19년 동안 8만 5천 마리의 해파리를 잡아들였다. 그가 발견한 화합물은 형광과 조명과 생물 발광을, 그러한 현상이 어떻게 촉발되고 뉴질랜드 동굴의 개똥벌레 유충이라든지 빌 루트비히네 집 현관의 반딧불이와 같은 종들이 가진 공통점은 무엇인지를 이해하는 데 핵심적인 단서를 제공했다.

그러나 녹색형광단백질이 암 치료에 혁명을 가져온 이유를 이해하기 위해서는 또 한 명의 과학자를 만나야 한다. 오사무가 해파리를 잡아들이고 빌 루트비히가 쿠바의 바다에서 평화를 수호하던 1965년에, 마틴 챌피Martin Chalfie 역시 하버드 대학교의 수영 팀 주장으로서 물에 둘러싸여 있었다. 챌피는 2008년 오사무와 함께 노벨상 공동 수상자로서 연단에 올랐던 다른 두 과학자 중 한 명이었다. 그들은 단지 초록빛의 흥미로운 발광성 단백질에 불과했던 물질을 암 연구에 꼭 필요한 도구로 탈바꿈시키는 데 이바지했다.

\*\*\*

일흔세 살, 파란 티셔츠, 얼굴을 옆으로 가로지르는 회색 콧수염. 색안경을 낀 채, 바닥부터 천장까지 이어지는 환한 창문 앞에서 손을 엉덩이 밑에 깔고, 의자에 앉아 발을 이리저리 끌며, 버몬트주에서 내게 말을 건네는 이 남자. 마틴 챌피는 여전히 과학에 푹 빠져 있었다.

대학 3학년 과정을 마친 여름, 챌피는 직접 시행한 모든 실험에서 실패를 맛봤다. 그는 절망감에 휩싸였다. 과학 연구는 자신의 길이 아니라는 생각이 들었다. 결국 4학년 때는 과학보다 드라마나 도스토옙스키에 빠져 지냈다.

1965년 하버드에 입학하면서 일가친지와 떨어지게 되었을 때는 마치 "바다에 나가 있는" 듯한 심정이었다고 말했다. 또한 그래서 아이러니하게도, 공통의 관심사를 지닌 사람들과 친분을 쌓기 위해 수영에 열중했다. 수영을 하면 마음이 편안해졌다. 게다가 재능도 있었다. 오래지 않아 그는 수영 팀 주장으로 발탁되어 1968년부터 1969년까지 선수단을 이끌었다. 챌피가 수영장을 누비며 활약하는 동안, 그곳에서 5천 킬로미터 조금 안 되게 떨어진 국토 반대편 해안에서는 오사무가 실제로 바다에 나가 해파리 수천 마리를 잡아들이고 있었다.

비록 녹색형광단백질이 발견된 시점은 1962년이지만, 실제 임상에 적용되는 데는 30년 가까운 세월이 걸렸다. 그때 그 여름의 좌절을 딛고 챌피는 끝내 과학자가 되었다. 그는 선충들이 촉각을 통해 주변 세계를 감지하는 법에 관해서 전문적으로 연구했다. 우연히 생물발광에 대한 이야기를 들은 이후로, 챌피는 어쩌면 그 녹색으로 빛나는 표지가 자신의 선충 관련 실험에서 유전적 변화들을 추적하는 데 유용할 수도 있겠다는 생각을 품게 되었다.

그 아이디어에 대한 연구비 지원이 전무한 상황에서도, 챌피의 연구 팀은 녹색형광단백질을 대장균에 삽입해 단일 유전자에 성공적으로 결합시켰다. 그런 다음 균들이 아직 살아 있는 동안에 발하는 빛에 의해서 활성화되는 유전자가 어떤 것들인지를 탐색했다. 그들의 노력은 결실을 거두었다. 페트리 접시의 반쪽이 녹색으로 빛나는 사진 한 장이 곧 주요 과학 잡지에 등장했다. 오사무와 함께 수상한 또 다른 과학자 로저 첸Roger Tsien은 실험을 한층 더 발전시켰다. 유전자조작을 통해서 녹색형광단백질이 더 밝게, 다양한 색으로 빛나도록 만든 것이다. 마침내 도구는 완성되었다. 앞서 언급한 키메라 항원 수용체 T세포 요법과 같은 치료법들을 시도하고 시험하는 일이 비로소 가능해진 것이다.

오사무와 첸처럼, 챌피에게도 2008년 노벨상 수상 소식을 알리는 전화가 걸려왔다. 그의 뉴욕 아파트 주방에 설치된 구식 유선전화가, 닫힌 두 개의 두꺼운 문 뒤에서 요란스레 벨을 울려댔다. 하지만 잠에서 깨지 못한 챌피는, 인생 최고의 소식을 알리는 그 전화를 받지 못했다. 반딧불이와 해파리, 선충처럼 낯선 생물에 관한 연구는, 암 치료를 비롯해 실로 놀라운 성과로 이어질 가능성을 품고 있었다.

"모든 생명은 연구되어야 합니다." 챌피가 말을 이었다.

"비단 모형생물로서만이 아니라, 생명 그 자체로서 말이죠."

\*\*\*

녹색형광단백질이 내는 다채로운 빛은 암과 관련된 실험과학에 일대 혁신을 일으켰다. 그 발견은 키메라 항원 수용체 T세포 요법과 같은 선진적 치료법의 개발로 느리게, 그러나 확실하게 계승되었다. 이제 과학자들은 새로운 단백질 수용체를 면역세포 표면에 붙이는 등의 선진적이고도 유전학적인 변화를 시험하고 추적할 도구들을 갖추었다. 살아 있는 조직에 대해 실시간으로 그 같은 시도를 단행함으로써 실질적 결실을 기대할 수도 있게 된 것이다.

오래지 않아 과학자들은 면역 T세포를 감염시키는 바이러스를 추적하는 데 녹색형광단백질을 이용하기 시작했다. 그들은 새로운 단백질 수용체가 면역세포의 표면에 성공적으로 부착되었다는 사실을 녹색 빛을 보며 확인할 수 있었다. 과학자들은 이 새로운 돌연변이 세포들이 건강한 세포는 건드리지 않으면서 나쁜 암세포를 찾아 죽이는 모습을 지켜보았다. 키메라 항원 수용체 T세포 치료제의 효과가 확인된 것이다. 단, 페트리 접시 안에서. 그러므로 이제는 사람에 대한 효과를 확인할 차례였다. 빌은 기꺼이 임상시험에 동참해주었다.

빌의 치료는 2008년 7월 그의 결혼기념일에 펜실베이니아 대학교 암 연구 팀의 주도하에 시작되었다. 빌의 팔에 바늘을 찔러 뽑은 혈액이, 분당 약 5천 바퀴씩 회전하는 기계로 흘러 들어갔다. 암으로 인해 걸쭉해진 혈액 속 세포들을 분리하는 과정이었다. 이후 백혈구는 플라스틱 백에 담긴 다음 조심스레 다른 방으로 옮겨져 추가적으로 분리되었다. 이어 의료진은 빌의 귀한 T세포를 무해한 바이러스에 의도적으로 감염시켰는데, 그 세포의 DNA에 새로운 유전자를 첨가하기 위해서였다. 이 새롭게 복사해 붙인 유전자는 빌의 T세포 표면에 특별히 설계된 단백질을 형성했다. 그리고 이제부터 바로 이 표면 단백질이 암세포를 인식할 것이었다.

빌의 교묘히 수정된 T세포는 페트리 접시에서 700배 이상으로 증식된 뒤 용기에 담겨서 병원으로 돌려보내졌다. 2주 뒤에는 빌의 정맥을 통해 **빼낸** 이 설계자 세포들을, 바로 그 정맥을 통해 빌의 몸속에 다시 주입했다. 이어서 예의 그 증식 과정이 1만 번 넘게, 다만 이제는 빌의 몸속에서 계속되었다.

결과는 아무도 장담할 수 없었다. 빌은 이와 같은 치료를 받는 최초의 환자였다. 나가사키, 죽음, 파괴, 85만 마리가 넘는 해파리의 빛에서 시작된 이 여정은 과연 노벨상을 넘어 빌의 생존이라는 결과로 이어질 수 있을까?

치료의 성공을 기대해본 적이 있느냐는 질문에 빌은 이렇게 대답했다.

"전혀요, 단 한 번도 없습니다."

# CHAPTER 07

# 냉정을 유지하다

문제의 실험적 치료를 받고 며칠이 지 난 후, 빌은 죽을 만큼 아팠다. 물론 안된 일이었지만, 한편으로는 잘 된 일이기도 했다.

그 여름날의 펜실베이니아는 애팔래치아산맥 덕분에 기온이 섭씨 20도 정도로 쾌적했다. 그러나 송풍기를 돌리고 창문을 활짝 열어두 었음에도, 빌의 몸은 안에서부터 타오르고 있었다. 평소 섭씨 37.5도 이던 체온이 섭씨 40도가 넘게 오르다 보니, 간호사가 고장난 줄로 알 고 체온계를 버릴 정도였다. 하지만 고장난 것은 체온계가 아니라 빌 이었다. 그리고 동시에 빌은 치유되고 있었다.

반딧불이의 빛 덕분에 만들어진 그 새로운 암치료제는, 빌의 면역 계를 암세포 죽이는 기계로 바꿔놓았다. 일은 또 어찌나 열심히 하는 지, 빌의 몸속에서 3킬로그램에 달하는 암성 혈액세포를 파괴할 정도 였다. 하지만 그 공격은 언제부턴가 걷잡을 수 없는 수준으로 과열되었다. 얼마 후 빌은 모든 장기가 기능을 멈춘 상태로 집중치료실에 수용되었다. 의사들이 혈압을 지탱할 목적으로 정맥에 짜 넣은 수액은, 흡사 체에 거른 물처럼 새어 나왔다. 빌의 다리는 평상시 크기보다 2배로 부어올랐다. 의사들은 빌의 체온을 조절하기 위해 고군분투했다. 이제 그들은 얼어붙은 호수 속 동물의 차가운 발에서 착안된 기술을 사용해야 할 것이었다. 로렌 교수가 빌의 아내에게 전화를 걸었다. "교수님을 믿습니다." 빌에게 들은 이 마지막 말이 머릿속을 맴돌았다.

"남편께서 오늘밤을 넘기지 못하실 것 같습니다." 로렌이 말했다.

* * *

의학과 생명은 결국 다 균형의 문제다. 가장 효율적이면서도 평형을 유지하기에 적정한 지점을 찾아내야 한다. 해변을 걸을 때 우리는 이따금 바닷물에 들어가 몸을 식히기도 하고 모래밭에 누워 몸을 데우기도 한다. 문제의 치료법은 빌의 암세포를 죽이는 동시에 빌까지 죽이고 있었다. 평형상태를 벗어나 난동을 부리고 있었다. 이와 같은 반응을 일컬어 과염증hyperinflammation이라고 한다. 이때 사람은 혈액 내 화학적 신호들이 교란되고 장기들이 기능을 멈추면서 사망에 이를 수 있다. 과염증 반응은 간혹 약물이나 감염, 키메라 항원 수용체 T세포 요법으로 인해서 유발되는데, 코로나19 역시 그것의 원인이 될 수 있다.

내 업무는 위중한 환자를 돌보는 일이지만, 여기에는 환자들을 스스로 낫게끔 해주는 일도 포함되어 있다. 환자들의 몸이 치유되는 동안, 우리 의료진은 장기들의 기능을 뒷받침한다. 이를 위해서는 여러 장비와 간호사, 약물이 필요하다. 하지만 결국 진정한 치료제는 시간일 때가 많다. 그리고 때로는 아무 일도 하지 않기가 더 어려운 법이다. 개입하고, 첨가하고, 조작하고 싶은 마음이 불쑥불쑥 찾아드는 것이다. 그럴 때면 나는 마음속으로 되뇐다. '제발 뭘 하려고 하지마, 그냥 있어!' 하지만 과염증 반응에는 이런 방법이 통하지 않는다. 적절한 치료가 신속히 이뤄지지 않으면, 환자의 몸이 스스로를 소멸시킬 수 있다. 오늘날 빌과 같은 환자를 치료할 때면, 우리는 신속히 두 가지 조치를 취한다. 그 하나는 체온을 조절하는 것이고, 다른 하나는 화재를 진압하는 것이다.

우리의 진화 장비는 어떤 약물이다. 이 약물은 체내의 핵심적 화학물질로, 우리 몸의 염증 체계를 주도적으로 제어하는 역할을 한다. 이 대단히 중요한 물질의 기원은 무려 5억 5,800만 년 전 세상에 가장 먼저 나타난 어느 동물에게로 거슬러 올라간다. 더욱이 그 화학물질은, 어느 고대 화석이 사실은 식물이 아니라 동물이었다는 것을 입증하는 데 이바지하기도 했다. 안타깝게도 빌의 병환이 발생한 시점은, 의사들이 이 약물의 잠재력을 파악하기 이전이었다. 고로 당시에 의사들이 할 수 있었던 일이라고는, 빌의 몸을 식히기 위해서 필사적으로 애쓰는 것뿐이었다. 이들에게 영감을 제공한 것은, 극단적 체온에 맞서 끊임없이 싸우는 모종의 동물이었다. 나는 바로 그 동물, 아메리카흰두루미를 찾아서 캐나다 북부의 얼어붙은 들판으로 향했다.

런던 히스로 공항 에어캐나다 라운지에서 단풍잎 모양 와플에 차가운 캐나다 맥주를 곁들여 아침 식사를 마친 뒤 탑승구로 향했다. 비행기는 아이슬란드의 하늘과 그린란드의 얼어붙은 앞바다를 지나 밴쿠버에 내려앉았다. 잠시 동안 머무른 그 경유지에서는, 마침 슈퍼볼 결승전 관람이 한창이었던지 건배하는 소리며 맥주잔 부딪는 소리가 사방에서 울려 퍼졌다. 캐나다 사람들이 헬멧을 쓰고 벌이는 럭비 경기에 열중하는 동안, 나는 식스내이션스챔피언십Six Nations Championship(잉글랜드, 스코틀랜드, 웨일스, 아일랜드, 이탈리아, 프랑스의 정기 럭비 유니언 국가 대항전을 일컫는다—옮긴이)이라는 진정한 럭비 경기에 참가한 웨일스 팀의 점수를 알아보았다. 혹시 두 나라는 대중적 스포츠 때문에 갈라진 것이 아닐까? 아니면 말고.

　　연결 항공편은 나를 앨버타주의 얼어붙은 땅으로 데려갔다. 활주로에 다가가는 동안 비행기에서 내다본 그 땅의 무섭도록 새하얀 표면은, 마치 공항이 아니라 다림질한 식탁보 위로 강하하는 듯한 착각을 불러일으켰다. 하지만 조종사는 그 눈밭을 향해서 기어이 내려가더니, 끽 하는 제동음과 함께 미끄러지듯 비행기를 착륙시켰다. 택시를 타고 공항을 빠져나가는 길은 훨씬 더 박진감이 넘쳤다. 도로 표시라고 할 만한 것들은 모조리 눈과 얼음에 가려진 상황이었다. 캐나다에서 마리화나가 합법화된 이유를 나는 비로소 알 것도 같았다. 영하 20도였지만, 앨버타의 겨울날치고는 따뜻한 날씨였다. 첫 주는 한 캐나다 의사와 함께 보냈다. 우리는 서로 글과 경험을 공유하고 같은 학회에서 강연하면서 친분을 다진 사이였다. 처음에 그 친구는 나를 스키장으로 데려갔지만, 나는 이제 겨우 걷기 시작한 어린애들 사이에서 체면을 구긴 뒤에도 펭귄, 그러니까 초급 과정조차 통과하지 못했다. 영하 25도의 날씨에 스케이트를 타기란 고된 일이었다. (하도 넘어지는 통에) 손가락이 얼얼하고 발가락도 새파래졌지만, 함께한 친구와 그 나라의 아름다움과 뜨거운 커피 덕분에 나는 계속해서 얼음을 지칠 수 있었다.

하지만 내가 그 먼 곳까지 날아간 이유는 스타벅스 때문이 아니었다. 나는 캐나다 북부의 머나먼 야생 지대에 서식하는 새를 만나러 그곳에 갔다. 그 특별한 새는 낮은 온도를 면전에서 비웃는다. 최신식 고어텍스 메리노 울이 없어도, 아메리카흰두루미는 얼어붙은 호수에서 먹이를 즐기며 몇 시간이고 서 있을 수 있다. 발가락이 새파래지지도 않으면서 말이다. 고로 그 새들의 비법을 이해하면, 의사로서 가령 빌처럼 체온이 갑자기 치솟는 환자의 몸을 식힐 방도를 찾을 수 있을 터였다.

\* \* \*

그 야생 지대로 들어가는 여정은 길고도 혹독했다. 온통 눈 천지에 얼음 천지였다. 거리는 10마일 단위가 아니라 100마일 단위로 측정되었다. 하지만 마침내 설핏, 눈처럼 하얀 몸과 까맣고 깡마른 다리, 머리 위의 붉은빛이 시야에 들어왔다. 조용히, 가만히, 얼어붙은 호수에 서 있는 새의 검은 날개 끝이 배경의 흰눈과 대비를 이루었다. 키는 150센티미터를 웃돌 정도로 큰 편이었다. 그때, 내 발 밑에서 나뭇가지 하나가 부러졌다. 두루미가 고개를 들더니 날카로운 소리로 울기 시작했다. 긴급경보가 발령되었다. 소리는 멀리, 1킬로미터도 넘게 날아가, 내가 나뭇가지를 밟았다는 소식을 동족들에게 다급히 알리고 있었다. 하지만 이 동물이 각별한 이유는 그 독특한 울음소리에 있지 않았다. 빌의 체온을 조절할 단서는, 몸의 반대쪽 맨끝에 자리한 길고 늘씬한 다리에 있었다.

아메리카흰두루미는 텍사스주 멕시코만 연안 근처에서 겨울을 보낸다. 그 새들이 매년 봄 새끼를 낳기 위해서 날아가는 곳이 어디인지는, 그곳이 '북쪽'이라는 사실 외에는 수십 년 동안 그 누구도 알지 못했다. 그러던 1954년 캐나다 우드 버펄로 국립공원Wood Buffalo National Park의 한 외진 구역에 들불이 발생했을 때 소방대원들이 두 마리의 커다란 흰 새를 발견했고, 훗날 W. A. 풀러라는 생물학자가 마지막 남은 야생 개체군을 확인하는 과정에서 그 새들이 다름 아닌 아메리카흰두루미라는 사실을 밝혀냈다. 1922년 야생 들소를 보호할 목적으로 설립된 그 국립공원은, 이로써 또 다른 멸종위기종을 보호하는 역할까지 담당하게 되었다. 오늘날 앨버타주 우드 버펄로 국립공원에는 전 세계 826마리의 아메리카흰두루미 가운데 500마리 이상이 서식 중이다.

우리 병원 집중치료실에 놓인 수많은 병상의 끄트머리에는 커다란 회색 기기가 세워져 있다. 얼핏 복사기처럼 생겼지만, 자세히 들여다보면 기기의 아래쪽과 병상에 누워 있는 환자 사이에 파란색 파이프들이 연결돼 있다. 밝은 디지털 화면 상에서는 알록달록한 선들이 춤추듯 연속선 그래프를 그린다. 파란색 파이프들을 따라 환자 쪽으로 시선을 이동해보면, 샌드위치를 포장한 랩처럼 환자의 몸을 휘감은 크고 끈적한 파란색 패드가 눈에 들어온다. 이 패드 안쪽에서 플라스틱 정맥을 타고 흐르는 것은 얼음처럼 차가운 물이다. 차디찬 물이 전신의 피부에 흐르면서 환자의 체온을 식히는 것이다. 그 장비의 궁극적인 목표는 염증에서 비롯된 열을 받아 없애는 데 있어 너무 뜨겁지 않고 너무 차갑지도 않은, 딱 알맞은 균형점을 찾는 것이다.

중환자의 몸을 식힐 때 사용하는 이 방법은, 내가 캐나다 야생 지대에서 관찰한 아메리카흰두루미가 사용하는 방법과 일맥상통한다. 얼어붙은 호수에 서 있던 그 새는 응당 두 발이 꽁꽁 얼었어야 했다. 또한 그래서 결국 동상에 걸려 죽었어야 했다. 하지만 그런 일은 일어나지 않았다. 이유는 중앙 난방 배관 시스템 덕분이었다.

아메리카흰두루미의 늘씬한 다리 속 각 정맥은 깊은 물속에서 심장으로 혈액을 올려 보낸다. 이들 정맥의 경로는 몸 안쪽 깊은 곳에서 따뜻한 피를 실어 나르는 동맥의 경로와 평행하다. 서로의 바로 옆에서 반대 방향으로 흐르는 그 혈관들은 일종의 역류 열 교환 시스템을 형성함으로써 열 손실을 최소화한다. 따뜻한 동맥은 차가운 정맥으로 열을 옮겨 보낸다. 새들이 얼음처럼 차가운 호수에 다리를 담근 상태에서도 무사히 먹이를 먹을 수 있는 이유다. 그런가 하면 상대적으로 더 따뜻한 여름 몇 달 동안에는 이 과정이 역방향으로 이루어진다. 열을 동맥에서 상대적으로 더 시원한 정맥을 거쳐 찬물 속로 내려보내는 것이다.

집중치료실에서 사용되는 냉각장치의 복잡하게 얽힌 플라스틱 수관 역시 정확히 이런 원리로 작동한다. 캐나다의 빙하호 대신 찬물 저수조에 담긴 물을 플라스틱 패드 안쪽, 그러니까 빌의 불덩이 같은 몸 위로 흐르게 하여 열기를 빨아냄으로써 빌의 정맥을 식히면 그 혈관 속 혈액이 심장으로 돌아가면서 몸의 나머지 부분까지 식히게 된다. 물의 흐름이 빨라지고 온도가 낮아질수록, 냉각 효과는 높아진다. 그런가 하면 바다에서 건져낸 저체온증 환자를 치료할 때는 이 원리를 역방향으로 적용함으로써 환자의 체온을 서서히 정상으로 되돌린다. 호수에서 아메리카흰두루미가 그러듯이 말이다.

\*\*\*

환자들의 열을 내릴 단서를 제공하는 동물 중에는, 설령 전 세계를 강타한 바이러스 팬데믹이 여행 계획을 망쳐놓지 않았더라도, 어차피 내가 결코 만날 수 없었을 종이 하나 있다. 먹이사슬의 맨 꼭대기를 차지한 종이었음에도, 몸무게 5톤에 키는 13미터를 육박하는 그 초대형 육지 육식동물에게 있어서 가장 큰 과제는 냉정 혹은 차가움을 유지하는 것이었다. 물경 8천만 년 전에 티라노사우루스 렉스는 이와 관련하여 오늘날에도 여전히 사용되는 기발한 대책을 세웠다.

티라노사우루스 렉스의 화석화된 머리 뒤쪽에는 커다란 틈이 2개나 있다. 수년 동안 학자들은 이 공간이 강력한 턱 근육으로 채워져 있었을 것이라고 추측했다. 이러한 구멍들은 악어와 도마뱀의 머리에도 약 3억 년 전에 진화를 거치며 형성되었다. 현대의 여러 동물에 대한 열 사진 연구에 따르면, 이러한 구멍들은 날씨가 추우면 밝아지고 날씨가 따뜻하면 어두워진다. 또한 현재 알려진바 그 구멍들은 애초에 근육이 아닌 혈관으로 채워져 있었고, 이들 혈관의 역할은 추울 때 뇌를 데우고 더울 때 뇌를 식히는 것이었다. 요컨대 티라노사우루스 렉스는 자신의 뇌에 냉난방 시스템을 갖추고 있었다.

오늘날 이러한 기법은 라이노칠<sup>RhinoChill</sup>이라는 의료 장비에서 사용된다. 라이노칠의 용도는 응급 상황에서 뇌의 온도를 급속히 낮추는 것이다. 환자의 코에 끼운 관을 통해 퍼플루오로헥산<sup>perfluorohexane</sup>이라는 냉각수의 증기를 분무하면, 그 기체가 비강에 접촉하면서 두개저와 뇌를 식히는 급속 열 교환기 역할을 수행하게 된다. 심장마비 환자에게 이 티라노사우루스 렉스 방식의 뇌 냉각 시스템을 사용하면, 뇌 손상 가능성을 대략 3분의 1 수준까지 감소시킴으로써 사망을 방지할 수 있다.

\*\*\*

빌의 몸을 식히는 일은 그가 앓고 있는 질환의 근본적 원인에 대한 조치는 아니었다. 빌의 몸을 죽음으로 몰아가는 주원인은 세포의 혼란이었다. 하지만 이를 저지할 만한 치료제가 있었다. 일찍이 세계에서 가장 오래된 동물들은 바로 그 해열성 화학물질을 사용해 생존을 도모했다. 그 약물이 발견된 지도 어언 70년이 넘었다.

미국의 화학자 루이스 피저Luis Fieser는 역사에서 상반된 두 위치를 점하고 있다. 한편으로 피저는 셀 수 없이 많은 사람의 목숨을 살린 약물을 만들어내는 데 공헌한 인물이다. 그러나 다른 한편으로는, 셀 수 없이 많은 사람에게 불필요한 고통을 초래한 무기를 발명한 인물이기도 하다. 피저는 비타민 K가 함유된 여러 약물과 더불어 코르티손이라는 스테로이드 제제를 합성했다. 하지만 네이팜이라는 끈적한 화학물질을 발견함으로써 소이탄 제조에 기여하기도 했다. 어쨌든 훗날 빌에게 쓰인 암치료법 개발의 단초가 된 문제의 나가사키 원폭 투하 직후, 피저의 네이팜탄은 원자폭탄으로 인한 사망자 수보다도 많은 일본인의 목숨을 앗아갔다. 하지만 이와 대조적으로 피저의 스테로이드 제제는 과염증, 그리고 나아가 코로나19의 치료에 이바지할 수 있었다.

흔히 우리는 스테로이드를 근육질의 보디빌더 혹은 그 약물을 이용해 경기력을 향상시키려다가 실격된 운동선수와 연관짓는 경향이 있다. 그러나 스테로이드는 모든 복잡한 동물 안에서 발견되는 상당히 보편적인 화학물질로, 일종의 화학적 신호기 역할을 한다. 몸의 다양한 조직이 스테로이드의 지시에 따라 성장하거나 수축하거나 화학물질을 분비하며, 심지어 활동을 멈추기도 한다. 또한 스테로이드는 염증을 가라앉히는 역할도 한다. 질병으로 인한 고열을 잠재우는 소방호스라고나 할까?

1948년 6월, 한 농부의 쉰다섯 살 아내는 언제부턴가 행주를 짤 수조차 없었다. 류머티즘성 관절염으로 인해 뼈 마디마디가 몹시 붉게 달아오른 상태였다. 매일 매시간이 "고통과 통증의 연속"이었다. 실험적 치료를 받아볼 요량으로 미네소타주 로체스터 소재의 메이오 클리닉Mayo Clinic에 휠체어를 타고 도착한 그에게, 의료진은 소의 부신에서 추출한 '화합물 E'를 주사했다. 그리고 일주일도 채 지나지 않아 농부의 아내는 "상쾌한 기분으로 걸어서 병원 밖으로 나가 쇼핑을 즐겼다." 소의 체액에서 분리해낸 스테로이드 화합물이 관절염을 가라앉힌 까닭이었다.

하지만 극히 적은 양의 스테로이드 약물을 생산하는 데에도 어마어마한 양의 부신이 필요했다. 오늘날 다수의 입원 환자에게 매일 사용되는 단 200밀리그램의 스테로이드를 생산하는 데만 무려 50킬로그램의 부신이 소요될 정도였다. 고로 무엇보다 합성제제의 개발이 절실한 상황이었다. 또한 보다 선별된 화학물질을 사용함으로써, 체액정체로 인한 종창이나 위산과다, 정신병을 비롯한 부작용의 완화를 기대할 수도 있을 터였다.

1950년대에는 경구 피임약 용도의 합성 스테로이드 호르몬 생산에 대한 관심이 높아짐에 따라, 피저의 주도하에 관련 산업 연구가 진행되었다. 이윽고 생산공정을 완성한 피저는 1950년 코르티손이라는 약제를 출시했다. 이후로 줄곧 스테로이드는 세계에서 가장 널리 처방되는 의약품으로서의 지위를 고수했다. 오늘날 스테로이드는 키메라 항원 수용체 T세포 요법에 기인한 과염증을 치료하는 한편, 코로나19에 감염된 중환자의 사망률을 3분의 1로 감소시키는 데 긴요한 화합물이다. 추산에 따르면 스테로이드는 저렴한 가격과 세계 어디서나 쉽게 구할 수 있다는 장점 덕분에, 팬데믹 기간 동안 약 100만 명에 달하는 사람의 목숨을 구했다. 하지만 동물들은 이 긴요한 화학물질의 중요성을 인간에게 알리기 위해서 오래전부터 노력해왔다. 또한 2021년에는 지구상에서 가장 오래된 동물을 감별하는 작업에 스테로이드가 유용하게 쓰이며 그 중요성이 더욱더 부각되기도 했다.[*]

＊＊＊

5억 5,800만 년 전, 약 140센티미터 길이의 물체가 바다 밑바닥에 사뿐히 가라앉았다. 오늘날 사우스오스트레일리아주의 플린더스산맥이 뻗어 있는 자리였다. 그 물체가 다시 햇빛을 보게 된 때는 1940년으로, 당시 고고학자 레지널드 스프리그Rginald Sprigg는 사우스오스트레일리아주 광산 책임자 벤 디킨슨의 이름을 따서 그것을 '디킨소니아'라고 명명했다. 그때 이후로 과학자들은 디킨소니아가 원시 동물인지

---

[*]  일리야 보브롭스키(Ilya Bobrovskiy) 등, 「에디카나라기 화석 디킨소니아가 최초의 동물 중 하나라는 사실의 스테로이드 분석을 통한 입증(Ancient steroids establish the Ediacaran fossil Dickinsonia as one of the earliest animals)」, 《사이언스》, 361호, 1246~1249쪽, 2018년.

세균 집락인지, 아니면 그저 식물인지를 두고 열띤 논쟁을 벌였다. 마침내 2021년 과학자들은 그 보존된 화석에서 스테로이드의 흔적을 발견했다. 이로써 5억 5,800만 년 묵은 그 물체가 실제로 지금껏 발견된 가장 오래된 동물이라는 것이 입증되었는데, 문제의 스테로이드는 생물 가운데 오로지 동물에게서만 발견되는 성분인 까닭이었다. 그리고 이 동물은 생존을 위해서 스테로이드를 필요로 했다.

*＊*

집중치료실에서 지내는 일주일은 환자와 환자 가족에게 있어서 영원과도 같은 시간이다. 빌의 불덩이 같던 체온은 아메리카흰두루미의 비법을 사용한 덕분에 한 주 만에 내려갔지만, 스테로이드의 강력한 효과가 발휘되기에는 아직 시간이 조금 더 필요했다. 빌에게 적용된 암치료법은 너무도 새로운 방식이어서, 로렌 교수의 팀은 그토록 극단적인 고열과 염증의 원인이 감염에 있다고만 여겼지 빌의 몸이 스스로를 공격하는 데 있다고는 미처 생각하지 못했다.

요즘 나는 키메라 항원 수용체 T세포 요법에서 비롯된 과염증 및 고열 환자를 치료할 때면, 스테로이드와 토실리주맙tocilizumab이라는 항체치료제를 조기에 사용한다. 토실리주맙은 인터루킨6라는 강력한 염증 유발성 사이토카인의 작용을 약화시킨다. 우리가 이렇게 할 수 있는 이유는, 로렌 교수나 빌과 같은 개척자들에게서 얻은 가르침 덕분이다. 정작 그들이 쓸 수 있었던 치료제는 시간뿐이었지만 말이다.

아이러니하게도 빌은 나중에 또 다른 병에 걸리게 되는데, 그 또한 스테로이드와 토실리주맙으로 치료가 가능한 질환이었다. 하지만 그 질환 역시도 의사들이 그 치료제들의 잠재적 효능을 미처 알아차리기 전에, 너무 이른 시기에 발병되었다.

다행히도, 오직 시간의 도움으로, 빌의 몸은 치유되었다. 냉각기의 강도는 낮춰졌고, 질주하던 심장은 느리게 달리기 시작했다. 또한 괄목할 부분은, 암종이 작아지고 있다는 사실이었다. 집중치료실에서의 일주일은 입원 병동에서의 한 달로 이어졌다. 빌은 쇠약해졌고, 몹시 야위었다. 그런데 그는 암에서 해방됐을까? 로렌 교수는 골수 생검을 지시했다. 빌의 혈액 내 암세포의 상태를 확인하기 위해서였다. 로렌은 일전에 빌에게 들은 말을 떠올렸다. "교수님을 믿습니다." 결과를 기다리는 동안 그 문장은 로렌의 마음을 무겁게 짓눌렀다. 만약 빌이 그 모든 역경을 이겨내고 집중치료병동 무균실에서 죽을 고비를 넘긴 일이 결국 허사로 돌아간다면?

며칠 뒤 로렌 교수는 허탈하면서도 혼란스러운 기분에 휩싸였다. 빌의 검사 결과가 도무지 말이 되지 않았다. 검사실에서 표본을 다른 사람 것과 혼동한 게 아니고서야 이럴 수는 없었다. 사실이라기엔 결과가 좋아도 너무 좋았다. 다시금 빌의 골수에서 표본을 채취했다. 혼동한 것이 아니었다. 암은 사라졌다. 완치되었다.

빌의 암이 치료된 지도 10년이 지났다. 로렌 교수는 연구실 벽에 핀으로 고정된 엽서들을 잠자코 바라보았다. 빌과 그의 부인은 캠핑카를 장만했고, 이곳저곳을 꾸준히 여행 중이었다. 두 사람은 얌전히 접의자에 앉은 채 차나 마시면서 시간을 보내지 않았다. 삶은 균열 속에서, 이곳과 저곳 사이의 장소에서, 중간 지대에서 피어났다. 부부는 래프팅과 승마를 배웠다. 반려견 매디 그리고 포지와 함께 장난을 치면서 놀았다. 햇빛 비치는 거리를 걸었고, 축일과 생일, 졸업과 결혼을 기념했다. 생명은 돌아왔다. 암은 돌아오지 않았다. 빌의 믿음은 단연코 헛되지 않았다.

# CHAPTER 08

# 가려운 곳을 긁다

　　　　　　　　　　　먼 길을 떠났다. 그저 물리고, 벌거벗
기 위해서. 800여 킬로미터를 이동했고, 세 지방을 지났다. 다리 2개
를 건넜고, 카페리를, 보트를, 사륜 오토바이를 탔다. 그러고도 1시간
을 걸었다. 하지만 그럴 만한 가치가 있는 여정이었다.

　나는 스코틀랜드 서부 하일랜드의 너무도 아름다운 섬 에일리언 쇼
나<sup>Eilean Shona</sup>로 여행을 떠났다. 바위와 돌이 많고, 폭 3.2킬로미터에
길이는 1.6킬로미터쯤 되는 섬이었다. 베인아바일리드<sup>Beinn a'Bhaillidh</sup>산
의 265미터 정상에 오르면, 서쪽으로는 럼<sup>Rum</sup>섬과 에이그<sup>Eigg</sup>섬과 스
카이<sup>Skye</sup>섬이, 동쪽으로는 벤네비스<sup>Ben Nevis</sup>산이 내다보인다. 모터보
트가 티오람성<sup>Castle Tioram</sup>의 유적지 옆으로 나를 태우러 왔다. 13세기
에 세워진 그 성에서 300년 후 찰스 왕자는 충직한 지지 세력 자코바
이트<sup>Jacobite</sup>(영국의 명예혁명 때, 프랑스에 망명한 영국 왕 제임스 2세와 그
자손을 받들고 왕위의 부활을 꾀한 정치 세력. 제임스의 라틴어 발음에서 이

명칭이 생겼다—옮긴이)를 등에 업고 스코틀랜드 서부를 호령한 바 있었다.

카디프에서부터 차를 몰고 12시간을 이동하는 사이, 중년에 접어든 내 몸은 뻣뻣하게 굳어갔고, 오른팔은 오른쪽 차창으로 비껴드는 햇볕에 우스꽝스럽게 그을었다. 나를 버티게 한 것은 음악, 정확히는 '세계에서 가장 위대한 음반들Greatest Albums in the World'이었다. 밥 딜런의 〈블러드 온 더 트랙스Blood on the Tracks〉라든가 핑크 플로이드의 〈더 다크 사이드 오브 더 문The Dar Side of the Moon〉, 조니 미첼의 〈블루Blue〉처럼 전에는 귀 기울인 적 없는 음악을 들으며 나는 그토록 긴 시간에 걸친 운전을 무사히 끝마칠 수 있었다.

그러나 섬의 부두에서 내려 외딴 숙소인 레드 코티지를 향해 걷는 여정은, 음악이 아닌 생명의 소리들로 충만했다. 거울처럼 빛나는 물속에서 바다표범이 첨벙거렸다. 들사슴 무리가 식물의 밑동을 지르밟았다. 쥐라기 공원에서 튀어나온 듯한 커다란 흰꼬리수리가 공중에서 맴을 돌았다. 마치 남몰래 디즈니 영화 속으로 들어와 있는 듯한 기분이었다.

섬 전체가 부드러운 녹색으로 물들인 벨벳처럼 보였다. 그곳의 크고 대표적인 건물 중에는 19세기에 캡틴 스윈번Captain Swinburn이 지은 사냥용 오두막이 있었다. 그는 유럽에서 가장 다채로운 소나무 조림지를 조성했는데, 이제 그 숲은 '풍요로움'을 상징하는 희귀종 소나무담비 무리에게 안식처를 제공하고 있다.

하지만 나보다 먼저 에일리언 쇼나의 매력에 빠진 작가가 있었다.

네버랜드의 실제 모델이 바로 이 섬이니까 말이다. 제임스 매튜 배리는 『피터 팬』을 이곳에서 집필했다. 그 전에 배리가 친구들에게 보낸 편지에 따르면, 에일리언 쇼나는 "자연 그대로의 낭만적인 바위섬"이자 "거의 고통스러울 정도로, 너무나 사랑스러운 장소"였다.[*] 그 섬에서 나는 자동차도 와이파이도 전화기 신호음도 없이, 오로지 넉넉한 싱글 몰트위스키와 함께 고독한 한 주를 보냈다. 곧이어 거대한 폭풍우가 닥쳐 가뜩이나 한정된 전기 공급이 더욱 제한되면서, 집필 작업은 촛불 아래서 진행되었다. 그 주 말엽에는 2시간에 걸쳐 산길을 올라간 끝에, 휴대전화 신호 막대 하나에 의지해 가족에게 내가 살아 있다는 소식을 전할 수 있었다. 산책의 필수 아이템 세 가지는 외투와 카메라와 쌍안경이었다. 열쇠는 굳이 챙길 필요가 없었다. 문단속을 하는 집 자체가 없었으니까. 단, 발목은 부러지지 않도록 단속해야 했다.

나는 평소 영화에서나 벌어지는 일이라고 굳게 믿었던 여러 가지 경험을 했다. 강물을 마셨고, 식량을 찾아다녔으며, 커다란 지팡이를 짚고 다녔다. 땅거미가 질 무렵, 읍사무소로 쓰이는 이동식 목조건물에서 '폴리의 체력 단련 시간'이라는 운동 교실을 마친 뒤, 새로 선 무지개를 바라보며 차가운 호수에서 헤엄을 칠 때는, 내가 그 섬에 방문한 진짜 이유를 새삼 깨닫기도 했다.

그런 뒤에는 레드 코티지로 돌아가 위스키를 따랐다. 호수에서 흠

---

[*] 1920년 8월 13일에 작성된 그 편지는 1942년 비올라 메이넬(Viola Meynell)이 『제임스 매튜 배리의 편지들(Letters by JM Barrie)』이라는 제목으로 출간한 서간집에 실려 있다. 또한 2021년 12월 10일 《파이낸셜 타임스》에 실린 로재나 도즈(Rosanna Dodds)의 기사 「에일리언 쇼나의 매력을 찾아서(Unlocking the magic of Eilean Shona)」에 인용되기도 했다.

빡 젖은 옷가지를 벗어놓은 바닥에 물웅덩이가 괴었다. 나는 벌거벗은 채 문을 열고 고요한 황혼 속으로, 소나무와 양치식물과 꼭대기가 붉은 야생 버섯 들 사이로 걸어 들어갔다. 내 주위에서 까불거리던 먼지 같은 존재들이 피부에 살포시 내려앉았다. 먹기 위해서. 물기 위해서. 나는 스코틀랜드 고유의 깔따구를 찾아 이곳에 왔고, 그 깔따구들은 나를 찾아왔다.

나는 일생일대의 도전에 착수하기 위해서 일을 그만두었다는 어느 스코틀랜드 교사의 이야기를 들은 적이 있다. 그는 걸어서 세계를 일주하고 싶었다. 글래스고에 있는 자택에서 출발해 일곱 대륙을 두루두루 돌아보고 싶었다. 학생들과 작별 인사를 나눈 지도 3년이 지났다. 어느덧 여행의 종착점이 손에 닿을 듯 가까워져 있었다. 그는 스코틀랜드 하일랜드 지방에 자리한 글렌코 일대를 걸으며 자연 속에서 야영을 했다. 며칠만 더 고생하면 고향에 돌아갈 수 있을 터였다. 안타깝게도, 기록상 그해에는 깔따구가 유난히 기승을 부렸다. 그 작디작은 날벌레에게 물린 사람들은 극심한 가려움증에 시달렸다. 자그마치 2만 4천여 킬로미터를 걷는 여행에서 완주 지점을 고작 140킬로미터 남짓 앞두고, 그는 손톱으로 긁은 팔다리에서 피를 흘리며 눈물을 머금고 여행을 포기했다. 혼자 힘으로는 깔따구를 도저히 감당할 수 없었다. 추산에 따르면, 이들 깔따구로 인한 스코틀랜드의 여행수지 적자는 해마다 2억 5천만 파운드가 넘는다고 한다. 그리고 이 가엾은 교사의 사연은 그 손실을 메우는 데 딱히 도움이 되지 않을 성싶다.

내가 스코틀랜드 하일랜드 지방을 해거름에 벌거벗고 걸어다닌 이유는 사디스트여서가 아니었다. 물론 내가 물리고 싶어서 물린 것은 사실이었다. 하지만 나는 스코틀랜드에서 가장 인기 없는 동물이자 모기의 가까운 사촌이, 나와 같은 의사들이나 빌과 같은 환자들을 도울 수 있었던 까닭을 직접적 경험을 통해서 알아보고 싶었다.

또한 그런 이유로 나는, 땅거미가 지는 그 섬에서 벌거벗은 채로 야릇한 미소를 지으며 기다렸다. 하지만 아무 일도 일어나지 않았다. 아무런 통증도 느끼지 못했으니까. 의기소침해진 나는 터벅터벅 레드 코티지로 돌아갔고, 그제야 상황을 이해하게 되었다. 피부의 백 군데 정도가 붉고 동그란 형태로 자잘하게 부어오르는가 싶더니 이내 극심한 가려움증이 시작되었다. 위스키를 더 마셨다. 토탄 빛 물에 냉수욕을 했다. 그러곤 생각했다. 깔따구들은 도대체 어떤 방법을 쓴 걸까? 무슨 수로 그 뾰족한 주둥이를 아프지 않게 찔러 넣은 것일까?

\*\*\*

바늘은 의학과 매우 가까이 맞닿아 있다. 아기가 태어나면 곧바로 넓적다리에 비타민 K 주사를 맞는다. 백신을 접종할 때나 진통제를 주사할 때도 바늘을 사용한다. 성인이 수술을 받을 때도 마찬가지다. 임부가 아이를 낳을 때는 경막외 마취제를 주사한다. 나이가 들면서 혈액검사를 받을 때에도 주삿바늘이 쓰인다. 아무리 건강한 사람도 인생을 살다 보면 바늘에 찔리는 일이 부지기수다. 빌과 같은 환자는 병원을 방문할 때마다 온갖 크기와 유형의 강철 침으로 오만 군데를 찔려야 한다. 또한 전 세계 성인 인구의 9퍼센트, 그러니까 4억 명 가량이 당뇨로 인해 생애 대부분을 바늘과 함께 보낸다.

의과대학에서는 거의 모든 실습 과정, 그러니까 채혈, 수혈, 항생제 투여, 요추 천자, 동맥 주사, 정맥 주사, 무통 주사, 신경 전달마취 등이 바늘과 관련되어 있다.

한편 바늘은 사람들이 의학적 도움을 기피하는 흔한 이유이기도 하다. 특히 바늘 공포증이 유발하는 두려움은 백신접종은 물론, 혈액 검사를 통한 암성 질환의 조기 발견에도 걸림돌로 작용할 수 있다. 낙하의 위험성은 낙하지점의 높이가 아니라 바닥에서 비롯되는 것처럼, 바늘 공포증은 바늘 자체가 아니라 바늘로 찌를 때의 통증에서 비롯된다. 고로 이제부터는 내 피부에 생긴 백여 군데의 물린 상처를 교재 삼아, 세상 그 어떤 동물보다도 극성스런 이 날벌레가 찔림통증을 제거하는 비법을 함께 파헤쳐보자.

\*\*\*

이 지독히도 극성스런 생명체의 몸무게는 작은 빗방울의 중량과 엇비슷하다. 수명은 고작 50일에 불과하지만, 지구상에 나타난 지는 무려 2억 1천만 년이나 되었다. 젠더 전쟁 촉발의 위험을 무릅쓰고 한마디하자면, 여자들이 문제다. 오직 암컷들만이 다른 동물을 물고, 자신들의 몸속에 살던 말라리아 기생충을 옮긴다. 인간을 물 때 모기는 헤파린이 포함된 항응혈물질이 섞인 타액을 분비함으로써 혈액의 응고를 방지하는데, 이 과정에서 말라리아 병원체가 유입되면서 해마다 다수의 어린이를 비롯한 100만 명의 사람들이 목숨을 잃는다. 지카바이러스 감염증이나 뎅기열과 같은 질환들 또한 이런 경로를 통해서 전염된다. 여자들의 힘이란.

스코틀랜드 깔따구의 사례와 마찬가지로, 모기의 성공 비결은 물리는 대상이 처음에는 아픔을 느끼지 않는다는 데 있다. 이후에 느끼는 가려움은 모기가 뱉는 항응혈물질이 유발하는데, 그때쯤이면 이미 모기는 식사를 끝마친 뒤다. 모기가 물 때 사람은 살짝 긁히는 느낌조차 감지하지 못한다. 제아무리 숙련된 채혈사도 여태껏 이르지 못한 경지다.

*** 

모기는 의료용 바늘이 개발되기 2억 1천만 년 전에 지구상에 출현했다. 모기가 티라노사우루스 렉스의 피를 빨아먹던 시절, 인간은 아직 물고기의 모습으로 바닷속에서 헤엄치고 있었다. 속이 빈 바늘은 놀랍도록 현대적인 발명품이다. 기원전 15세기에 동물 방광에 가느다란 깃을 부착했다는 기록이 남아 있긴 하지만, 주된 용도는 주사가 아니라 상처를 씻어내는 것이었다. 11세기 이집트의 한 안과의사는 속이 빈 바늘을 몸에 약물을 주입하는 도구가 아니라 백내장 환자의 혼탁해진 수정체를 제거하는 도구로 사용했다. 영국 건축가 크리스토퍼 렌Christopher Wren 경은 17세기에 최초로 속이 빈 거위 깃을 사용해 약물을 투여했다. 마취 실험의 일환으로 아편과 알코올을 주입한 것이다.

피실험자는 "졸린 듯싶다가, 인사불성이 되더니, 이내 죽은 듯이 잠잠해"졌다.[*]

종두법을 발명한 에드워드 제너Edward Jenner는 천연두 예방을 위해 우두를 접종할 당시, 제대로 된 주삿바늘이 없어서 아이들의 피부를 절개하여 주입하는 방식을 사용해야 했다. 마취법은 주삿바늘의 생산으로 진통제나 항생제의 혈관 내 주입이 가능해진 뒤에야 비로소 발전할 수 있었다.

현대의 주삿바늘을 발명한 이는, 나의 하일랜드 깔다구 물리기 여행에 마침맞게도, 스코틀랜드의 외과의사 알렉산더 우드Alexander Wood였다. 훗날 그는 에든버러 왕립 의과대학Royal College of Physicians of Edinburgh 학장 자리에 올랐고, 영국 학사원Royal Society의 회원이 되었다. 우드 선생은 자신의 발명품인 피부밑 주사 바늘(피하 주사 바늘)을 "subcutaneous needle"이라고 지칭했는데, 동의어인 "hypodermic needle"은 훗날 잉글랜드 의사 찰스 헌터Charles Hunter가 만든 것으로, 우드는 그 용어를 싫어했다. 우드의 발명품은 순유리 재질의 주사기에 부착된 최초의 가늘고 속이 빈 주삿바늘이었다. 그런가 하면 주사기 밀대는 조직이나 혈류 내로 주사할 약물의 용량을 세심히 측정할 수 있게 해주었다.

우드의 첫 환자는 신경 통증에 시달리던 80세 여성이었다. 문제의 통증이 완화되길 기대하며, 우드는 (모르핀을 셰리 와인에 용해시킨) 모

---

[*] 2021년 3월 9일 BBC에 실린 매그너스 베넷(Magnus Bennett)의 기사 「대량 백신접종을 가능하게 한 발명품(The invention that made mass vaccinations possible)」에서 인용했다.

르피아라는 포도주 용액 스무 방울을 환자의 어깨에 주사했다. 여성은 깊은 잠에 빠졌지만, 후에 회복되었다.

그 현대식 피부밑 주사 바늘은 최초 설계 당시의 형태를 놀라우리만치 거의 그대로 유지하고 있다. 하지만 우드는 모방자였다. 하늘을 나는 또 다른 곤충인 꿀벌에게서 설계도를 훔쳤으니 말이다.

＊＊＊

외과의사들은 여전히, 윙윙거리며 침을 쏘는 생명체들로부터 가르침을 얻는다. 기생성 말벌의 대리모 임신 역사는 인간에 비해 수백만 년이나 앞서 있다. 이들은 주삿바늘처럼 무척 가늘고 유연하며 속이 빈 산란관을 이용해, 딱정벌레를 비롯한 여타 곤충들의 몸속에 알을 낳는다. 기생성 말벌의 침은 곤충 세계의 스위스 군용 칼이나 마찬가지다. 동물을 마비시킬 수도 있고, 심지어 나무에 구멍을 뚫을 수도 있다.

그러나 이 산란관은 가늘어도 너무 가늘어서, 근육을 사용해 그 일을 해내거나 알을 옮기는 것이 불가능하다. 대신에 이 특별한 벌침은 일종의 은촉이음 방식으로 접합된 일련의 미세한 날이 일으키는 마찰력을 이용해 알들을 주입한다.

네덜란드의 연구자들은 이러한 기술을 본떠서 하나의 시제품을 개발했다. 일련의 미세한 가동부가 일으키는 마찰력을 이용해 물품들을 장치 안으로 당겨 올리는 방식을 고안한 것이다. 이와 같은 기술은 인간에 대한 최소 침습 수술keyhole(minimally invasive) surgery에서, 통상적 흡인

법을 쓰기에는 너무 가는 관을 요하거나 혈병으로 통로가 막힐 위험이 있어서 이전까지만 해도 도달하기 어려웠던 영역에 접근하는 방책으로 사용될 수 있다. 그리고 이는 수술로 인한 정신적 충격을 크게 완화하는 한편, 환자의 회복 기간을 단축시키는 결과로 이어질 수도 있다. 어쩌면 벌이라고 늘 꽁무니에 독침을 숨기고 있는 건 아닐지도 모른다.

*** 

당뇨병과 싸우던 조니 캐시를 떠올려보자. 그가 다시 부른 나인인치네일스의 노래 〈아픔〉에는 "바늘은 구멍을 째고"라는 가사가 있다.

그리고 이는 엄연한 사실이다. 캐시에게도, 날마다 여섯 번 넘게 제 손가락을 찌르고 인슐린 주사를 맞아야 하는 4억 명의 당뇨 환자에게도. 이러한 피부 째기는, 우드의 주삿바늘이 일으키는 피부 손상에 대한 반응으로 섬세한 통각기를 점화함으로써 통증을 유발한다. 하지만 스코틀랜드 하일랜드에서 벌거벗은 채로 깔따구들의 공격을 받아내는 동안 내가 느낀 통증이라고는, 땅바닥의 엉겅퀴를 밟을 때 발에서 느낀 아픔이 전부였다. 다른 생명체에게 백여 군데나 물려서 피를 빨리는 와중에도, 나는 아무런 고통을 느끼지 못했다. 물론 나중에 욕조에서는 피가 나도록 피부를 긁어댔지만, 정작 침에 찔리던 순간에는 느낌이 전혀 없었다. 바늘이 구멍을 째지 않은 것이다.

일본의 한 연구 팀은 초고해상도 카메라와 레이저 유도 압력 모델 laser-guided pressure model을 사용해 그 이유를 유추해냈다. 모기의 주둥이는 구조가 단일하지 않다. 겉면을 빨대처럼 둘러싼 대롱은 가운데의 침과 그 양쪽으로 톱처럼 삐죽삐죽한 턱을 품고 있다. 글로만 보면 어쩐지 무시무시하지만, 이렇듯 각기 다른 부위를 함께, 순서대로 사용하는 것이야말로 통증 없는 침 꽂기의 핵심적 비결이다.

모기가 무는 순서는 이렇다. 가장 먼저 바깥쪽의 대롱을 앞으로 내민 다음 삐죽삐죽한 톱니를 내밀고, 그런 다음에야 비로소 안쪽의 침기둥을 앞으로 내민다. 이 일련의 과정은 주둥이 전체가 피부밑으로 진입할 때까지 수백 번에 걸쳐 야금야금 반복된다. 이런 식으로 힘을 피부 각 부위에 고루 퍼지도록 분배함으로써, 피부를 뚫는 데 필요한 힘을 크게 감소시키는 것이다.

그와 동시에 모기의 주둥이 전체는 전진할 때마다 매번 30에서 40헤르츠로 진동한다. 이 잔잔한 윙윙거림의 눈여겨볼 만한 효과는 2가지다. 하나는 피부를 뚫는 데 필요한 힘을 한층 더 감소시킨다는 것이고, 다른 하나는 피부에서 통각기를 제외한 감각기를 활성화시킨다는 것이다. 경피적 전기 신경 자극<sup>TENS</sup> 기기의 작동 원리가 이와 유사하다. 모기의 주둥이가 사용하는 진동 주파수는 만성통증 및 분만통 환자에게 가하는 경피적 전기 신경 자극의 진동 주파수와 동일한데, 그와 같은 자극은 척수를 속여 통증보다는 문제의 진동을 집중적으로 처리하도록 유도한다.

현재 일본의 그 연구 팀은 위에서 설명한 특징의 많은 부분을 본떠서 끝이 예리하고 입체적이며 가장자리가 작살처럼 삐죽삐죽한 실리콘 미세침을 제작했다. 시험 결과는 고무적이다. 모기 주둥이와 동일한 주파수로 진동하는 이 바늘 덕분에, 머지않아 진정한 무통 주사도 가능해질 것으로 보인다. 그런 날이 오면, 당뇨나 바늘 공포증이 있는 사람이든 어린아이든 빌처럼 죽을 고비를 넘기고 되살아난 뒤 병원을 방문해 각종 검사를 받을 때마다 부디 앞으로는 그런 검사들을 받지 않아도 되기를 소망하는 환자든 다 같이 시름을 덜 수 있을 것이다. 하지만 빌의 인생은 꽁무니에 독침 한 방을 숨기고 있었다. 그리고 나는 깔따구에 물린 상처들로 화끈거리는 피부를 위스키와 시간의 힘을 빌려 가라앉힐 수 있었다.

# CHAPTER 09

# 어둠 속에서 보다

암이 발병한 지 10년 만에 빌은 완치되었고, 이는 키메라 항원 수용체 T세포 요법이라는 혁신적 치료술 덕분이었다. 하지만 그로부터 10년 뒤, 빌은 다른 수백만 사람들과 더불어 코로나19라는 새롭고도 치명적인 질환에 감염되었다. 비단 빌이 사는 지역만이 아니라 세계 전역의 여러 크고 작은 마을과 도시가 팬데믹의 영향권에 들었다. 우리에게는 초영웅이 필요했다. 간호사나 의사가 아니라, 배트맨의 도움이 절실했다.

\*\*\*

나는 하우스 파티를 좋아했다. 학창 시절에는 감자칩 큰 봉지를 뜯어놓고 질 나쁜 와인과 그보다 더 나쁜 칵테일을 홀짝거렸고, 중년에 접어든 뒤로는 감자칩 대신 카나페를, 질 나쁜 와인 대신 제법 괜찮은 수제 맥주를 즐기고는 했다. 아울러 싸구려 독주를 아무렇게나 섞어 마시기보다는, 맨 위에 커피 원두를 얹은 에스프레소 마티니를 음미할 줄도 알게 되었다.

2020년, 나는 역사상 최악의 하우스 파티에 참석하게 되었다. 다시 말해 팬데믹 기간에 집중치료실에서 일해야 했다는 얘기다. 우리 손으로 감당하기에는 너무 많은 손님이 순식간에 밀려들었다. 공간은 협소하고 감자칩이며 와인도 진작에 떨어졌는데, 사람들은 도대체 귀가할 마음이 없어 보였다. 우리는 너무도 간절히 잠을 원했지만, 밤새도록 뜬눈으로 춤을 춰야 했다. 다음 날 아침은 영영 오지 않을 것만 같았다. 소란이 수습되기는커녕 점점 더 심해져갔고, 이웃들은 소음에 대한 불평을 늘어놓았다. 두 해에 걸쳐 내 전화기는 입력창에 "또"라고 치면 "또 늦을 것 같아, 미안해"라는 문장을 자동완성시켰다.

가엾은 빌은 이 끔찍한 파티의 불청객 중 한 명이었다. 그는 암을 극복했고, 실험적 치료에도 살아남았다. 과염증을 이겨낸 뒤로는 새 생명을 얻어 나라 곳곳을 여행하기도 했다. 하지만 코로나19는 다른 수많은 사람에게 그랬듯, 빌의 이야기에서도 대단원을 잘라낼 기세였다.

그럼에도 희망은 남아 있었다. 겨울은 언제나 봄이 되고, 수선화는 언제나 다시 피는 법이다. 환자의 몸속을 들여다보는 기술 덕분에, 우리는 코로나19로 인한 합병증을 파악해나갈 수 있었다. 엎드려 누운 자세가 산소포화도 개선에 도움이 된다는 사실이 밝혀졌을 때는, 자원봉사자들이 조를 짜서 환자들을 그와 같은 자세로 돌려 눕혀주었다. 하지만 뭐니 뭐니 해도 이 파티의 불길을 가라앉힌 결정적 사건은, 마거릿 키넌<sup style="color:green">Margaret Keenan</sup>이라는 코번트리 출신의 90세 여성이 세계 최초로 코로나19 백신을 접종 받은 일이었다.

전 세계가 팬데믹의 원인으로 동물들을 지목하며 비난하는 데 열을 올렸지만, 정작 그 예방접종의 현실화에 일조한 것은 배트맨이 아닌 박쥐, 즉 비인간 초영웅이었다. 지금부터 이 으스스한 흡혈동물이 코로나19 치료에 이바지하게 된 사연을 들여다보자.

*＊＊＊*

우리의 여정이 처음 시작된 웨일스의 깊은 동굴 속을 기억하는가? 예의 그 2만 년 된 순록 벽화가 높직이 새겨진 그곳에는 자두를 닮은 작은 생물이, 침착하고 조용하고 검게 윤이 나는 동물이 살고 있었다. 그 동굴에 들어가기 위해서 나는 꽤 까다로운 허가 절차를 밟아야 했다. 생태학자의 요구사항은 이랬다. 코로나19 검사 결과가 음성일 것, 페이스 마스크를 착용할 것, 내가 백신을 접종했다는 사실을 증명할 것.

"걱정하지 않으셔도 됩니다. 저는 코로나19 환자 집중치료병동에서 일하는걸요. 제게는 오히려 일터보다 그 동굴이 더 안전하답니다." 나는 이메일로 해맑게 그를 안심시켰다.

"아니요." 답장이 날아왔다. "저희는 선생님께서 코로나19에 걸릴까 봐 걱정하는 게 아닙니다. 희귀종 박쥐가 코로나19에 옮을까 봐 걱정하는 거예요."

박쥐들은 코로나19의 1차 유행과 2차 유행, 그리고 뒤이은 3차 유행 기간에 우리가 환자들을 치료하는 데 이바지할 수 있었다. 하지만 그 도움은 전적으로 어느 기이한 이탈리아 사제에게서 비롯되었다.

\*\*\*

1794년, 독학으로 과학을 연구한 박물학자이자 기독교 사제 라차로 스팔란차니Lazzaro Spallanzani는 파비아의 한 대성당 종탑에 매달린 상태로 공중에 그물을 던졌다. 하지만 그가 저지른 가장 심각한 기행은 이것이 아니었다. 몇 해 전 그는 수컷 개구리에게 꽉 끼는 바지를 입힘으로써, 개구리의 번식에 정자가 필요하다는 사실을 증명한 바 있었다. 최근 스팔란차니는 새로운 호기심에 사로잡혔다. 어느 밤 입바람으로 촛불을 끄고 난 뒤, 교회 부엉이가 벽으로 곧장 날아가서 부딪히는 와중에 박쥐들은 계속 안전하게 날아다니는 것을 보고 시작된 호기심이었다. 스팔란차니는 즉시 줄로 된 미로에 방울을 달아서 공중에 설치했다. 과연 박쥐들은 어둠 속에서도 방울을 울리지 않으면서 날아다닐 수 있었다. 이어서 그는 박쥐들의 눈을 가려보기도 하고, 동물 지방으로 귀를 막아보기도 했다. 그럼으로써 저들의 안전 비행 비결은 빛이 아니라 소리에 있다는 사실을 밝혀냈다. 하지만 설명되지 않는 부분이 있었다. 어째서인지 교회 안에서 사람들이 외치거나 노래하는 소리는 박쥐의 이 능력을 저해하지 않는 듯했다.

이제 우리는 그 이유가 반향정위echolocation 때문이라는 사실을 안다. 달리 말하면, 박쥐는 고주파의 소리를 발사한 다음 그 메아리가 돌아오는 데 걸리는 시간을 근거로 사물의 위치를 탐지한다. 노랫소리나 고함 소리는 주파수가 보통 20킬로헤르츠 미만이다. 그래서 스팔란차니가 관찰한 바와 같이, 박쥐의 반향정위에는 아무런 영향도 미치지 못하는 것이다.

한데 이 박쥐 차원의 개념이 어쩌다 오늘날 코로나19 환자의 몸속을 들여다보는 데 기여하게 된 것일까? 일단 1912년에 침몰한 타이타닉호를 떠올려보자. 그 비극적 사고를 거울삼아 빙산의 위치를 파악할 목적으로 고안된 음파 탐지기가 다름 아닌 박쥐의 반향정위를 근거로 저주파수의 음파를 사용했으니까 말이다. 여기서 한 발 더 나아가 1942년에는 오스트리아 의사 카를 테오도어 두시크<sup>Karl Theodore Dussick</sup>가 뇌종양 진단에 초음파를 사용했다. 그는 음파가 몸을 통과하면서 생성하는 진동을 일련의 절편 영상으로 변환시켰다. 그러다가 마침내 스코틀랜드 조선소에서 사용되던 금속 결함 탐지기의 개량을 계기로, 초음파는 핵심적 의료 장비로서 자리매김하게 되었다. 오늘날 우리는 박쥐 덕분에, 플러그를 꽂지 않고도 전동칫솔이나 전화기를 충전할 수 있다. 주차와 차량 도난 방지에도 박쥐는 알게 모르게 도움을 주었다. 그런가 하면 아직 태어나지 않은 아이의 얼굴을 우리가 볼 수 있는 것도, 박쥐와 타이타닉호 덕분이다. 이제 나는 초음파 덕분에 코로나19 등으로 인한 감염증이나 혈전증 여부를 환자의 몸속을 살피면서 가려낼 수 있게 되었다. 그뿐 아니라 박쥐들은 우리가 혈전을 발견했을 때 그것을 용해하는 데도 도움을 줄 수 있다.

드라큘라가 먼저일까, 박쥐가 먼저일까? 드라큘라의 모티프가 된 인물 블라드 드라큘이 태어난 지도 어언 450년이 흘렀다. 하지만 박쥐는 이를 비웃듯 물경 5천만 년 전부터 세상에 존재했다. 1897년에 출간된 브램 스토커의 소설은 밤을 대표하는 이 두 생명체를 서로에게 단단히 결부시킨다. 하지만 유럽에서 흡혈귀의 기원은 1500년대 초엽으로 거슬러 올라간다. 흡혈귀에 대한 두려움은 런던 대역병 기간(1665~1666년)에 증폭되었다. 가래톳 페스트로 추정되는 이 전염병에 걸리면 사람들은 입에서 피를 뚝뚝 흘렸다. 다윈은 1832년 저 유명한 비글호 항해 도중에 박쥐가 피를 빠는 장면을 처음으로 목격했다. 10시간 동안 말을 타고 칠레 코킴보에 도착한 그는, 말의 양 어깨 사이에서 문제의 박쥐를 떼어낸 뒤 그 모습을 스케치했고, 이후 그 동물은 흡혈박쥐vampire로 알려지게 되었다. 고로 이름의 유래만 놓고 보면, 박쥐bat보다 흡혈귀vampire가 먼저다.

엄밀히 말해 박쥐들은 인간의 피를 빨지 않는다. 다만 어쩌면 더 불쾌하게도, 열심히 핥을 뿐이다. 박쥐는 면도날처럼 날카로운 이빨로 동맥 근처를 살짝 절개한 다음, 가늘게 흘러나오는 피를 고양이가 우유 마시듯 할짝할짝 핥아 먹는다. 하지만 정작 박쥐에게 물린 인간은 아픔에 비명을 지르기는커녕 자신이 물렸다는 사실조차 인지하지 못할 공산이 크다. 흡사 숙련된 외과의사처럼 박쥐는 인간의 혈관으로 곧장 진격한다. 해부학에 정통해서가 아니다. 양쪽 눈 사이에 위치한 열 감지기를 사용하기 때문이다. 이 원리를 기반으로 개발된 각종 탐지기들 덕분에, 환자의 혈액을 보다 원활하게 채취하는 일이 가능해졌다.

또한 박쥐들은 삼키기에 앞서 뱉는다. 인간은 출혈로 인한 사망을 방지하기에 아주 적합한 혈액응고 체계를 갖추고 있다. 박쥐는 넉넉한 식사를 위해서 그 과정을 교란시킨다. 인간을 물자마자 박쥐는 이내 그 상처에 침을 뱉는다. 침 속에는 드라큘린Draculin이라는 딱 알맞은 이름의 물질이 함유되어 있다. 이 단백질은 인간의 혈액응고인자 가운데 가장 강력한 제9 응고인자와 제10 응고인자가 혈액을 굳혀 출혈을 막는 과정을 방해함으로써, 박쥐가 배불리 먹을 시간을 확보해 준다. 오늘날에는 예컨대 와파린처럼 면밀한 감시를 요하는 기존의 약물 대신, 드라큘린 기반의 경구용 약제를 항응혈제로 복용하는 사람이 수백만 명에 이른다.

*** 

지금까지 우리는 박쥐가 인간의 생명을 구할 수 있는 이유를 알아보았다. 이제부터는 모로나강 유역의 아추아르Achuar 마을을 찾아가보자. 이 울창한 밀림의 구불구불한 연녹빛 강은 원주민 공동체인 얀쿤티치Yankuntich와 운쿤Uncun 사람들의 보금자리다. 이곳에 가려면 페루 리마에서 북쪽으로 약 1,100킬로미터 남짓을 이동해야 한다. 부족의 적지 않은 어린아이가 소위 마술로 인해서 사망한다. 하지만 실제 원인은 그보다 훨씬 더 끔찍하다. 2016년에는 겨우 여덟 살짜리 어린아이 12명이 사망했는데, 삼림 파괴로 인해서 가축의 수가 감소하자 흡혈박쥐들이 인간의 피를 빨기 시작하면서 벌어진 일이었다. 아이들은 자다가 박쥐에게 피를 빨렸다. 그러나 사람의 목숨을 앗아가기에는 그 양이 실로 미미했다. 아이들이 죽은 진짜 이유는, 박쥐가 인간을 물고 침을 뱉을 때 드라큘린과 더불어 유입된 광견병 바이러스 때문이었다.

병의 확산을 차단하기 위해서 두 가지 전략이 시도되었다. 첫 번째 전략은 박쥐를 많이 죽이는 것이었다. 하지만 이는 실행하기도 어려울뿐더러, 그로 인한 생태계 균형의 파괴를 감수해야 했다. 일견 피를 핥으며 광견병을 퍼뜨리는 박쥐를 보호한다는 얘기가 이상하게 들릴 수도 있지만, 어찌 됐든 박쥐는 지구의 건강을 위해서 반드시 필요한 존재였다. 박쥐는 파리와 나방 등의 곤충을 잡아먹음으로써 그것들의 개체수를 조절하는데, 박쥐가 없어지면 그 여파로 불원간에 농작물이 훼손될 수밖에 없었다. 더욱이 박쥐는 인류, 특히 그 외진 지역에 사는 부족들에게 꼭 필요한 갖가지 식물 종의 꽃가루 매개자 및 씨앗 분배자 역할을 했다. 한편, 두 번째 전략은 박쥐 개체수를 유지하면서 현재 인류가 거의 전 세계적으로 추구하는 목표, 즉 광범위한 백신접종을 실시하는 것이었다.

\*\*\*

어저께 나는 과거로 되돌아갔다. 개인보호장비로 몸을 가린 채 겹

겹의 슬픔을 견디며 팬데믹과 함께 긴긴 18개월을 보낸 후, 다시금 내 집중치료실은 몸을 뒤집어 엎드려 누운 환자들의 대열로 채워졌다. 코로나19의 3차 대유행은, 삼세번에 득한다는 옛말과는 거리가 멀었다. 위험인자들은 비슷하면서도 서로 달랐다. 3차 유행기에도 환자들은 대체로 비만, 당뇨, 고혈압을 앓고 있었다. 하지만 그들에게는 새로운 특징이 하나 더 추가되었다. 혹은 결여되었다는 설명이 보다 정확할 것이다. 요컨대 그 환자들은 백신을 접종하지 않았다. 그것도 자신들의 의지로.

많은 사람들이 그런 결정을 내렸다. 그들은 이미 수백만 명의 목숨을 앗아간 미증유의 바이러스보다도, 특별한 목적으로 멸균 환경에서 공들여 제작하여 이미 수백만 명이 넘는 사람에게 안전하게 사용된 백신이 더 위험하다고 판단했다. 하나의 잘못된 판단이 거듭거듭 초래하는 결과를 보고 있자니, 일하는 동안 불쑥불쑥 화가 치밀었다. 하지만 나는 스스로를 다독였다. 거짓말을 한 사람을 원망해야지 거짓말에 당한 사람을 원망해서는 안 될 일이었다. 우리는 백신을 더 효율적으로 사용하는 한편, 코로나19의 주기적 유행이 시작되기에 앞서 대유행을 종식시켜야 했다. 과연 피를 핥는 박쥐는 우리에게 길을 알려 줄 수 있을까?

\*\*\*

과학자들은 페루의 그 밀림을, 어린이들이 죽은 그 장소를 찾아갔다. 광견병 백신은 인간의 소아마비 예방접종과 마찬가지로 경구 투여가 가능하다. 박쥐는 여러 사회적 동물과 마찬가지로, 관계를 구축하는 데 있어서 털 고르기를 긴요하게 활용한다. 과학자들은 백신에 첨가된 형광 염료를 사용해, 흡혈박쥐의 털 고르기 과정에서 백신이 퍼지는 양상을 관찰하기로 했다. 박쥐들은 주둥이로 서로서로 입맞추고 먹이고 씻기는 과정에서 백신과 더불어 형광 염료를 전파하는 까닭에, 밤이 되면 늘 환하게 빛나고는 했다. 이렇듯 밀접한 접촉 덕분에, 오늘날 박쥐들의 입이나 피부를 통해서 투여된 백신은, 전파가 불가능한 여타 백신에 비해 거의 3배나 많은 개체를 광견병으로부터 보호함으로써, 궁극적으로 인간의 질병과 사망까지 예방할 수 있다.

어쩌면 코로나19 확산의 주범으로 지목되는 밀접한 사회적 접촉이, 오히려 확산을 멈출 열쇠를 쥐고 있는지도 모른다. 어쩌면 박쥐 광견병에 적용한 기법을 코로나19 등의 질병에도 유사하게 적용하는 것이, 수백만 사람의 죽음을 피할 묘책인지도 모른다. 피부나 입을 통해 투여하는 백신들이 현재 개발 중에 있다. 케냐에서는 경구용 콜레라 백신의 접종과 관련하여 유사한 전략이 구사되었다. 닷새 만에, 자원봉사자들은 이 집 저 집을 돌면서 120만 명에 가까운 사람들에게 백신을 접종했다. 가령 춤과 입맞춤, 파티를 즐기는 젊은이들처럼 백신을 기피하는 이들에게는, 전달이 가능한 백신접종 방법이 특히 유리할 수 있다. 어쩌면 공주나 왕자와의 입맞춤이 정말로 우리의 생명을 구할 수 있을지도 모른다.

***

　비록 박쥐가 모든 사람의 코로나19 발병을 예방할 수는 없겠지만, 그네들이 시간을 보내는 방식은 감염으로 위중해진 환자들에게 도움이 될 가능성이 있다. 약 500만 년 전 초기 호미니드가 시선을 땅에서 하늘로 옮겨 꼿꼿이 바로 서게 된 때를 기점으로 세상은 바뀌었다. 그 변화 이후로 뇌의 크기가 증대되었다고는 하지만, 직립의 진화적 이점은 여전히 불분명하다. 혹자는 말한다. 기후변화로 아프리카의 숲이 달라지면서 먹이를 구하는 일이 더 어렵고 더 오랜 시간을 요하게 되었는데, 손이며 팔을 자유로이 쓸 수 있도록 진화한 덕분에 인류의 조상은 갈수록 성기어지는 나무숲에서도 먹이를 들고 나를 수 있게 되었다고. 직립은 인간의 몸에 실로 어마어마한 영향을 미쳤다. 골반의 형태가 달라지면서, 분만은 이전보다 더 고되고도 위험해졌다. 뇌의 위치가 높아지면서, 혈액 공급에 필요한 혈압도 전보다 훨씬 더 높아졌다. 관절의 생체역학이 변화하면서, 50세가 넘으면 허리통증과 무릎관절염이라는 통과의례를 치르게 되었다. 또한 직립은 우리가 매번 들이쉬는 공기에도 변화를 가져왔다.

***

　결핵균이 주로 우리 폐의 특정 부위를 공략하는 이유는 오랫동안 수수께끼로 남아 있었다. 초기 감염 시 결핵균은 폐의 아래엽을 공격하지만, 잠복 시에는 폐의 윗부분, 특히 오른쪽 폐에 수십 년 동안 잔존할 수 있다. 이 수수께끼를 풀 열쇠는 박쥐에게, 똑바로 서는 게 아니라 거꾸로 매달리도록 진화한 동물에게 숨겨져 있다.

우리가 숨을 들이쉴 때면, 상대적으로 폐의 기저부에 더 많은 공기가 유입된다. 또한 우주 실험을 통해 밝혀진바, 중력은 폐의 아랫부분을 윗부분과 다르게 잡아 늘인다. 이런 이유로 감염 초기에 결핵균은 대부분의 입자가 내려앉는 장소인 폐의 아래엽을 공략한다.

중력은 혈액에도 영향을 미친다. 폐의 윗부분으로 향하는 흐름을 약화시키는 것이다. 산소는 헤모글로빈을 통해서 교환되므로, 혈류량이 감소하면 폐 윗부분의 산소 함량은 50퍼센트까지 증가한다. 이때 오른쪽 폐는 구부러진 혈관들로부터 혈액을 공급받는 까닭에 혈류량이 더 많이 감소하면서 산소 함량이 훨씬 더 높아질 수밖에 없다. 결핵균은 산소가 풍부한 환경에서 잘 자란다. 그래서 (잠복 장소로는) 폐의 오른쪽 윗부분을 선호하는 것이다.

백여 년에 걸쳐 찾아낸 이 수수께끼를 푸는 방법은 단순하기 이를 데 없다. 굳이 우주여행까지 갈 것도 없이, 앞서 소개한 웨일스의 동굴로 가볍게 떠나면 된다. 말을 비롯한 사족보행 동물의 몸에서 잠복 결핵균이 잔존하는 장소는, 폐에서 하늘과 가장 가까운 부위다. 박쥐의 경우, 위아래가 뒤집힌 상태로 생활하는데, 잠복 결핵균은 위쪽에서 발견되고 활성 감염은 아래쪽에서 발생한다. 이는 인간과 정반대의 결과로, 중력의 영향을 감안하면 예상이 가능한 일이다. 동물의 자세에 따른 폐의 이 같은 변화를 이해함으로써 우리는 위중증 코로나

19 환자의 혈중 산소량을 증가시킬 새로운 방법을 보다 쉽게 찾아낼 수 있었다.

\*\*\*

가뜩이나 힘든 가을을 보낸 병원에 크리스마스는 달갑지 않는 선물을 가져왔다. 1차 대유행을 겪어내는 동안 한 동료는 모든 하루에는 끝이 있다는 말로 나를 다독였다. 하지만 애석하게도, 언제부턴가 우리는 끊임없이 반복되는 상황에 갇힌 듯한 기분을 느꼈다. 1차 대유행 시기에 우리는 코로나19를 흡사 단거리 경주를 하듯이 치료하고 있었다. 이제 그것은 마라톤이 되었다. 그리고 조만간 울트라마라톤이 되어도 이상하지 않을 듯했다. 결승선이 계속 옮겨지고 있었다. 감염이 다시 기승을 부리던 시점에 정부는 다분히 시혜적인 결정을 내렸다. 크리스마스 시즌을 맞아 거의 모든 지역에서 가족들 간의 모임을 허용한 것이다. 그루초 막스Groucho Marx의 표현을 빌리자면, 크리스마스에는 정신건강 조항[1920년대부터 1950년대까지 주로 활동한 미국의 희극배우 그루초 막스(1890~1977)의 영화 〈오페라에서의 밤〉에 등장하는 대사 "정신건강 조항 같은 게 있을 리가 없잖아!"에서 따온 표현이다. 정신건강 조항을 뜻하는 'sanity clause'는 산타 클로스와 발음이 유사하다—옮긴이]이 딸려 있지 않다.

안타깝게도, 잘못된 결정이 내려진 것은 비단 크리스마스 때만이 아니었다. 더욱 치명적인 2차 대유행이 추운 겨울 영국의 심장부를 휩쓸면서, 테이블 주위로는 빈 의자가 늘어만 갔다. 대서양 저편에서는 빌이, 일찍이 혁신적인 요법으로 그의 암을 낫게 한 예의 그 병원으로 되돌아갔다. 암이 재발한 것은 아니었다. 이번에는 코로나19 때문이었다.

＊＊＊

내게 2020년 크리스마스의 잊지 못할 기억은, 여느 때처럼 오후 늦게 소화불량으로 고생한 일이라든가 아이 선물을 작동하는 데 필요한 배터리를 깜빡한 일이 아니라, 박쥐와 관련된 것이었다. 크리스마스에 집중치료실을 둘러보는데, 환자들의 얼굴이 보이지 않았다. 당연한 일이었다. 환자들은 하나같이 병상에 엎드려 있었으니까.

박쥐 몸속에 사는 결핵균 특유의 습성을 근거로, 우리는 코로나19 환자의 몸을 엎드린 자세가 되도록 뒤집는 것이 산소포화도를 개선하는 데 유리하다는 결론에 도달할 수 있었다. 환자들의 폐 뒤쪽은 생명유지장치를 통해 공기를 강제로 불어넣는 과정에서 다치고 멍들어갔다. 환자의 자세를 바꿈으로써 우리는 폐의 새로운 부위, 그러니까 손상되지 않은 부위로 공기를 불어넣을 수 있었다. 더불어 혈액이 흐르고 공기가 유입되는 경로를 바꿈으로써, 산소포화도가 극심히 떨어진 환자 다수의 혈중 산소량을 생존이 가능한 수준으로 끌어올릴 수 있었다. 이와 같은 교훈을 얻기까지 우리는 많은 시행착오를 겪었다. 1970년대에야 소개된 이 요법이 널리 보급되기 시작한 것은 2014년

굵직한 논문 한 편이 발표된 이후부터였다. 사실 그럴 만도 했다. 박쥐로부터 얻은 교훈을 인간처럼 큰 포유동물에게 곧바로 적용하기란 아무래도 꺼림칙했을 테니까. 하지만 케냐의 사냥터지기들은 수십 년 전부터 이미 그 비밀을 알고 있었다.

* * *

몸무게가 700킬로그램에 달하는 코뿔소 옆에서 자고 싶은 사람은 없을 것이다. 등을 대고 누우면, 몸을 구성하는 조직의 무게와 숨길 (기도)의 형태로 인해 코뿔소는 요란하게 코를 골 것이다. 하지만 머지 않아 그 소리는 침묵으로 대체될 것이다. 왜냐하면 그 코뿔소는 숨이 끊어졌을 테니까.

나미비아의 사냥터지기들은 코뿔소의 (개체수 보존을 위해 밀렵에서 안전한 곳으로) 서식지를 옮기는 과정에서 사용되는 진정제와 장거리 이동의 여파로 오히려 그 귀한 동물이 죽어가는 현실에 주목했다. 이송 속도를 높일 목적으로 헬리콥터까지 동원했지만, 여전히 많은 코뿔소가 목숨을 잃었다. 형세를 뒤집은 것은 단순한 발상의 전환이었다. 그때껏 코뿔소들은 모로 누운 상태에서, 헬리콥터에 긴 줄로 연결된 대형 들것에 실린 채로 이송되고 있었다. 사람들은 그 줄을 들것 대신 코뿔소의 다리에 연결한 다음, 문제의 거대 동물을 헬리콥터 밑에 거꾸로 매단 상태로 이송함으로써, 폐가 공기를 받아들이고 혈액이 흐르는 경로를 바꿔보았다. 그랬더니 코뿔소가 더는 죽지 않았다.

사냥터지기들은 의사들이 모르는 사실을 알고 있었다.

* * *

우리는 암 생존자로서 빌이 지나온 여정을 되짚었다. 코로나19와 함께 병원으로 돌아왔을 때, 빌의 혈중 산소량은 곤두박질쳤다. 여러 해 전에 빌은 과염증 반응이 시기적으로 너무 이르게 나타나는 바람에, 스테로이드와 면역억제제 요법의 수혜자가 되지 못했다. 아이러니하게도 바로 그 약물, 즉 스테로이드와 면역억제제 토실리주맙이 코로나19 환자를 살리는 데도 유용하다는 사실이 밝혀졌지만, 이 역시 빌이 그 병에 걸린 시기로부터 몇 달이 지난 뒤의 일이었다. 의사들은 빌의 산소포화도를 높이기 위해 백방으로 노력했다. 박쥐와 코뿔소처럼 자세를 달리해서 눕혀보기도 했지만, 그 정도 조치로는 역부족이었다. 이제 크로아티아의 후덥지근한 여름으로 뛰어들 차례였다. 그곳에서 털 속에 바람을 품은 동물을 만나 해답을 구해야 했다.

# CHAPTER 10

# 얼굴에 닿는 바람

　　　　　　　　　만약 기온이 아주 조금만 더 높았더라
면, 우리는 구워지다 못해 그만 숨이 끊어졌을 것이다. 찌는 듯이 무
더운 여름날이었다. 우리는 크르카<sup>Krka</sup> 폭포라는, 크로아티아의 암석
이 빚어낸 물줄기를 찾아가고 있었다. 물소리에 맞춰 가파른 오르막
을 한 걸음 한 걸음 디딜 때마다, 발밑에서 퍼석퍼석한 땅이 먼지구름
을 피워 올렸다. 귀뚜라미가 시끄럽게 울어댔지만, 눈에 보이지는 않
았다. 그늘은 찾아도 찾아도 나타나지 않았고, 약하디약한 실바람조
차 어디론가 자취를 감추었다.

　오르막 중턱에 이르자, 앙상한 고목나무 아래서 여인이 홀로 꽃을
팔고 있었다. 노란 꽃들 위로 가지들이 엷은 그늘을 드리웠다. 요즘
에는 사람들이 꽃을 사지 않는다. 갈수록 더 뜨겁게 내리쬐는 햇볕에,
머리가 편두통으로 지끈거렸다. 하지만 풍경은 너무도 수려했다. 초
록빛 강물 안에서 물고기가 유유히 노닐었다. 제비들이 내려와 수면

을 스치고는 하늘 높이 날아올랐다. 햇볕에 피부가 그을은 웨일스 합창단을 연상시키는 한 무리의 가수들이, 땀에 흠뻑 젖은 관광객들의 막바지 등반길을 크로아티아 전통의 조화로운 화음으로 응원하고 있었다. 언덕을 오르는 개미 떼처럼 줄지은 사람들이 오직 정상을 향해 나아가고 있었다. 그리고 정상에서 바라본 풍경은 이루 말할 수 없이 아름다웠다.

푸르른 강물 속으로 새하얀 물줄기가 쏟아져 내렸다. 더위를 누그러뜨리고, 모든 것을 더 근사해 보이도록 만드는 경관이었다. 뜻밖에 나는 이 지독히 뜨겁고도 아름다운 장소를 깊이 사랑하게 되었다. 그때 그것이 급강하했다.

\*\*\*

나는 석탄광의 흔적이 여전히 남아 있는 웨일스 계곡 지대의 작은 공업도시에서 자랐다. 삶은 안온하면서도 단조로웠다. 학교에 가고, 자전거를 타고, 공원에서 놀다가, 주말 저녁이면 시내로 나가곤 했다. 가짜 신분증으로 종종 드나들던 디아이브스 펍에서 퇴짜를 맞으면, 갈 곳이 마땅치 않았다. 그럴 때면 아쉬운 대로 우리는 근처의 공중전화 부스를 찾고는 했다.

부스 안에는 모든 물음에 답해준다는 고급 전화번호부 서비스의 광고 포스터가 자랑스레 붙어 있었다. 그 저녁의 즐길 거리로는 썩 괜찮아 보였다. 나는 "인생의 의미는 뭐죠?"라는 진부한 질문을 던졌다.

다음은 내 친구의 차례였다. 네이든은 통념과 어긋나는 지식에 유달리 밝았다.

"세상에서 가장 **빠른** 동물은 뭐죠?" 네이든이 물었다. 이때까지만 해도 교환원은 우리의 비위를 잘 맞춰주고 있었다.

얼핏 너무 간단해 보이는 이 질문에, 짐작건대 교환원은 별다른 의심 없이 치타라고 답한 듯했다. 하지만 네이든은 호락호락하지 않았다.

"아뇨. 틀렸어요! 그건 겨우 열한 번째로 **빠른** 동물이거든요!" 그가 말했다.

"두 번의 기회를 드리죠. 대신 틀리면 저희 돈을 돌려주셔야 합니다!"

"아니요, 사자도 아니죠. 사자는 겨우 열아홉 번째인걸요! 자, 이제 마지막 기회!"

"어허! 독수리라. 거의 맞히셨네요. 독수리는 두 번째니까요. 하지만 결국 또 틀렸죠! 저희가 이겼어요. 자, 이제 저희 돈을 돌려주시죠!"

작은 도시에서 거둔 작은 승리에 불과했지만, 그 답은 스물다섯 해 동안 내 뇌리에서 떠나지 않았다. 정답은 송골매였다. 그리고 나는 크르카 폭포의 쏟아지는 물줄기 위에서 급강하하는 그 새를 보려고, 태양이 이토록 뜨겁게 작열하는 날에 그곳을 찾아갔다. 어쩌면 이 송골매는 빌에게 도움을 줄 수도 있었다. 산소마스크를 쓰고 병상에 엎드려 코로나19를 상대로 승산이 희박한 싸움을 벌이고 있는 그에게 승리의 열쇠를 가져다줄 수도 있었다.

*＊＊＊*

송골매peregine falcon는 북아메리카의 매다. 여기서 'peregrine'은 '방랑자'를 뜻하는 라틴어에서 나왔는데, 그 새가 이주하는 습성이 반영된 표현이다. 송골매는 지구상에서 가장 빠른 동물이다. 급강하할 때의 속도는 시속 386킬로미터에 육박한다. 하지만 가장 높이 나는 동물은 따로 있다. 그리폰 독수리가 바로 그 주인공이다.

고도 3만 7천 피트 상공을 나는 비행기에서 플라스틱 식기를 들고 미리 포장된 음식을 먹으며 창밖으로 새를 내다보는 장면을 상상하는 사람은 드물 것이다. 하지만 이 고도에서 새를 목격하는 일은 의외로 흔하다. 기록상 가장 높은 하늘에서 발생한 버드 스트라이크는 2014년 5월 19일 인디애나주의 고도 4만 피트 상공을 지나던 상용 화물기에 새가 부딪힌 사고였다. 관제탑과의 통신 기록에 의하면, 문제의 보잉 767 화물기 조종사는 차분하고도 웃음기 어린 목소리로 이렇게 말했다. "믿거나 말거나 방금 새 한 마리가 와서 부딪혔습니다. 왼쪽 윈드실드에요. 우리는 괜찮습니다. 윈드실드에 내장이 붙어 있고, 창문 바깥쪽 판에 금이 가기는 했군요. 아무래도 저 새, 산소가 과했나 봅니다."

이런 고도에서는 대기에 포함된 산소의 양이 해수면에 비해 5분의 1에 불과하다. 한데 어떻게 새들은 그 희박한 대기에서 산소를 양껏 들이쉬는 것일까? 단순히 항공기 배기가스의 미립자물질을 들이마시는 것만으로도, 내 집요한 동물 탐구의 시발점인 배리의 비스킷 사건에서 보듯이, 생명은 위태로워질 수밖에 없다. 내가 집중치료실에서 종종 수행하는 업무 중 하나는, 광섬유 카메라로 폐 속 깊은 곳을 들여다보며 약물 과다 복용 환자가 잘못 삼킨 음식물이나 교통사고 환자의 기도로 넘어간 치아 조각을 빼내는 것이다. 자, 이쯤에서 이 책 도입부에 나왔던 질문으로 돌아가보자. 왜 새들은 비스킷이나 날파리 같은 것들을 들이마셔도 사레가 들리지 않을까?

왜냐하면 새들은 일종의 동축 호흡 시스템coaxial breathing system을 갖추었기 때문이다. 새들이 숨 쉴 때 공기는 단순히 하나의 호흡관을 통해서 들어갔다가 나오는 것이 아니라, 둥글게 돌고 돈다. 다시 말해 비스킷 조각이 들어갔다가도 돌아 나오게 되어 있다는 얘기다. 설령 이물질이 박힌다 하더라도 폐의 여러 부위에서 가스 교환이 이뤄지기 때문에 새는 여전히 산소를 들이마실 수 있다.

새들의 이 순환 호흡(관악기 연주자나 가수가 코로 숨을 들이마시는 동시에 입으로 숨을 뱉어 호흡을 멈추지 않고 연주하는 기법을 뜻하기도 한다―옮긴이) 시스템은 그 어떤 디저리두(오스트레일리아 원주민들이 연주하는 길이가 아주 긴 민속 목관 악기―옮긴이) 연주자와 견주어도 뛰어날 뿐 아니라 다른 이점도 보유하고 있다. 120센티미터 크기의 독수리가 예의 그 비행기에 부딪히기 직전에 혈중에 품고 있던 산소의 양은, 지표면 고도에서 생활하는 인간에 비해 기껏해야 아주 조금 낮았을 것이다. 그것이 가능한 이유는 독수리의 헤모글로빈이, 태반 속 낮은 산소 농도에 적응하는 인간 아기의 헤모글로빈과 형태가 유사하다는 데 있다. 덕분에 산소는 압력이 낮은 대기에서 그 새의 혈액 속으로 보다 원활히 유입될 수 있다. 또한 새들의 동축 호흡 시스템은 신선한 공기가 신선한 혈액에 소중한 산소를 물 흐르듯 끊임없이 공급할 수 있게 해준다. 그런고로 배리와 달리 그리폰 독수리는 심지어 4만 피트 상공에서 비스킷을 들이마시더라도 집중치료실 신세를 모면할 수 있는 것이다.

물론 인간의 폐가 지닌 해부학적 구조를 그리폰 독수리와 똑같이 바꿀 수는 없다. 하지만 시속 386킬로미터로 급강하하는 송골매에게서 얻은 교훈을 바탕으로, 가령 빌처럼 코로나19로 사경을 헤매고 있는 환자들을 돌볼 수는 있다.

\*\*\*

사십 줄에 들어서면서 내 운동경기 능력은 급격히 퇴화되었다. 뛰어난 선수로 인정받는 지름길 중 하나는 자기 나이대의 사람들이 일반적으로 회피하는 종목을 선택하는 것이다. 내가 매진한 종목은 1980년대에 인기를 끈 스쿼시였다. 당시 사무직 노동자들은 체력이 부실한 사장에게 일부러 져주며 호시탐탐 승진의 기회를 노리곤 했다. 이제 내 라켓은 다락에 처박혔지만, 나는 다른 방식으로 건강을 유지하려 애쓰고 있다.

크로스핏을 시작한 이후로 나는 최적의 호흡법과 관련해서 많은 것을 배웠다. 특히 고관절 치환술을 두 번이나 받은 76세의 여성 암환자가 나보다 더 무거운 역기를 들어 올린 날에는 더더욱 그러했다. 그 강습이 끝나고 평정을 되찾기 위해 나는 세 가지 다른 자세를 취했다. 자, 최근에 당신이 강도 높은 달리기나 체력 단련 운동을 했던 때를 떠올려보자. 그 운동을 마쳤을 때, 당신은 손을 어디에 두었는가? 그리고 어떤 행동을 했는가?

나는 우선 바닥에 누웠다. 부축을 받아 일어선 다음에는 몸을 앞으로 숙인 상태에서 손으로 허벅지를 짚고는 팔꿈치가 닭 날개처럼 바깥을 향하도록 했다. 그러곤 오므린 입술 사이로 숨을 끝까지 길게 내쉬었다. 몇 분 뒤에는 똑바로 일어선 상태에서 양손을 펼친 채로 허리께에 얹었다. 크르카 폭포의 꼭대기가 가까워졌을 무렵, 나는 마지막 힘을 짜내기에 앞서 바로 그 자세들을 취했다. 왜 그랬을까?

바닥에 눕는 단순한 동작은, 폐로 가는 공기와 혈액의 흐름을 근본적으로 변화시킴으로써 산소가 조직에 더 잘 공급되게 해준다. 코뿔소 발을 굵은 밧줄로 묶어 거꾸로 매달았을 때처럼 말이다.

가슴을 받치는 동작은 각 숨의 말미에 폐 속에 남아 있는 공기의 총량을 증가시킨다. 이를 일컬어 기능잔기용량(들숨용량)functional residual capacity이라 하는데, 그렇게 저장된 산소는 아픈 근육에 활력을 불어넣을 뿐 아니라, 중환자의 생존에도 도움이 될 수 있다. 입술을 모으는 동작은 각 숨의 말미에 폐 내부의 압력을 상승시킨다. 이른바 이 호기말양압(날숨끝양압)positive end exploratory pressure(PEEP)은 보다 원활한 가스 교환에 기여한다. 아무 응급실이든 들어가서 돌아다녀보라. 이런 자세를 취하고 있는 천식이나 만성 폐쇄성 질환 환자들을 어렵지 않게 만나볼 수 있을 것이다. 또한 대체로 그들은 병상에서 테이블에 상체를 기댄 채 입술을 꼭 오므리고 있을 것이다.

의료 장비로도 중환자의 폐에 이러한 변화들을 상당 부분 유도할 수 있다. 지속적 상기도 양압기Continuous positive airway pressure(CPAP)는 팬데믹 기간에 수백만 명의 환자에게 사용되었다. 지속적 상기도 양압기를 적용하면 생명유지장치의 필요성이 감소할 뿐 아니라 환자의 목숨을 구할 수도 있다는 사실이 연구 결과를 통해서 밝혀졌다. 수요가 증가함에 따라 2020년 초에는 진공청소기며 비행기 등을 제조하던 공장들이 발빠르게 생산 라인을 조정하기도 했다.

그러나 지속적 양압기의 답답하리만큼 꽉 끼는 마스크는 불편하고도 거추장스러웠다. 코에 상처를 내는가 하면, 먹고 마시고 말하는 행위를 방해했다. 현재 사용할 만한 대안적 요법으로는 고유량 비강 산소요법high-flow nasal oxygenation이 있다. 원래 이 요법은 1985년 인간이 아닌 말을 위해서 개발되었다. 아무래도 얼굴이 길고 몸무게가 1톤에 달하는 경주마에게는 꽉 끼는 마스크가 적합하지 않았고, 그래서 정예 경주마에게 흔히 발생하는 운동 유발 폐출혈의 예방을 목적으로 새로운 기술이 고안된 것이었다. 인간에게도 그 요법이 널리 적용되기 시작한 것은 그로부터 약 10년이 지난 뒤였다. 비록 지속적 양압기보다는 효과가 떨어지지만, 혈중 산소량을 높이는 데는 얼마간 도움이 되었다. 공기를 빠르게 코로 밀어 올릴 때의 느낌은 스카이다이빙을 2배 빠른 속도로 할 때의 느낌과 같다. 그러니까 송골매가 급강하할 때처럼 말이다.

하지만 먼저 고백할 것이 있다. 발리행 비행기에서 채식주의자로 거듭난 때로부터 1년 후, 나는 베이컨을 먹었다. 그리고 이제부터 그 이유를 말하려 한다.

＊＊＊

나는 '싱어'라는 성을 가진 두 사람 때문에 크리스마스를 망친 적이 있다. 그중 첫 번째 인물인 머빈 싱어<sup>Mervyn Singer</sup> 교수는 탁월한 연구자이자 내 박사학위논문의 심사위원이었다. 나는 패혈증을 면역학적으로 설명하기 위해서 3년이라는 세월을 바쳤다. 어리석게도 나는 그 세계적 전문가야말로 이 주제를 놓고 나를 심문할 적임자 중의 적임자라고 여겼다. 하지만 이는 심각한 오판이었다. 마치 전화 찬스도 상금도 없는 데다가 까다롭기 짝이 없는 문제들만 출제하는 〈퀴즈쇼 밀리어네어<sup>Who Wants to Be Millionaire?</sup>〉의 출연자가 된 듯한 기분을, 무려 3시간 동안이나 느껴야 했으니까 말이다. 이어지는 크리스마스 연휴를 나는 논문을 수정하는 작업에 몽땅 할애해야 했다. 에그노그를 마시며 성탄을 축하하기는커녕 텔레비전 재방송을 보거나 보드게임을 할 시간도 없었다. 평범한 가족의 크리스마스를 구성하는 필수적 요소들을 모조리 잃어버린 기분이었다. 하지만 과학자들이 비판을 즐기든 즐기지 않든, 과학의 발전은 틀린 답들을 토대로 이뤄져왔다. 변화와 유턴은 과학이라는 시스템이 망가진 게 아니라 제대로 작동하고 있다는 증거다. 그 예정에 없던 크리스마스 계획은 궁극적으로 내 연구의 완성도를 훨씬, 훨씬 더 높여주었다. 머빈 싱어 교수는 옳았다.

두 번째 싱어는 단 한 번의 크리스마스를 망치는 정도로 그치지 않았다. 그는 미래의 내 모든 크리스마스를 망쳐놓았다. 이제 70대 중반에 접어든 멜버른의 피터 싱어<sup>Peter Singer</sup> 교수는 가느다란 흰머리에

빽빽하고 진한 눈썹이 인상적인 인물이다. 그의 양친은 빈 출신의 유대계 이민자였다. 의사였던 모친은 정신 질환자를 가르치는 일에 대한 관심이 각별했다. 그런가 하면 부친은 커피 애호가였음에도 불구하고 '호주 사람들은 커피를 마시지 않는다'는 이야기를 듣고는 홍차 수입업에 뛰어들었다. 1940년대에는 사업을 확장할 목적으로 올바른 커피 추출법에 관한 글을 잡지에 기고하는 한편 참신한 레시피를 개발하기도 했는데, 내가 지금 마시고 있는 플랫 화이트가 바로 그 결과물이다.

의사가 되기에 앞서 의료법을 공부하던 와중에 나는 피터 싱어의 저서 『실천 윤리학Practical Ethics』을 읽게 되었다. 전통적인 윤리학 책들의 모호한 문장들과 달리 싱어의 문장들은 선명했다. '아마도'를 남발하며 어물쩍 넘어가기보다는, 난해하고도 실질적인 여러 윤리적 딜레마에 대해서 확고한 답들을 제시하고 있었다. 생각하지 않으려 해도 자꾸만 머릿속을 맴도는 여름 노래처럼, 싱어의 주장들은 내 뇌리에 깊숙이 파고들었다. 너무도 정연한 그의 논리는 이후로 끈질기게 내 마음속에 머물렀다.

하지만 싱어의 저서 가운데 앞서 언급한 내 논문 「채식주의 생체해부자」의 토대가 된 책은, 1975년 출간되어 패러다임의 전환을 촉발한 『동물 해방론Animal Liberation』이었다. 논문에서 나는, 동물실험은 매우 제한된 환경에서 여전히 도덕적 허용이 가능하지만, 고기를 먹는 행위는 정당화될 여지가 없다고 주장했다. 편리하게도 나는 이 결론을 잊어버렸다. 아니면 적어도, 열다섯 해 뒤에 발리를 방문할 때까지는 도덕적 위선을 선택했거나.

싱어는 유년 시절부터 동물을 각별히 아꼈다. 대학 시절 어느 연구원에게서 받은, 은퇴한 실험용 쥐에게는 '라타투이'라는 이름을 붙여주었다. 동명의 디즈니 애니메이션이 나오기도 전이었는데 말이다. 라타투이는 싱어의 스웨터 안에서 기어다니기도 하고 어깨에 올라앉기도 했다. 캐나다 학생 리처드 케션과의 점심 식사는, 이후로 싱어의 삶과 수백만 명의 점심 식사를 바꿔놓았다. 현재는 케이프 브레턴 대학교에서 교수로 재직 중인 케션은 당시 점심 메뉴로 샐러드를 선택했는데, 스파게티 소스에 고기가 들어 있다는 것이 이유였다. 이후 두 사람은 그 문제에 대해 의견을 주고받았고, 결국 그 스파게티 소스는 싱어가 먹은 마지막 고기가 되었다.

싱어가 채식주의를 장려하는 이유는 다양하지만, 그의 기본적인 주장은 고통을 느낄 수 있는 동물에게 괴로움을 주지 말자는 것이다.

"고통은 고통이다." 싱어는 논리적으로, 냉철하게 말한다. "불필요한 고통과 괴로움을 방지하는 일의 중요성은, 그 대상이 인간이 아닌 존재일지라도 감소하지 않는다."

이에 반대하는 입장은 그 어떤 이유를 대더라도 종 차별주의에 지나지 않는다고 그는 일갈한다. 인종주의와 성차별주의, 연령차별주의를 비롯한 모든 주의는 무의미한 특징들에 기반한 부당한 관점이다. 비인간 동물에 대한 처우 역시, 그 이유가 문제의 동물이 괴로움을 느낄 수 있느냐 없느냐가 아니라 어떤 종이냐에 기반한다면 종차별주의에 해당한다.

물론 동물을 먹지 말아야 하는 근본적 이유는 고통이지만, 그것 말고도 이유는 얼마든지 존재한다. 식육 제품의 가공 방식은 지극히 비경제적이다. 심지어 가장 효율적인 동물로 알려진 닭조차도 단 1칼로리의 열량을 생산하는 데 9칼로리의 열량 공급을 필요로 한다. 달리 말하면, 9배 분량의 물과 땅과 모이와 살충제를 요한다는 얘기다. 붉은 고기는 상황이 훨씬 더 나쁘다. 운송 절차나 먹이 생산, 도축 방법과 관련된 문제까지 갈 것도 없다. 예컨대 식육가공 공장의 폐수가 유입되는 강 하구 주변에 생물이 살 수 없는 죽음의 띠<sup>dead zone</sup>를 형성하는 식으로 물리적 환경에 가축 배설물이 미치는 영향은 차치하고서라도, 고기 생산은 지구의 기후변화에 대한 기여도가 대략 15퍼센트에 달한다.

건강한 가축은 대체로 사는 동안 매일매일 항생제를 투여 받는다. 항생제의 총 사용량에 대한 식육 산업의 기여도가 70퍼센트에 달하는 이유다. 세계보건기구가 항생제 내성을 일컬어 "현대 의학의 죽음"이자 "세계가 직면한 가장 큰 위협"이라고 했다는 사실을 고려할 때, 이는 그 자체로 우리가 방향을 전환할 당위적 이유가 된다.

그럼에도 동물의 살에 대한 수요는 해마다 증가하는 추세다. 지금과 같은 경향이 지속된다면, 2050년 즈음에는 고기의 생산량을 현재보다 2배로 늘려야 할 판이다. 아, 그리고 이와 별개로, 식육 생산은 향후 또 다른 팬데믹의 감염 경로가 될 가능성이 대단히 높다. 간절히 바라건대, 제2의 코로나19 사태는 막아야 한다.

그렇게 피터 싱어는 내 미래의 크리스마스를 망치는 데 가세했다.

그리고 나는 이를 매우 감사히 여긴다. 나는 살아 있는 동물과 교감을 나누고 싶다. 단지 맛있다는 이유로 접시에 오른 동물을 씹어 삼키는 것이 아니라. 그렇지만 나는 베이컨 샌드위치를 먹었다.

긴 하루가 끝나가던 무렵이었다. 그날 당직 중에 나는 마흔 살도 채 되지 않은 환자 3명을 코로나19로 잃었다. 그들의 아이들이 떠나는 엄마 아빠의 손을 잡고 작별을 고하며 사랑한다고 말했다. 어쩌면 그 베이컨은 과거를, 내가 지나온 과거, 코로나19가 없던 세계의 과거를 지탱하는 버팀목이었는지 모른다. 어쩌면 나는 그저 맛이 좋아서, 그날 동물의 괴로움에 눈감아도 될 만큼 많은 인간의 괴로움을 목도했다는 이유로, 그 베이컨을 입에 댔는지도 모른다. 하지만 괜찮다. 나는 도덕적 슈퍼히어로가 아니니까. 살면서 나는 그리 자랑스럽지 않은 일들, 내 아이들에게 비밀로 하고 싶은 일들을 저지른 적이 더러 있다. 되지못하게 행동하던 날들도 있었다. 하지만 그 또한 괜찮다. 인간에게는 누구나 그런 날들이 있는 법이다.

관건은 해를 거듭할수록 그와 같은 날들의 수를 줄여나가는 것이다. 고기 대체식품 구매자의 90퍼센트 이상은 채식주의자가 아니다. 단지 기후변화나 동물의 괴로움에 대한 윤리적 책임감 때문에 고기 소비를 줄이려는 사람들이다. 하지만 이들 역시 도덕적 슈퍼히어로는 아니다. 오히려 그렇기 때문에 나름대로 최선을 다하는 것이다. 만약 친구네 집에 놀러 갔는데 그 집에서 구운 스테이크를 내놓는다면, 나는 기꺼이 그 고기를 먹을 것이다. 하지만 평상시에는 싱어의 논리적인 주장 덕분에 고기 대신 버섯을, 동물의 고통 대신 기쁨을, 더 맛있는 세상 대신 더 안전한 세상을 택할 것이다.

이제 고기 대체식품이 동물 고기에 비해 더 저렴하고 맛도 뒤지지 않는 시대가 멀지 않았다. 심지어 내로라하는 식육 가공업체들이 "동물 없이도 고기를 만들 수 있다면, 그러지 않을 이유가 없다"는 발언을 하기도 했다. 그렇다면 윤리적 주장을 떠나서, 공장 혹은 실험실에서 기른 단백질이 더 싸고 더 좋고 더 안전할 수도 있을 것이다.

모쪼록 이 책에서 동물의 생명력을 재조명하는 작업이, 사람들로 하여금 동물을 그저그런 종이나 비인간적 존재가 아닌 우리 곁에서 살아가는 생명체로 여기도록 만드는 계기가 되기를 바란다. 더불어 의학을 동물 의학 혹은 인간 의학이 아닌 하나의 의학으로 여기게 되기를 바란다. 자, 다시 송골매 이야기로 돌아가자.

\*\*\*

크르카 폭포 위 상공에서, 그 고독한 새는 관광객들이 헤엄치거나 아이스크림을 먹는 모습을 지켜보다가 이내 다시금 하늘로 솟구쳤다. 그의 예리한 두 눈이 멀리 낮은 하늘에서 맴도는 대륙검은지빠귀 한 마리를 포착해냈다. 송골매가 급강하하기 시작했다. 불과 몇 초 만에 속도를 0에서 시속 385킬로미터로 끌어올렸다. 이때 가해지는 힘은 중력의 15배로, 전투기 조종사가 경험하는 중력가속도의 2배가 넘는 수치다. 와중에 새가 얼굴로 느끼는 공기의 흐름은, 이륙 중인 초대형 여객기의 창밖으로 우리가 고개를 내밀었을 때 느낄 법한 풍속에 못지

않게 빠르다. 이렇듯 빠른 기류는 새가 급속히 낙하하는 동안 폐를 더 넓게 개방함으로써 호기말양압을 가하는 한편, 조직에 산소를 추가로 공급한다. 그러나 너무 빠르게 밀려드는 공기는 송골매의 눈과 귀에 다 폐까지 손상시킬 수 있다. 하지만 그런 일은 발생하지 않는다. 어째서일까?

1985년에 새로운 장치가 개발되었다. 본래는 말에게 쓸 용도였다. 꽉 끼는 마스크의 단점을 보완할 목적으로 개발된 이 고유량 비강 산소요법을 사용하면, 이제는 인간에게도 산소가 풍부한 공기를 분당 60리터의 유속으로 콧속에 불어넣을 수 있다. 송골매가 급강하할 때와 마찬가지로, 이 요법은 환자의 숨관 속 압력을 높여 폐의 기능을 개선하고, 호기말양압을 가하는 한편, 산소함량을 증가시킨다. 확실히 효과는 있었다. 하지만 곧 문제가 불거졌다. 환자들은 각막이 손상되고, 코에서 핏덩이를 쏟는가 하면, 심각한 이명(귀울림)에 시달렸다. 유량이 너무 많을 때는 폐 손상이 심화되기도 했다. 하지만 우리는 이런 문제들을 미리 예견할 수도 있었다. 그러니까 송골매가 얼굴에 부딪는 바람을 다루는 방식을, 진즉 눈여겨보았더라면 말이다.

급강하 중에 송골매는 콧속에 있는 일련의 부드럽고 유연한 조직교 tissue bridge를 팽창시킴으로써 폐의 손상을 방지한다. 이제 우리는 환자에게 들여보내는 공기의 유량을 신중히 조절함으로써 폐의 손상을 방지할 줄 안다. 급강하하는 송골매의 눈을 확대해서 들여다보면, 스카이다이버처럼 그 새도 보호용 고글을 사용한다는 것을 확인할 수 있다. 플라스틱 고글은 아니다. 투명한 세 번째 눈꺼풀이 각막을 보호함으로써 송골매가 뛰어난 시력을 유지하며 사냥감을 주시할 수 있게끔 해주는 것이다. 이제 병원에서는 눈 보호구와 젤을 사용해 각막의 손상을 방지한다. 강하 속도가 최고조에 달하면, 송골매의 귀는 마치 방풍 유리처럼 구부러지고 입은 밀려드는 공기를 습기로 과포화시킨다. 이제 우리는 환자에게 귀마개를 제공하는 한편, 호흡 장치에 초음파 가습기를 장착함으로써 입에 딱지가 앉는 현상을 방지한다. 하나같이 고생 끝에 습득한 기법들이다.

＊＊＊

우리는 모두 자신이 원하든 원하지 않든 유산을 남긴다. 시모무라 오사무의 반딧불이와 해파리는 이제 일본의 이런저런 선물가게에서 폭신한 문어 인형들과 더불어 기념품으로 팔리고 있다. 2013년, 오사무는 1945년 히로시마에 원자폭탄이 투하될 당시 B-29 폭격기에서 떨어지던 흰색 낙하산을 다시금 마주하게 되었다. 어느덧 그는 어린 학생이 아닌 노인이었고, 낙하산은 문제의 원자폭탄이 개발된 뉴멕시코주 소재 로스 앨러모스 국립연구소Los Alamos National Laboratory 산하 박물관에 전시되어 있었다.

오사무의 아들은 로스 앨러모스에서 컴퓨터 프로그래머로 재직 중이었다. 아들의 초청으로 오사무는 특별히 초대된 청중 앞에서 노벨상 수상 경험에 관한 연설을 하게 되었다. 그는 하마터면 자신을 죽일 뻔했던 기술이 개발된 건물 안에서, 자리를 꽉 메운 청중을 상대로 강연을 시작했다. 연설 직전에 오사무는, 약 70년 전 자신이 목격한 폭발을 추적할 기록 장비를 실어 나르던 그 낙하산의 그슬린 천을 손으로 쓸어 보았다. 연설 말미에는 예의 그 "전대미문의 사건들과 상황들, 과학 연구, 사람들, 여러 우연이 상상조차 하지 못한 결과들로 이어"졌다는 소회를 밝히기도 했다.

그 상상조차 하지 못한 결과들 중에는 빌의 사례도 포함되어 있었다. 군인으로서 그는 쿠바 미사일 위기 당시 또 다른 핵전쟁을 막기 위한 임무를 수행한 바 있었다. 역사의 긴 손은 오사무에게서 빌에게로 뻗어나갔다. 빛을 내는 동물들과 몸속 전쟁을 촉발한 면역요법 덕분에, 빌은 죽음의 문턱을 넘어 기적적으로 회생할 수 있었다. 빌이 소속된 미국 해병대의 표어는 "전투의 왕"이었다. 하지만 모든 전투에는 결국 끝이 있게 마련이다. 모든 왕은 왕관을 넘긴다.

코로나19는 나와 같은 보건의료 종사자를 비롯해 수백만 사람에게 유산을 남겼다. 힘든 시간을 견디고 다 같이 협력하며 기쁨과 상실을 겪어내는 동안, 이제 나를 포함한 다수의 보건의료 종사자들은 단지 세상에 태어난 사람에서 태어난 이유를 깨달은 사람으로 거듭나게 되었다.

2020년 1월 31일 빌 루트비히는 75세의 일기로, 10년 전 자신이 혁신적 암 치료를 받은 바로 그 병원에서 코로나19로 사망했다. 그의 장례식은 방역 정책을 따르느라 조촐하게 치러졌지만, 그런 상황에서도 상당한 금액이 세포면역치료센터에 기부금으로 전달되었다. 오사무와 빌은 생전에 세상을 바꾸었다. 그들의 손가락이 의학의 바다에 일으킨 잔물결은, 그들의 사후에도 여전히 우리 모두에게 파문을 일으키고 있다.

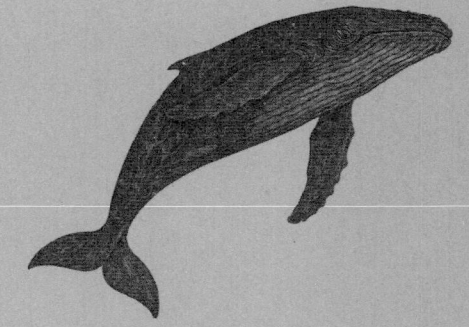

PART 3

바다

"이 행성을 지구라고 부르는 것은
참으로 부적절하다.
누가 봐도 분명히 바다인데 말이다."
– 아서 C. 클라크(SF 소설가, 미래학자)

# CHAPTER 11

# 개구리와의 입맞춤으로
# 생명을 구하는 방법

10년 전에 죽었던 사람치고 카스페르
는 눈에 띄게 건강해 보였다. 짙은 라운드넥 티셔츠를 입고 턱수염을
단정히 깎은 그 20대 중반의 남자는, 자전거 축소 모형과 마셜 스피커
가 놓인 소박한 소나무 선반을 배경으로 앉아 있었다. 만면에 다정한
미소를 머금은 채, 그는 덴마크 사람 특유의 노래하는 듯한 발성으로
거짓말 같은 이야기를 내게 들려주었다.

"십 년 전에 저는 아주 딴 사람이었어요." 그가 말했다.

"훨씬 더 어렸죠. 훨씬 더 죽어 있기도 했고요!" 나는 그의 심기를
조심스레 살펴가며 이렇게 맞받았다.

카스페르는 지난날 수학여행 중에 생긴 변고로 얼음 호수에서 구조
된 일곱 아이 가운데 한 명이었다. 이들은 모두 병원에 도착하기 전까
지 2시간이 넘도록 죽어 있었다. 하지만 개구리와 물고기, 고래, 도마
뱀 들 덕분에 카스페르와 친구들은 모두 다 살아남았다. 정말 그토록

오랜 시간이 지난 후에도 죽음을 무르는 일이 의학의 힘으로 가능한 것일까?

\*\*\*

카스페르가 되살아나기까지의 여정은 2월의 어느 추운 아침에 시작되었다. 어린이 13명과 교사 2명이 얼음 호수 위에서 학교 기록도 경신할 겸 드래건 보트를 타기 위해 코펜하겐에서 남쪽으로 1시간 거리에 있는 프레스퇴 피오르로 출발하면서였다. 학생들은 대체로 내키지 않으면서도, 대안인 8킬로미터 달리기보다는 그나마 낫다는 생각에 그 길을 따라나선 참이었다. 한데 기슭을 떠나 안쪽으로 2킬로미터쯤 이동했을 무렵, 북극의 돌풍이 그들의 길쭉하고 노란 보트를 얼음장 같은 물속으로 가라앉히고 말았다.

무선 통신 장치도 없었던 터라 구조를 요청할 길이 요원했다. 아비규환 속에서 다섯 아이가 섭씨 2도의 물에 근육이 뻣뻣하게 굳어버리기 전에 가까스로 기슭까지 헤엄쳐 나왔다. 카스페르의 열여섯 살짜리 친구 카테리네는 저체온 상태로 물초가 되어 혼란에 빠진 채 인근 숲을 헤매다가 발견되었다. 곧이어 헬리콥터 2대와 구급차 12대, 해안 경비대와 고기잡이배 여러 대가 그 소도시로 몰려들었다. 카스페르는 수영을 할 줄 몰라서 기슭으로 헤엄쳐 갈 수 없었다.

어부들이 소년 2명을 발견했다. 해안 경비대는 소녀 2명을 찾아냈다. 1시간 동안 유빙을 붙들고 있던 아이 3명을 헬리콥터가 권양기로 건져 올렸다. 일곱 아이 모두 온몸이 꽁꽁 얼어붙은 상태였다. 심장박동도 멎어 있었다. 구급대원들은 병원에 전화를 걸어 일곱 아이가 모두 사망했다고 말했다.

＊＊＊

소생술과 관련하여 의대생들이 초창기에 배우는 내용 중 하나는 "사람이 죽었더라도 체온이 따뜻하지 않으면, 아직 그 사람은 죽은 사람이 아니"라는 것이다. 이미 오래전에 알려진 바와 같이 심각한 저체온증은 사람을 죽은 것처럼 보이게 하는 한편, 심정지 상태에서 몸을 보호할 수도 있다.

사는 동안 적어도 한 번은 저체온증을 경험했을 법한 대표적 인사로는 예수가 있다. 겨울날 맨몸으로 구유에 누워 있던 아기 예수는 모르긴 해도 무척 추웠을 거라고 오스트레일리아의 연구자들은 이야기한다.* 12월 25일 나사렛의 기온은 섭씨 7도에 가까웠을 것으로 추정된다. 비록 예수가 태어난 날로부터 수백 년이 지난 후의 이차적 자료이긴 하지만, 런던 내셔널 갤러리National Gallery에 전시된 옛 거장들의 그림을 살펴본 연구자들은, 거의 모든 작품 속에서 예수가 옷을 전혀 혹은 거의 입지 않았다는 사실에 주목했다. 유향도, 황금도, 몰약도

---

* 티에히 코(Tieh-Hee Koh), 매리언 R 코(Marion R Koh), 「2004년 크리스마스의 으스스한 생각: 갓난아기 그리스도는 저체온증에 걸렸을까?(A chilling thought for Christmas 2004: might the newborn Christ have been hypothermic?)」, 《메디컬저널 오브 오스트레일리아》, 181호, 680~681쪽, 2004년.

메시아의 몸을 따뜻하게 지켜줄 수는 없었다. 저체온증은 다른 사람들을 예수처럼 죽음에서 되살리는 데에도 적잖은 공헌을 했다.

앤 그린Anne Greene은 옥스퍼드에 사는 22세의 하인이었다. 그는 주인집 손자의 아이를 임신하고도 그 사실을 알리지 않다가, 아기가 미숙아로 태어나 사망하자 후과를 두려워한 나머지 죽은 아이를 감춰 버렸다. 매섭도록 추웠던 1650년 12월 14일 옥스퍼드의 소 방목지에서 앤 그린은 수많은 군중이 지켜보는 가운데 살인죄로 교수형을 당했다. 당시를 묘사한 그림들을 보면 가족들이 앤의 두 발을 당기고 있는데, 이는 그의 고통을 한시라도 더 빨리 끝내주려는 마음에서 비롯된 행동이었다. 이후 교수대에서 내려진 앤의 시신은 관에 실려 옥스퍼드 대학교의 저명한 의학자 토머스 윌리스Thomas Willis의 (해부) 실험실로 이송되었다.

한데 몇 시간 뒤 관을 열어 보니, 앤 그린은 여전히 숨을 쉬고 있었다. 윌리스와 동료들은 환자의 소생에 도움이 될 만한 요법들을 생각나는 대로 동원했다. 뜨거운 독주를 목 안에 부었고, 담배 연기로 관장을 시도했으며, 피를 빼냈고, 깃털로 앤의 목구멍을 간지럽히기도 했다. 따뜻한 침대에서 12시간을 보냈을 무렵, 급기야 앤은 말을 하기 시작하더니 24시간 뒤에는 이런저런 물음에 막힘 없이 대답할 정도가 되었다. 법원은 앤에 대한 형 집행을 유예하기로 결정했고, 훗날 앤은 결혼해서 자식들을 낳아가며 15년을 더 살았다.

12장에서 우리는 혹한의 환경을 일상적으로 견디는 동물들을 만나볼 것이다. 그리고 이를 단서로 인간이 생명을 연장할 수 있는 방법들을 알아볼 것이다. 하지만 몸이 꽁꽁 얼어붙은 어린 날의 카스페르에게는 당장 살아나는 것이 급선무였다. 그러기 위해서 의사들이 가장 먼저 취해야 할 조치는 그가 숨 쉴 수 있도록, 그것도 개구리처럼 숨 쉴 수 있도록 돕는 것이었다.

* * *

코로나19 팬데믹 기간에 텔레비전 뉴스 화면은 생명유지장치를 연결한 환자들로 빼곡했다. 부디 시간이 그 전대미문의 병을 치유해주길 바라며, 산소가 풍부한 공기를 환자의 약해진 폐에 인위적으로 밀어 넣는 광경이었다. 600만 년에 걸친 인간 진화의 역사에서, 인간의 폐가 이 새롭고도 신기한 방식으로 호흡하게 된 것은 고작 70년 전부터였다.

자, 지금 바로 숨을 깊이 들이쉬어보자. 횡격막이 아래로 밀려 내려가는 것이, 또한 그와 동시에 갈비뼈 사이사이의 근육이 수축하면서 뼈들을 위아래로 당기는 것이 느껴질 것이다. 이러한 체계적 움직임은 우리의 탄력 있는 폐와 흉곽 사이에 자리하는 층들에 음압을 형성한다. 이 압력은 안쪽의 5억 개에 달하는 자잘한 공기 주머니로 보내져 공기를 끌어들인다. 이렇게 음압을 사용해 폐를 부풀리는 순간이 바로 공기가 숨이 되는 시점이다.

내 첫 저서『의학의 최전선에서』에는 비비라는 12세 소녀의 이야기가 나온다. 비비는 코펜하겐에 소아마비가 유행하던 1952년에 세계 최초의 집중치료실 입원 환자가 되었다. 비비는 스스로 호흡할 수 없었다. 의료진은 아이의 목에 구멍을 낸 다음, 숨관에 고무 주머니를 연결했다. 그런 다음에는 의대생들이 그 주머니를 짜서 공기를 폐 속으로 밀어 넣었다. 다시 말해 정반대의 방법, 즉 양압을 사용한 호흡으로 비비의 생명을 유지한 셈이다.

비비의 치료 이후로 우리는 이 새로운 호흡 기술이 인간의 폐에 무슨 작용을 하는지를 알게 되었다. 하지만 코로나19를 비롯한 질환에 걸린 환자의 목숨을 구하는 생명유지장치도, 어떻게 사용하느냐에 따라 자칫 죽음을 부르는 기계로 돌변할 수 있다. 병원에서 실습 교육을 받기 시작했을 무렵, 나는 이 새로운 호흡 방식의 부작용으로 인한 환자들의 죽음을 목도한 바 있다. 애초에 인간의 폐는 그러한 힘이 가해지도록 설계되지 않았다. 폐의 섬세한 내벽은 양압이 조직에 가하는 전단응력으로 인해서 찢기고, 갈라지고, 붓고, 흉터가 남는다. 자잘한 공기 주머니들이 터지며 공기가 심장 주변이나 피부 속으로 빠져나가기도 하고 심지어 얼굴을 부풀리기도 한다. 과도하게 축적된 공기가 심장을 짓눌러 환자가 사망하는 사태를 방지하기 위해서 그간 나는 숱하게 플라스틱 관을 삽입해야 했다.

하지만 브라질의 물 개구리와 아프리카의 도마뱀은, 그리고 심지어 우리 집 개 체스터마저도, 이러한 장치를 안전하게 사용하는 요령을 알고 있다. 이 동물들은 4억 년이 넘는 세월 동안 양압을 이용해서 호흡해왔다. 그리고 이들은 모두 카스페르를 도울 것이다.

카스페르가 심장이 뛰지 않는 꽁꽁 언 몸으로 병원에 도착하자마자, 의사들은 매우 중대한 결정을 내렸다. 카스페르가 죽었으나 체온이 따뜻하지 않으니 아직은 죽지 않았다고 판단한 것이다. 그들은 응급실을 채우고 있는 일곱 아이가 모두 죽었으나 체온이 따뜻하지 않으니 아직은 죽지 않았다고 판단했다. 정말이지 길고 긴 하루였다. 병원 전체가 아이들의 피와 몸을 안전하게, 서서히 데우는 비상한 여정에 돌입했다. 하지만 카스페르와 친구들을 살리기 위해서는, 무엇보다 폐를 보호하는 일이 우선이었다.

보통 사람 가운뎃손가락 크기의 작고 유연한 플라스틱 관이 카스페르의 성대문을 지나 숨관 속으로 삽입되었다. 이 호흡관은 산소가 풍부한 공기를 가압해 카스페르의 폐 속으로 짜넣는 생명유지장치와 연결되었다. 공기가 드나드는 리듬에 맞춰 카스페르의 가슴이 오르락내리락했다. 카스페르의 폐가 이처럼 음압 대신 양압을 사용해 호흡한 것은 그의 생을 통틀어 그때가 처음이었다.

카스페르의 담당 의료진은 생명유지장치가 유발할 수 있는 손상에 대해 알고 있었다. 일찍이 그들은 관련 연구에 협력한 적이 있었다. 요컨대 손상을 예방하기 위한 핵심은 보통 사람을 기준으로 400밀리리터, 그러니까 맥주 한 캔 정도 용량의 적은 공기를 사용하는 것이었다. 이렇게 하면, 폐가 늘어나면서 발생하는 손상을 줄이는 한편 공기압을 적절히 제한할 수 있었다. 또한 덕분에 카스페르와 친구들은 혈액이 서서히 데워지는 동안 생명유지장치에 여러 날 동안 안전하게, 폐가 망가지지 않은 상태로 연결되어 있을 수 있었다.

당시 의료진이 미처 알아차리지 못했던 부분은, 자신들이 태고의 동물들과 머나먼 정글의 부족들이 이미 사용하던 방법을 토대로 카스페르에게 두 번째 삶의 기회를 제공했다는 사실이었다.

＊＊＊

의과대학 수료 과정을 얼마간 이수한 학생에게는 약 6주간 학교 밖에서 자신이 선택한 주제에 관해 연구할 기회가 주어진다. 내 동급생 가운데 일부는 카디프의 경비가 삼엄한 감옥에 들어가 교도소 의무관들을 그림자처럼 따라다녔다. 그런가 하면 날씨가 궂은 웨일스의 산악지대에서 야생의학wilderness medicine(오지나 험지와 같이 극도로 열악한 환경에서 환자를 치료하는 법을 연구하는 의학의 한 분야―옮긴이)을 공부한 동기들도 있었다. 나는 수업 전 늦은 밤부터 이른 아침까지 술집에서 일해가며 모은 돈으로 브라질에 갔다. 그곳에서 코파카바나 해변을 내려다보며 사람면역결핍바이러스HIV 양성인 성 노동자들과 약물 중독자들을 살폈다. 수녀회가 운영하는 자선병원에 가면 그런 사람들이 수두룩했다. 와중에 이따금 범상치 않은 상대와 대면하기도 했는데, 기껏해야 완두콩만 한 몸집의 브라질 금개구리도 그중 하나였다.

우리의 만남은 리우데자네이루에서 출발해 덜컹거리는 버스와 그보다도 더 덜컹거리는 보트를 타고 세계 각지에서 온 낯선 이들과 함께 4시간에 걸쳐 이동하던 길에 이루어졌다. 뱃멀미에 시달리는 가운데서도 나는 밀림이 우거진 구릉지와 그 아래 펼쳐진 분가루처럼 새하얀 모래벌판, 그 백사장에 둘러싸인 푸른 석호와 물속에서 노니는 수많은 열대어를 눈에 담았다. 우리가 향하는 곳은 일랴그란지<sup>Ilha Grande</sup>라는 아름다운 섬이었다. 하지만 그곳의 역사는 풍경과 달리, 아름답지 않았다.

처음에는 노예 무역항으로, 그러다 19세기 말엽에는 유럽 이민자들을 태워 나르는 배들의 검역항으로 쓰이던 일랴그란지섬은, 후에 브라질에서 가장 위험한 범죄자들을 수용하는 교도소로써 칼데이랑 두 디아부<sup>Caldeirão do Diabo</sup>, 즉 '악마의 가마솥'이라고 불리게 되었다. 1994년 그 교도소가 대문을 닫아걸기 전에는, 브라질에서 막강한 세력을 휘두르던 마피아 중 하나인 코만두 베르멜루<sup>Comando Vermelho</sup>가 이 외딴섬에서 조직되기도 했다.

정글의 좁고 구불구불한 길을 따라, 구석구석에서 나오는 기묘한 소음을 들으며 3시간을 걸은 끝에, 그사이 서로 친구가 된 우리 일행은 로페스 멘데스<sup>Lopes Mendes</sup>라는 이름의 푸른 석호에 다다랐다. 변변한 술집이나 식당, 일광욕용 의자도 없는 그곳은, 어쩌면 오히려 그 이유 때문에, 무려 2천 곳 이상의 해수욕장을 보유한 브라질에서 최고의 해변으로 선정되고는 한다. 호스텔로 돌아가 카이피리냐 칵테일로 목을 축이고 있자니, 의과대학은 멀고 먼 세상처럼 느껴졌다. 아닌 게 아니라 8천 킬로미터도 넘게 떨어져 있기는 했다. 바로 그때, 작은 완두콩만 한 개구리 한 마리가 내 왼발 위로 솜털처럼 가볍게 뛰어올랐다. 어림짐작으로 나는 혹시 그것이 브라질 금개구리냐고 브라질 여성인 바텐더에게 물었다. 마침 나는 버스에서 그 개구리에 관한 내용을 읽고 온 참이었다.

"맞아요." 바텐더가 빙긋 웃으며 포르투갈어로 말했다.

"이곳이 괜히 금개구리 호스텔The Golden Frog Hostel이겠어요?"

\*\*\*

크기가 작기는 해도 이 개구리는 때때로 굉장히 공격적이다. 특히 수컷은 싸움 중에 이따금 혀로 상대의 장기를 끄집어내기도 한다. 물론 내 하이킹 부츠를 상대로 그런 짓을 벌일 리는 만무했지만, 나는 그 개구리가 숨 쉴 때마다 부풀었다 쪼그라들었다 하는 큰 입 아래께를 주의 깊게 살펴보았다.

브라질 금개구리는 여타의 동류 양서 동물과 마찬가지로 3가지 방식을 통해 산소를 받아들이고 이산화탄소를 내보낸다. 물속에 있을 때는 얇은 피부가 외부의 폐처럼 작용한다. 입속에 있는 투과성 내벽을 통해서도 가스 교환이 가능하다. 하지만 대부분의 호흡은 카스페르의 생명유지장치가 작동하는 원리와 유사한 메커니즘을 통해서 이루어진다.

인간처럼 개구리도 처음에는 콧구멍으로 공기를 끌어들인다. 이런 식으로 입 아래의 유연한 부위를 부풀리고 채우는 과정에서 특유의 풍선처럼 볼록한 형상이 만들어지는 것이다. 하지만 이 공기를 폐 속으로 빨아들일 수는 없는데, 개구리에게는 횡격막이라는 강력한 근육성 막이 없기 때문이다. 대신에 개구리는 숨관이 열릴 때 입 근육을 수축 시킴으로써 양압을 사용해 공기를 폐 속으로 밀어 넣는다. 고로 내 발 위의 작디작은 브라질 금개구리는, 이를테면 카스페르와 같이 생명유 지장치에 연결된 환자들이 호흡하듯이 호흡하고 있었다.

개구리는 집중치료실 진료를 담당하는 교수들에게 상당한 지식을 제공할 수 있다. 폐가 오로지 음압 환기만 하도록 적응된 인간과 달리, 개구리는 수백 년에 걸쳐 고유의 환기 방법을 완성시켰다. 개구리의 호흡은 공기의 흐름과 용량 면에서 모두, 최근 과학자들이 생명유지장치에 연결된 인간 수천 명을 연구하여 알아낸 내용과 정확히 상통한다.

개구리가 호흡할 때 사용하는 공기의 용량은, 몸의 크기에 비례하여 환산할 경우, 인간에게 있어서 최적의 용량인 400밀리리터와 정확히 일치한다. 그뿐 아니라 공기를 호흡기 안으로 들여보내는 방식도, 수십만 파운드를 호가하는 현대식 생명유지장치가 사용하는 방식과 정확히 일치한다. 개구리식 호흡법은 이를테면 비비처럼 소아마비를 이겨낸 환자들에게도 사용되었는데, 횡격막이 아직 약한 시기에 그들의 폐에 추가로 공기를 불어넣기 위해서였다.

카스페르를 치료한 의사들은 생명유지장치가 전달하는 공기의 용량을 신중히, 즉 개구리의 호흡 용량과 비율 면에서 일치하도록 면밀히 계산했다. 카스페르의 가슴이 위로 들릴 때마다 감시장치의 밝은 화면에서는 공기가 흐르는 양상을 보여주었다. 내 발 위 작은 개구리의 몸속에서도 공기는 그렇게 흐르고 있었다. 비유하자면, 카스페르는 개구리와의 입맞춤 덕분에 딱 알맞은 양의 공기를 받아들임으로써 자신의 생명을 지켜내고 있는 셈이었다.

*\*\**

개구리와의 입맞춤만이 인간의 생명을 구할 수 있는 건 아니다. 심각한 폐질환 환자에게는 생명유지장치를 사용해 100퍼센트의 산소를 들여보내는 방법조차 소용이 없을 공산이 크다. 팬데믹이 최고조에 달했던 시기에 야간 근무를 서다 보면 입원 환자들의 산소포화도가 70퍼센트 아래로 급락하는 경우가 빈번했는데, 이것은 산소통 없이 에베레스트산 정상에 오른 등반가의 산소포화도보다도 낮은 수치였다. 그런 환자들은 기압이 갑자기 내려가면서 무섭게 요동치는 비행기 속 승객들과 상태가 엇비슷했다. 한데 이들의 생명을 유지할 새로운 방법을 개발하기에는 우리에게 주어진 시간이 너무 짧았다. 고맙게도, 개와 도마뱀은 우리의 고충을 덜어주었다.

나는 부리나케 환자의 침상으로 달려가, 생명유지장치의 이런저런 버튼을 누르고 노브를 돌려가며, 폐를 부풀리기 위한 갖가지 방법들을 시도하고는 했다. 인공호흡과 관련해서 내가 종종 사용한 획기적 방법 중에는 1987년에 개발된 기도압력해제환기airway pressure release ventilation(APRV)라는 것이 있다. 자, 당신도 한번 시도해보라. 지금 당장 숨을 깊게 들이쉬었다가 크고 긴 웃음소리나 울음소리를 내보는 것이다. 그렇게 첫 숨을 한껏 들이마신 상태에서 웃음소리나 울음소리를

낼 때마다 그와 더불어 당신은 이제 빠르고 작은 숨을 들이쉬고 내쉬게 될 것이다. 축하한다. 방금 당신은, 보통 의사들처럼 수개월에 걸친 교육을 받지도 않은 상태에서 기도압력해제환기 모드를 활성화시켰다. 이 환기 방법을 사용하면, 코로나19와 같은 질병으로 인한 위중증 환자의 산소포화도를 끌어올릴 수 있다.

하지만 자만하기에는 아직 이르다. 방랑자 가시꼬리도마뱀이 코로나19가 국경과 마음을 봉쇄하기 한참 전에 당신을 대략 2억 2천만 년이나 앞질렀으니까. 이런 식의 호흡을 도마뱀은 주기적으로 사용한다. 건조하고 모래가 많은 환경에서 살아남기 위해서다. 그러지 않으면 도마뱀의 혈중 산소량은 야간에 코로나19 환자들의 산소포화도가 떨어지듯 곤두박질칠 수밖에 없다.

＊＊＊

일찍이 나는 내 모든 저서에 우리 집 개 체스터를 등장시키기로 다짐했었다. 다행히 개들은 이 책에서도 역시 우리에게 실질적 도움을 제공할 수 있다. 내가 야간 근무 중에 때때로 이용하는 마지막 기기는 고빈도진동호흡기high-frequency oscillator라는 장비다. 이 시끄럽고도 거추장스러운 장치는 1970년대에 미숙아를 치료할 목적으로 개발되었지만, 성인 중환자에게도 사용할 수 있다. 헤비메탈 콘서트에 가서 무대에 바짝 다가서보라. 그 장치의 작동 원리를 이해할 수 있을 것이다. 강력한 스피커처럼 고빈도진동호흡기도 유연한 떨림판을 갖추고 있는데, 이것이 빠르게 진동하면서 폐 속으로 충격파를 발사한다. 그럼으로써 공기를 옆으로 혹은 위아래로 흔들어 일부 사람들의 혈중 산소 농도를 증가시키지만, 그 기기는 지침대로 사용하지 않으면 굉음을 내는 경향이 있다. 그것도 아주 성가실 정도로.

이 장치의 역할은, 의사로서 교육받은 경험도 굉음을 울릴 위험도 전무한 체스터가 매일 하는 어떤 행동과 굉장히 흡사하다. 길게 자란 풀숲에서 뛰놀다가 공을 잃어버리면, 체스터는 앉아서 숨을 헐떡거리며 우리를 골똘히 바라본다. 체스터가 헐떡거리는 주된 목적은 열을 내보내는 것이지만, 고빈도진동호흡기에 적용되는 물리학적 원리를 사용해 혈액에 추가적 산소를 공급하기 위해서이기도 하다. 내가 고빈도진동호흡기에 입력하는 초기 설정값은 특히 야간에는 기억하기가 까다롭지만, 체스터는 그 값을 아주 잘 알고 있다. 체스터가 헐떡거리는 빈도는, 내가 환자의 치료를 위해서 다이얼로 맞추는 진동수와 정확히 일치한다. 요컨대 5헤르츠, 즉 분당 300회의 빈도로 호흡한다는 뜻이다.

다행히 카스페르에게는 툭하면 굉음을 내는 기기도 도마뱀식 호흡법도 불필요했다. 그저 폐의 상태를 온전히 유지하면서 개구리처럼 호흡하는 정도로 충분했다. 하지만 그러기 위해서는, 성대문을 통해 끼워둔 플라스틱 관이 계속 제 위치에 머무르되 카스페르에게 기침을 유발하지는 않아야 했다. 그러므로 이제는 카스페르를 위해서, 또한 전 세계 집중치료실 입원 환자들을 위해서, 그 문제의 해결 방안을 찾아 남아메리카 대륙 저편으로 이동해보자. 브라질 금개구리의 서식지를 떠나 절대로 입맞추고 싶지 않은 에콰도르의 개구리, 그러니까 황금독화살개구리를 찾아가보자는 얘기다.

*＊＊*

혼잡한 파나마시티를 벗어나 남동쪽으로 80킬로미터 남짓 내려가면, 면적이 4천여 제곱킬로미터에 달하는 열대우림이 모습을 드러낸다. 삼림파괴의 영향이 거의 미치지 않은 이곳의 얽히고설킨 맹그로브 습지와 울창한 초록빛 숲지붕은 나무늘보와 원숭이, 앵무새 그리고 은둔적 원주민 초코Chocó 족의 보금자리다. 초코족은 소규모의 확대가족 공동체를 이루고 살아간다. 삼부Sambú 강에서 카누를 타고 도착한 우리 눈에 가장 먼저 들어온 것은, 높다란 기둥 위에 촘촘한 초가지붕을 얹은 오두막들이었다. 초코족은 1511년 스페인 탐험대에 의해서 바깥세계와 처음으로 접촉하게 되었다. 초코족 사람들은 하구아 열매 씨앗으로 만든 검정 물감을 발목에서 입까지 칠할 뿐, 몸에 거의 아무것도 걸치지 않는다. 플랜테인, 바나나, 코코넛, 망고, 구아바, 코코아를 먹기는 하지만, 정작 단백질 공급원은 부족하다. 단백질의 대부분을 그들은 테이퍼나 악어를 비롯한 위험한 동물에게서 얻는다. 하지만 정작 가장 위험한 동물은 따로 있으니, 그것은 바로 초코족에게 생존의 수단이기도 한 황금독화살개구리다.

길이가 5센티미터쯤 되고, 밝은 황금빛에 은은한 녹색이 감도는 이 개구리는 피부에서 강력한 독을 분비한다. 개구리 한 마리가 사람 20명

혹은 코끼리 1마리를 죽일 수도 있다. 황금독화살개구리한테서 추출한 독 1그램이면 사람을 무려 1만 5천 명이나 죽일 수 있다. 바트라코톡신이라는 이름의 이 독물은 신경세포 내 나트륨 통로를 공격함으로써 근육을 완전히 마비시킨다. 1971년 문제의 화학물질을 최초로 분석한 탐험가들은 초코족의 도움으로 개구리 수백 마리를 잡아다가 껍질을 벗겼다. 원정대원들은 모두 장갑과 얼굴 가리개를 착용했지만, 그들의 탐색견은 독으로 오염된 쓰레기를 뒤지다가 그만 숨이 끊어지고 말았다.

이와 같은 화학적 분석이 실시되기 전에도 초코족은 이미 수 세대 전부터 그 독물의 힘을 알고 있었다. 사냥꾼들은 이 문제적 개구리를 나뭇잎이나 막대기로 붙잡은 상태에서 그것의 등에 화살촉을 살살 문질러 독화살을 만든 다음 바람총에 넣어서 사용했다. 화살에는 나선형의 홈을 새겨 독을 잘 머금게 했고, 바람총의 대롱은 야자나무 줄기 2대를 나뭇진으로 잇대어 만들었다. 심지어 거대한 악어를 멀리서 안전하게 사냥하는 일도 가능해졌다. 독화살 한 방이면 어떤 동물의 근육이든 순식간에 마비시킬 수 있었으니까.

\*\*\*

개구리 독은 현대의 의약품인 근이완제나 강심제, 마취제를 개발하는 데 중추적 역할을 했다. 비슷한 유의 화합물인 쿠라레는 19세기에 소개되어 파상풍 환자의 경련을 다스리는 데 사용되었다. 1942년

뉴욕에서 일하던 베네수엘라 출신 마취과 의사 파스쿠알 스카논<sup>Pascual</sup>Scannone은 수술할 환자의 성대문을 통해 플라스틱 관을 삽입할 목적으로 문제의 황금독화살개구리에게서 유래된 근이완제를 사용한 최초의 인물이었다.

과학의 발전에 힘입어, 이제는 카스페르의 꽁꽁 언 정맥에도 동종 약물을 주입하는 단계에 이르렀다. 의료진은 관들을 그의 폐까지 안전하게 밀어 넣은 뒤 수일간 그 위치에 그대로 두었다. 이 또 다른 개구리와의 입맞춤 덕분에, 카스페르의 근육은 마치 개구리독 화살을 맞고 마비된 악어들처럼 축 늘어졌고, 그 덕에 생명유지장치는 딱 알맞은 양의 공기를 불어넣을 수 있었다.

수십 년 뒤, 나는 또다시 병원에서 야간 근무를 서다가 바로 그 근육 마비성 약물이 고갈될 위기를 맞닥뜨렸다. 집중치료실 전체가 코로나19 환자들로 만원이었다. 그들은 엎드려 누운 자세로, 개구리 덕분에 적당량의 공기를 들이쉬면서, 간간이 도마뱀 혹은 개의 방식으로 호흡하고 있었다. 하지만 환자는 너무도 많은 반면에, 의료진은 턱없이 부족했다. 언젠가 그들 모두에게도 볕 들 날이 올까? 나로서는 알 수 없었다. 그럼에도 우리는 다 같이 힘을 모았다. 초기 봉쇄 기간에는 연대 정신이 사람들 사이로 퍼져나갔다. 그러나 이제 뉴스 화면에 언뜻언뜻 비치는 의료진 휴식 공간은, 협동과 화합보다는 분열과 균열의 현장에 더 가까워 보인다. 병원과 공동체에서 날마다 반복되는 스트레스는 흡사 가짜를 가려내는 선별기와도 같았다. 친구로 여겼던 이들이 실없고 서먹하고 믿을 수 없는 자들로 변해가는 사이, 다른 사람들이 희망과 감사와 지지로 헛헛한 마음을 채워주기도 했다. 생존을 위해서 싸우던 우리의 환자들에게 동물들은 실로 놀라운 도움을 베풀었다. 그렇지만 이 암흑의 시기에 그 무엇보다 놀라웠던 것은 인간에 대한 인간의 사랑이었다. 종종 나는 생각한다. 비록 개개인은 끔찍할지언정, 인간애는 여전히 경이롭다고.

# CHAPTER 12

# 얼음처럼 차가운

꽁꽁 언 채로 죽은 카스페르가 응급실에 생기 없이 누워 있었다. 폐에 호흡관을 삽입해 생명유지장치에 연결했음에도, 아이의 산소포화도는 여전히 낮았고 심지어 체온은 더 낮아졌다. 카스페르의 근육은 찬기로 인해 나무판처럼 딱딱하게 굳어 있었다. 특히 근육 마비성 약물을 투여한 뒤로는 증세가 더욱 심각해졌다. 의사들은 그 꽁꽁 언 일곱 아이에 대한 사망 선언을, 그들의 죽은 몸이 따뜻해지기 전까지는 하지 않기로 뜻을 모았다. 하지만 과연 언제까지 버틸 수 있을지는 미지수였다. 폐까지 호수 물이 들어찬 상태에서 생명유지장치만으로 아이들을 되살리기란 불가능해 보였다.

그 암담한 날에 코펜하겐의 의사들은 카스페르의 소생 가망성을 높이기 위해 먼 과거로 시선을 돌려야 했다. 현대 어류와 파충류의 조상들이 습지와 물속을 벗어나 땅 위로 올라온 3억 년 전으로 말이다. 이때부터 그들은 물이 아닌 공기를 들이마시기 시작했다. 이제 카스페르는 며칠 동안 숨을 멈춰야 했다. 폐를 사용하지 않고도 산소를 혈액에 직접 공급해야 했다. 까마득한 옛날에 물고기들이 그랬던 것처럼. 그리고 남극빙어Channichthyidae는 그 방법을 알고 있었다.

＊＊＊

얼음처럼 차고 하얀 피를 가진 물고기 이야기가 처음으로 전해진 것은, 제임스 쿡James Cook 선장이 1775년 두 번째 항해를 마치고 돌아왔을 무렵이었다. 맥줏집에서 뱃사람들은 비늘과 머리뼈를 통해 뇌가 비쳐 보일 정도로 투명한 물고기를 잡은 고래잡이의 사연을 들려주었다. 어부들의 흔한 무용담과는 달리, 그들의 이야기는 설화가 아니었다. 훗날 지구 끝 외딴섬 하나가 발견되면서 그 모든 이야기가 사실로 밝혀졌으니까.

부베섬Bouvet Island은 광활한 남대서양에 찍힌 점에 비유될 정도로 작디작은, 눈 덮인 바위섬이다. 그 섬에 가려면 남아메리카에서 동쪽으로 4,800킬로미터가량을 이동해야 한다. 1927년 부베섬이 노르웨이 영토로 편입된 이후의 일이다. 노르웨이의 생물학자 디틀레프 루스타드Ditlef Rustad는 그 섬에서 지내던 중에 아주 희한한 물고기를 잡게 되었다. 눈이 커다란 데다가 길게 튀어나온 주둥이에 이빨이 촘촘히 박혀 있는 물고기였다. 극도로 창백하고 투명한 생김새는 유령을 연상시켰다. 루스타드는 그것에게 '흰 악어 물고기'라는 이름을 지어주었다. 몸을 갈라 보니 그 물고기의 조직은, 루스타드의 공책에 적힌 표현을 빌리자면 "블로드 파블로스트<sup>blod farvelöst</sup>", 즉 무색의 피로 채워져 있었다. 그로부터 26년이 흐른 뒤에야 과학자들은 그 물고기가 붉은 피 없이도 살 수 있었던 이유를 비로소 밝혀냈다.

남극빙어의 피는 굉장히 묽어서, 전체 혈액량의 단 1퍼센트만이 세포로 이루어져 있다. 그런가 하면 인간의 혈액은 대략 45퍼센트가 면역을 담당하는 백혈구와 산소를 운반하는 적혈구로 구성되어 있다. 남극빙어의 핏속에서는 심지어 그 1퍼센트의 세포마저도 산소를 운반하지 않는다. 어째서일까? 이 기이한 물고기의 혈관에서는 얼음물이 흐르기라도 하는 것일까?

남극빙어와 관련해서 가장 먼저 풀어야 할 수수께끼는, 남극의 바다선반 밑바닥처럼 깊은 해저에 사는 그 물고기가 도대체 어째서 얼어 죽지 않는가 하는 점이다. 수심 100미터 바다에 사는 약 60센티미터 길이의 그 선사시대 생명체는, 높은 압력 그리고 영상 2도와 영하 2도 사이를 오가는 차디찬 바닷물에 둘러싸여 있다. 현재 알려진바, 남극빙어의 혈관을 흐르는 피에는 부동 단백질<sup>anti-freeze protein</sup>이라는 것이 함유되어 있어서, 얼음 알갱이가 형성되어 몸속 장기를 파괴하는 현상이 발생하지 않는다. 이것만 해도 장기 이식을 요하는 환자를 치료하는 데는 어마어마한 이점으로 작용될 수 있다. 하지만 남극빙어가 산소를 운반할 붉은 피도 없이 어떻게 그 생명의 기체를 사용하는가 하는 문제는, 그것만으로 설명되지 않는다.

피의 색깔이 다르다는 것은 독특한 현상이 아니다. 곤충이나 갑각류는 헤모시아닌이라는, 구리를 함유하는 푸른빛 색소를 사용해서 산소를 운반한다. 벌레들은 더러 보랏빛 헤메리트린을 사용하기도 하고, 초록빛 클로로크루오린을 사용하기도 한다. 이와 같은 색깔의 차이는, 산소를 운반할 때 단백질 담요에 싸여 사용되는 성분이 각기 다르다는 사실을 반영한다. 흔히들 잊고 살지만, 혈액세포 안에 금속 성분이 들어 있다는 것은 생각할수록 참으로 기이하다. 물리학자 칼 세이건Carl Sagan은 이 문제를 두고 다음과 같이 멋들어진 말을 한 적이 있다. "우리의 DNA에 들어 있는 질소, 우리의 치아에 들어 있는 칼슘, 우리의 혈액에 들어 있는 철, 우리의 애플파이에 들어 있는 탄소는, 붕괴하는 별들의 내부에서 만들어졌다. 우리는 별의 성분으로 만들어진 존재다."[*]

별에서 유래한 이 성분들은 자칫 위험할 수 있다. 헤모글로빈은 철을 사용해 우리 몸에서 산소를 운반하는 작은 화합물로, 외부 물질에 노출되면 화학반응을 일으킨다. 그 독성이 어찌나 강한지, 적혈구가 파괴될 때 빠져나오는 헤모글로빈을 모조리 중화하도록 설계된 단백질이 간에서 만들어질 정도다. 헤모글로빈은 산화질소를 비롯한 화학물질 전달자를 무력화시킬 수 있다. 우리의 장기로 가는 혈류를 감소시키는 한편, 심지어는 신장을 봉쇄시킬 수도 있다. 그래서 보통은 적혈구 안쪽에 안전하게 싸여 있는 것이다.

별에서 유래한 독성물질 없이 사는 것에는 이런저런 이점이 있다. 하지만 5만 종에 달하는 척추동물 가운데서는, 남극빙어가 역시 특이

---

[*] 칼 세이건, 『코스믹 커넥션: 우주에서 본 우리(The Cosmic Connection: An Extraterrestrial Perspective)』, 189~190쪽, 앵커프레스, 1973년.

한 존재다. 헤모글로빈과 적혈구가 결여된 몸으로 어떻게 생존이 가능하단 말인가? 그리고 이 이상한 동물을 이해하는 일이 어째서 카스페르와 같은 환자라든지 크리스 레먼스Chris Lemons처럼 빛도 온기도 산소도 없는 북해의 바닥에서 발이 묶인 심해 잠수부에게 도움이 된단 말인가?

✳ ✳ ✳

어두워진 북해, 뭍에서 200킬로미터 남짓 떨어진 바다에서 범상치 않은 사람들이 범상치 않은 작업에 한창이었다. 그들은 우리가 사는 지구의 가장 깊은 곳들을 탐험하는, 지상의 우주비행사였다. 크리스 레먼스는 그 무리의 일원이자 심해 전문 잠수부로서, 보통 사람들은 존재조차 모르는 파이프를 보수하는 일에 평생을 몸담아왔다.

본디 크리스는 심해 잠수를 업으로 삼을 생각이 없었다. 20대의 어느 여름 우연한 기회로 잠수부를 태워 나르는 배에서 일한 경험이, 세계 곳곳의 해저에 설치된 초대형 상업용 파이프라인을 정비하는 직업으로 그를 이끌었다. 해저로 내려가면 인간의 몸에는 극단적 변화가 일어난다. 어마어마한 압력이 가스를 용해시켜 혈액 속으로 밀어 넣는다. 그 압력을 급하게 해제하면, 샴페인 병을 딸 때와 마찬가지로 공기 방울들이 터져버릴 것이다. 길쭉한 샴페인 잔에서 보글보글 피어오르는 거품과 달리, 이로 인한 거품들은 썩 달갑지 않다. 자칫 동맥과 정맥을 차단하여 죽음을 불러올 수 있기 때문이다. 고로 그에 대한 대책으로 크리스와 같은 심해 잠수부들은, 압력이 높은 환경에서 내리 28일을 머문다. 각 잠수 전후에 그들은 지원 선박에 설치된 감압실 내부의 비좁고 갑갑한 환경에서 동료 승선원들과 함께 지낸다.

그날, 2012년 9월 18일에 계획된 업무는 크리스와 그의 두 동료가 해저 사무실에서 일상적으로 수행하던 일이었다. 하지만 차디찬 북해의 밑바닥에 다다랐을 때 상황은 곧바로 뒤바뀌었다.

\*\*\*

크리스의 100미터 위쪽에서 해수면이 거칠어졌다. 해저의 잠수부들에게 온기와 빛과 산소를 공급하던 지원선 갑판에 파도가 들이닥쳤다. 잠수부와 선박을 연결하던 위치 확인 시스템은 먹통이 되었다. 적색 경보등이 깜빡거렸다. 사이렌이 울렸다. 모두의 얼굴에 당황한 기색이 역력했다. 배가 점점 더 제 위치를 벗어남에 따라, 잠수부를 다이빙 벨과 선박에 차례로 연결하던 생명줄이 팽팽해졌다. 크리스의 동료는 허둥지둥 물속을 헤엄쳐 간신히 다이빙 벨 안으로 대피했다. 그러나 크리스는 생명줄이 바다 밑 파이프에 걸리는 바람에 옴짝달싹할 수 없었다. 난감한 일이었다. 줄은 점점 더 팽팽해졌고, 급기야 조명까지 나가면서 잠수복의 보온 기능이 중단되더니, 뚝 하는 소리와 함께 생명줄이 끊어지고 말았다. 크리스는 등이 바닥을 향하도록 가라앉았다. 깊이 100미터의 컴컴한 물속이었다. 수온은 섭씨 2도인 데다가 불빛도 온기도 없었다. 남은 것이라고는 등에 맨 에어탱크에 담긴 9분 분량의 비상용 산소가 전부였다.

지원 선박은 잠수부들로부터 50킬로미터 떨어진 바다로 떠밀려갔다. 선원들은 크리스의 웅크린 몸을 수중 카메라를 통해 동영상으로 지켜보았다. 그는 작고 외로운 소년처럼 보였다. 동료들은 크리스를 구조하기 위해서 바다와 사투를 벌였지만, 제때 그곳에 닿을 수 없었다. 화면에 비친 크리스의 몸이 씰룩거리는가 싶더니 헬멧에 물이 들어찼다. 그러다 얼마 후 씰룩거림마저 멈추었다.

산소가 고갈되고도 37분이 지났을 때에야, 비로소 한 잠수부가 크리스의 생기 없는 몸이 널브러져 있는 장소에 이르렀다. 크리스는 다이빙 벨의 에어로크로 옮겨졌다. 그 어떤 소생술도 부질없어 보였지만, 다이빙 벨에서 그 모습을 무력하게 지켜보던 동료는 크리스의 차갑고 파란 입술 사이로 두 번의 숨을 불어넣었다.

과연 그 깊은 바다에는 크리스의 생존을 도울 만한 비밀이 숨겨져 있었을까? 어째서 일부 동물들은 오랫동안 숨을 쉬지 않고도 살아남을 수 있을까? 그리고 남극빙어는 크리스와 비슷한 상황에 처한 사람들을 살리는 데 긴요한 단서를 제공할 수 있을까?

＊＊＊

휴가로 프랑스에서 지내던 중에 우리 가족이 타던 카약이 뒤집히면서, 하마터면 온 식구가 익사할 뻔한 적이 있었다. 타는 듯이 더운 날 한가로운 도르도뉴강에서였다. 잠시 내려서 점심을 먹은 뒤, 우리 집

두 아이는 구명조끼를 가까스로 챙겨 입고 배로 돌아갔다. 몇 분쯤 지났을까. 넓고 구불구불한 물길을 따라 유유히 흐르던 강물이 쓰러진 나무를 만나며 세차게 소용돌이치기 시작했다. 물살에 빨려 들어간 배가 뒤집히면서 막내딸 미미가 강물에 휩쓸렸다. 뒤이어 아내가 아이의 구명조끼 뒤쪽을 간신히 붙잡고는 함께 떠내려갔다.

내가 물 위로 고개를 내밀고 눈을 떴을 때는, 맏딸 이비가 보이지 않았다. 나는 문제의 쓰러진 나무에서 뻗어 나온 가지에 매달린 채로 강과 기슭을 샅샅이 살폈지만, 아이는 어디에도 없었다. 남아 있는 것이라고는 뒤집힌 카약뿐이었다. 나는 없는 힘을 겨우 끌어내 그 배를 다시 뒤집었다. 딸아이는 그 안에 있었다. 그것도 얼굴에 물기 하나 없이 모자와 선글래스를 여태 쓴 채로 말이다!

만약 카약의 에어포켓에 들어가 있지 않았더라면, 내 딸 이비는 숨을 쉬지 못한 나머지 길어야 2분밖에는 생명을 부지하지 못했을 터였다. 비록 숨 참기에 최적화된 몸을 타고나지는 않았지만, 인간은 그 시간을 연장할 수 있다. 크로아티아의 프리다이버 부디미르 쇼바트 Budimir Šobat의 사례를 보자. 2021년 쇼바트는 종전 세계 기록을 34초가량 경신하면서, 무려 24분 37초 동안 숨을 참아냈다. 그의 비법 가운데 하나는 바다거북처럼 행동하기였다.

잠을 잘 때 바다거북은 물속에서 몇 시간이고 머무를 수 있다. 직장 안에 있는 얇은 점막 덕분에, 물속에서도 배설강을 통해 호흡할 수 있기 때문이다. 차가운 물속에서 겨울잠을 자는 동안에는, 움직임을 극도로 자제함으로써 장장 7시간까지도 숨을 쉬지 않고 버틸 수 있다.

하지만 그물에 잡힌 바다거북은, 몸속에 저장된 산소를 순식간에 써버리고는 단 몇 분 만에 익사할 것이다. 한편 프리다이버들도 비슷한 방식으로 산소소비량을 감소시킨다. 그들은 명상하며 심장박동수를 늦추는 한편 근육을 이완시킨다. 산소 공급이 끊긴 뒤 의식을 잃은 채 바다 밑바닥에 쓰러져 있던 크리스 레먼스가 그랬던 것처럼. 카스페르와 크리스를 덮친 극단적 추위는 대사 과정을 자동적으로 늦춤으로써 산소소비량을 감소시켰다. 구태여 명상을 하지도 않았는데 말이다.

프리다이버들은 숨을 훨씬 더 오랫동안 참기 위해서 또 다른 수생 동물을 모방한다. 숨을 참고 차가운 물에 얼굴을 담가보라. 몸에서 원초적인 잠수반사가 나타날 것이다. 인간의 물고기 조상이 물려준 이 원시적 반사 반응 덕분에, 우리는 위와 같은 상황에서 심장박동수를 늦추고 혈관을 수축시킴으로써 산소를 절약할 수 있다. 나는 심장박동수가 비정상적으로 빠른 환자들에게 이 진화적 도구를 사용하고는 한다. 응급실에서 양동이에 담긴 얼음물에 환자의 얼굴을 담금으로써, 치명적 상태를 신속히 벗어나게끔 해주는 것이다.

바다표범의 잠수반사를 연구한 학자들은, 이러한 반사 반응이 비장(지라)에도 영향을 미친다는 사실을 밝혀냈다. 어쩌면 그리 대수롭지 않게 여겨질 수도 있는 이 150그램짜리 장기는 우리 신장(콩팥)의 왼쪽 뒤편에 자리한다. 비장은 혈액의 저장고 역할을 담당하는데, 인간은 약 250밀리리터의 혈액을, 경주마는 체내 혈액량의 절반가량을 비장에 보관한다. 바다표범은 오랫동안 숨을 참아야 할 때를 대비해, 산소가 풍부한 혈액을 보관하는 장소로 비장을 활용한다. 잠수반사는 비장을 수축시킨다. 그러면 여분의 혈액이 배출되어, 물속에 잠겨 있는 동안 몸속을 순환하게 된다. 프리다이빙을 즐기는 사람들은, 필리핀 오지에 사는 바자우Bajau족과 마찬가지로, 60미터 깊이의 물속에서 13분 넘게 머무를 수 있다. 인간의 경우에는 수면 무호흡증 등으로 인한 반복적 숨 참기가 심장 이상으로 이어진다. 그와 달리 바다표범은 산화질소와 일산화탄소가 포함된 기체를 사용함으로써, 폐의 혈관 내 압력이 높아지는 사태를 미연에 방지한다. 우리 병원 집중치료실에서도 코로나19나 패혈증 등으로 폐에 문제가 생긴 환자의 치료에 위와 같은 기법과 기체를 사용 중이다.

*＊＊

바다 밑바닥에서 누워 있는 동안 크리스 레먼스는 남극빙어와 마찬가지로, 낮은 혈중 산소량과 높은 압력, 혹독한 추위라는 난제에 맞서 싸우고 있었다. 하지만 바로 이 위협 요인들이야말로 그의 생존에 꼭 필요한 열쇠이기도 했다.

우리의 혈액 내에 분포하는 산소의 98퍼센트는 적혈구 속 헤모글로빈과 결합되어 있다. 겨우 2퍼센트만이 액상 성분인 혈장에 용해된 상태로 존재한다. 남극빙어는 헤모글로빈을 만들 수도 있지만 굳이 그러지 않는다. 그 대신 용해된 산소에만 전적으로 의존한다. 약간의 편법을 사용함으로써 그런 상태의 산소만으로도 살아갈 수 있게 된 것이다.

어지간한 술집 종업원은 맥주는 차가울 때 가장 맛있다는 사실을 안다. 온도는 액체에 대한 기체의 용해도를 결정짓는 핵심 인자다. 맥주가 차가우면 차가울수록 더 많은 이산화탄소가 용해될 수 있고, 이는 맥주의 거품이 풍성해지는 결과로 이어진다. 그러나 일론 머스크의 로켓에 탑승할 미래의 우주 여행자들은 맥주가 아무리 차가워도 실망을 금치 못할 것이다. 압력 역시 기체의 용해도를 결정짓는 요소이기 때문이다. 우주의 낮은 기압은 제아무리 차가운 맥주도 밍밍하기 짝이 없게 만들어버릴 것이다.

남극빙어가 살 수 있는 이유는, 수심 100미터 바닷속의 높은 압력과 얼음처럼 차디찬 수온 덕분에 혈액의 액상 성분 내 산소의 용해도가 높다는 사실에 있다. 붉은 피 속에 분포하는 산소의 겨우 10퍼센트밖에 보유하지 않았다는 약점을, 남극빙어는 자기만의 방법으로 극복해낸다. 남극빙어는 심장이 크고, 혈관계가 촘촘하며, 혈액량이 많다. 덕분에 혈류량이 높아서, 장기들은 그 묽은 피에 용해된 산소를 시공간적으로 여유 있게 뽑아낼 수 있다. 게다가 남극빙어는 폐에서 산화질소를 사용한다. 위중증 코로나19 환자의 치료제로도 쓰이는 이 화합물 덕분에, 남극빙어는 호흡할 때마다 산소를 최대한 많이 받아들일 수 있다. 해저에서 오랫동안 움직이지 않으면서 작은 먹이를 여과섭식하는 특유의 습성 역시도, 산소 필요량을 최소화하는 데 도움이 된다.

달리 말하면, 남극빙어는 크리스의 생기 없는 몸과 상태가 비슷하다. 크리스 역시도 얼음처럼 차디찬 수온과 높은 압력을 견디며 바다 밑바닥에 가만히 누워 있었다. 이러한 환경 덕분에 그의 혈액 속 산소는 높은 용해도를 유지할 수 있었다. 더불어 전문 다이버로서 수년간 일해온 경력은, 짐작건대 크리스의 몸을 극적으로 바꿔놓았다. 땅에서 생활하는 보통의 인간들과 달리, 크리스는 상대적으로 혈액량이 많고 혈관이 유연하며 체내에 산화질소를 많이 보유한 데다가 심장이 큰 편이었다. 가끔은 병에 걸린 사람의 유형을 파악하는 것이 그 사람이 걸린 병의 유형을 파악하는 것보다 중요할 때가 있다.

크리스는 무려 40분 동안 호흡하지 않았다. 그런 조건에서 살아남기란 상식적으로 불가능했다. 하지만 크리스는 보통 사람들과 달랐다. 그의 몸은 절반이 남극빙어나 다름없었다. 그리고 어쩌면, 정말 어쩌면 단지 그 차이 덕분에 크리스는 인간으로서 다시 살아나, 생을 이어갈 수 있었다.

* * *

카스페르가 두 번째 삶의 기회를 얻을 수 있었던 이유는 고립과 고독이 아니라, 응급실을 가득 메운 의료진 간의 유기적 협력에 있었다. 여전히 얼음처럼 차디찬 카스페르의 동맥과 정맥에 의사들은 관을 삽입했다. 검붉고 차가운 피가 아이의 몸에서 빠져나와 인공심폐기 안으로 들여보내졌다. 인공적으로 산소를 공급받는 한편 이산화탄소를 제거하는 과정이었다. 인공심폐기는 조금씩, 대단히 느린 속도로 카스페르의 혈액을 따뜻하게 데웠다.

카스페르의 차가운 피는, 기껏 공급받은 산소를 조직에 제대로 전달할 수 없었다. 장기들이 생존을 위해 분투하는 사이, 젖산이 축적되었다. 하지만 체온을 조금이라도 더 빠른 속도로 높였다가는, 혈류가 회복된 이후 몸속에 독소가 범람하는 이른바 재관류 손상이 일어날 위험이 있었다. 아주 오랫동안 기능이 멈추었던 장기들에게 산소가 풍부한 혈액이 밀어닥치면서 자칫 상황을 훨씬 더 악화시킬 소지가 있었다. 그런데 어쩐지 잉어과 내지 두더지과의 동물들은 이 문제의 해결책을 알고 있는 듯했다.

북아메리카 토착 동물인 동부두더지Scalopus aquaticus는 대부분의 시간을 컴컴한 땅속에서 보내는 까닭에 두 눈이 피부로 덮여 있다. 깊은 땅속은 산소의 비율이 14퍼센트로, 21퍼센트인 지표면에 비해서 굉장히 낮다. 그런가 하면 이산화탄소의 비율은 마치 딸꾹질을 멈추기 위해 종이 봉지를 입에 댄 상태로 숨을 들이쉬고 내쉴 때처럼 1퍼센트에서 6퍼센트 남짓으로 높아진다. 두더지의 생존 비결은 헤모글로빈이 이른바 2,3-DPG(2,3-이인산글리세린산disphosgycerate)라는 화학물질을 차단한다는 데 있다. 그럼으로써 이산화탄소가 결합할 자리를 늘리는 한편, 산소가 보다 효율적으로 이동할 수 있게끔 해주는 것이다. 2,3-DPG의 농도 변화는 인간, 특히 카스페르가 받은 것과 비슷한 치료를 받는 환자에게 수혈할 경우, 혈액의 산소 운반 능력에 문제가 생기는 이유와 밀접한 관련이 있다. 빈혈이 있는 환자들에게는 2,3-DPG의 양을 증가시키는 약물이 유용할 수 있다. 또한 이러한 원리를 기반으로 겸상적혈구빈혈증을 비롯한 이런저런 질환을 치료하려는 새로운 시도들이 최근에 시작되었다.

유럽붕어Carassius carassius는 북극권 저 너머 차가운 바다 깊은 곳에 사는 잉어과의 물고기로, 헤모글로빈의 변화를 통해서 산소와의 결합력을 높인다는 점에서 인간과 비슷하다. 그뿐 아니라 긴 겨울잠 이후에는 에너지가 풍부한 글리코겐을 다른 어떤 척추동물보다 많이 확보함으로써 재관류 손상을 미연에 방지하기도 한다. 유럽붕어의 조직은 카스페르가 직면한 난제 중 하나인 젖산의 축적을 피하는 한편, 산소 없이도 에너지원인 글루코오스를 생산할 수 있다. 이러한 발견들은 평상시 인간의 젖산 수치를 위험할 정도로 상승시키는 몇몇 희귀 대사 질환을 이해하는 데 중요한 단서를 제공한다. 유럽붕어는 대사 과정에서 노폐물로 젖산 대신 에탄올을 생산한다. 말하자면 소규모 양조장의 원조인 셈이다. 유럽붕어의 혈중 알코올 수치는 대략 0.05에서 0.1퍼센트로, 맥주를 1,100밀리리터가량 마셨을 때와 맞먹는 수치다.

***

깊은 해저에서 파이프를 보수하다가 산소 없이 40분을 보낸 지 3주 만에 크리스 레먼스는 참으로 놀랍게도, 하던 일을 마무리하러 다시 그 심해로 돌아갔다. 그의 동료가 입속에 불어넣은 두 번의 호흡은 뜻밖에도 효과가 있었다. 크리스가 숨을 쉬기 시작한 것이다. 크리스는 눈을 떴고, 살아 있었다. 지원선으로 돌아가서 그가 받은 의료적 처치라고는, 찻주전자에 씌우는 보온용 덮개를 머리에 씌워 체온을 따뜻하게 유지한 것이 전부였다. 몇 시간 뒤 선의船醫가 맥박을 재는 동안, 크리스는 몸을 앞으로 기울이더니 이렇게 말했다. "어때요, 다 괜찮죠? 그냥 꾸벅꾸벅 졸다가 잠드는 거랑 비슷해요. 조금 슬프긴 했죠. 추운 데다가 조금 멍해지기도 했고요. 하지만 그냥 잠드는 거랑 비슷하다니까요. 그렇게 나쁘진 않았어요."

크리스는 죽어가는 것에 관하여 이야기하고 있었다. 확실히, 그렇게 나빠 보이지는 않았다.

이 놀랍고도 뛰어난 생존기가 가능했던 건, 추위와 압력 그리고 심해 잠수부로 일하는 동안 크리스의 몸에서 일어난 적응 현상 덕분이었다. 남극빙어는 극단적 환경에서도 생존이 가능하다는 사실을 보여주었다. 하지만 남극빙어가 2천만 년 전부터 알고 있던 생존 기술의 수혜자는 비단 심해 잠수부만이 아니었다. 남극빙어의 뼈는 두개골을 통해 뇌가 비쳐 보일 정도로 굉장히 얇은데, 이 같은 특징은 골다공증으로 인해 고관절이 부러진 수많은 환자에게 도움이 될 수 있다. 남극빙어의 하얀 피는 출혈 과다와 빈혈을 치료하는 데 있어서 새로운 방안을 제시한다. 또한 남극빙어가 얼음처럼 차디찬 물속에서도 꽁꽁 얼지 않고 살 수 있는 이유를 이해하는 것은, 인간에게 이식할 장기에 얼음 알갱이가 형성되는 현상을 방지하는 데 유용한 단서가 될 수 있다.

한편 카스페르의 몸에서는, 인공심폐기를 사용한 점차적 재가온의 효과가 비로소 나타나기 시작했다. 산소포화도가 슬금슬금 올라가는 동안, 젖산 농도는 내려가고 있었다. 섭씨 2도의 차디찬 물이 신체의 대사를 딱 알맞게 늦추어 장기를 보호한 것이었다. 기록상 카스페르의 체온은 섭씨 17도로 굉장히 낮았다. 카스페르와 크리스가 지금까지 살아남은 것은, 아이러니하게도 그들의 생명을 위협했던 요인들 덕분이었다. 크리스는 극단적 압력과 지극한 추위 덕분에, 생기 잃은 몸의 죽음을 막기에 딱 알맞은 양의 산소를 확보할 수 있었다. 그런가 하면 카스페르는 비록 생명유지장치의 도움을 받긴 했지만, 차가운 상태로 죽어 있었던 까닭에 죽지 않을 수 있었다.

이윽고 카스페르는 한층 따뜻해진 몸으로 시시각각 생기를 되찾아 갔다. 사고 6시간 뒤에는 체온이 섭씨 26도까지 올라가면서 심장이 뛰기 시작했다. 의사들은 눈앞의 상황을 보고도 믿을 수 없었다. 대기실을 가득 메운 보호자들 사이에서 탄성이 터져 나왔다. 뜨거운 눈물이 그들의 눈가 주름을 타고 흘러내렸다. 하지만 그때, 카스페르의 심장이 통제력을 벗어났다. 해결의 실마리는 30톤짜리 고래가 쥐고 있었다.

# CHAPTER 13

# 피아노만 한 심장

카스페르의 혈액은 어느덧 시원한 수영장 물과 비슷한 온도에 도달했다. 심장이 다시금 뛰기에는 충분히 높은 체온이었지만, 또다시 멈추지 않기를 기대하기에는 대단히 차가운 온도이기도 했다. 집중치료실 내 감시장치 화면에 아이의 심장박동에 맞춰 규칙적으로 그려지던 파형이, 마치 대기실에 있는 보호자들의 심정을 대변하듯 불안정하게 흔들리기 시작했다. 카스페르의 온 심장이 무질서하게 수축하면서 경련을 일으키고 있었다. 이런 상태로는 혈액을 내보낼 수가 없었다. 이 갑작스러운 위기를 잠재우지 않으면 카스페르는 또다시, 죽을 수밖에 없었다.

심방잔떨림(심방세동)은 심장 윗부분이 미세하게 떨리는 상태를 의미하며, 제법 흔하게 나타난다. 미국 대통령 조 바이든도 언젠가 한번 심장의 잔떨림을 경험한 적이 있다. 엘튼 존과 토니 블레어는 물론이고 제임스 본드(007 시리즈의 주인공)조차도 예외는 아니었다. 그러나 심장이 전체적으로 미친 듯이 떨리는 경우에는 정상적인 생활이 불가능하다. 심장근육이 적절한 시간에 적절한 장소에서 체계적이고도 조화롭게 수축하지 않으면, 혈액은 뇌를 비롯한 그 어떤 장기로도 공급될 수 없다.

의사들은 카스페르의 가슴 속에서 함부로 두근대는 심장을 신속하게 진정시켜야 했다. 그리고 30톤짜리 고래와, 그 고래의 180킬로그램짜리 심장은 그들에게 마침맞은 가르침을 줄 수 있었다.

\*\*\*

프리츠 메일러르Frits Meijler가 그림 속 의자에 기대 앉아 휴식을 취하고 있다. 위트레흐트 대학병원에 걸려 있는 그 반드러운 유화에서는, 이 선구적 심장 전문의의 타고난 모험가 기질이 전혀 드러나지 않는다. 비록 인간을 치료하는 심장내과 의사였지만, 메일러르는 인간보다 큰 포유동물들의 심장에 오래전부터 매료되었다. 실제로 그는 말이나 코끼리를 연구하기도 했지만, 그의 "궁극적 지향점은 고래"였다.

고래 심장을 향한 메일러르의 집념은, 드와이트 아이젠하워 전 미국 대통령 주치의 폴 화이트Paul White를 비롯한 당대의 여러 의학자들을 감화시켰다. 화이트는 고래 심장의 전기적 활동을 기록으로 담아낼 수 있기를 40년 동안 염원한 인물이었다. 게다가 그 과정에서 비록 목숨을 잃을 뻔하긴 했지만, 성공의 문턱까지 다가간 전적도 있었다.

때때로 의학은 박하향 풍기는 밝은 실험실을 벗어나, 멀고도 위험한 장소에서 답을 구해야 한다. 《내셔널 지오그래픽》은 1956년 화이트가 멕시코 오호 데 리에브레 석호Ojo de Liebre Lagoon로 떠났을 당시의 상황을 묘사한 바 있다. 오호 데 리에브레 석호는 바다거북을 쫓아 이따금 방문하는 이들 외에는 아무도 찾지 않는 외딴곳이다. 멕시코의 모래언덕 위로 태양이 작열하는 가운데, 화이트는 무려 12미터 남짓 되는 어미 고래의 몸에, 그것도 새끼가 곁에 있는 상태에서 전선을 연결했다. 하지만 잘되지 않았다.

"고래는 배의 용골로 돌진하더니, 타를 부러뜨리고 추진기를 휘어버리더군요. 그러고도 성에 차지 않았던지, 다 부서져가는 배 바닥을 들이받아서 커다란 구멍을 뚫어놓았죠." 예의 그 잡지와의 인터뷰에서 화이트는 이렇게 말했다. 해당 기사에는 그가 문제의 난파선과 함께 찍은 사진도 실려 있었다. 한편 그 고래는 섬세한 심전도계를 몸에 단 채로 유유히 현장을 떠났다.

＊＊＊

30년 후, 이번에는 프리츠 메일러르가 고래의 짝짓기 철, 그러니까 새끼를 낳는 시기 이전에 오호 데 리에브레 석호로 향했다. 네덜란드의 베른하르트 왕자도 일행으로 합류했다. 훗날 베른하르트는 세계 야생생물 기금World Wildlife Fund을 설립하는 한편, 열렬한 고래 보호론자가 되었다. 보도기자들이 직접 들은 이야기로, 한번은 범고래가 그에게 입을 맞춘 적이 있는데 감촉이 비단결 같았다고 한다.

메일러르는 심전도 기록을 위해서는 짝짓기 철이 제격이라고 생각했다. 수많은 고래가 서로 근거리에서 친밀하게 지낸다는 것이 이유였다. 돌이켜보면, 이는 썩 훌륭한 생각은 아닐 가능성이 다분했다. 고래는 셋씩 모여서 짝짓기를 하는 일이 다반사니까 말이다. 이때 수컷은 두 마리가 서로 힘을 합친다. 한 마리가 다른 한 마리의 몸을 받쳐 직립시킴으로써, 후자가 핑크 플로이드를 암컷에게 삽입할 수 있도록 도와주는 것이다.* 어찌 보면 당연하게도, 심전도 기록은 실패로 돌아갔다. 작살 끝에 달아 붙인 흡착판이 고래가 짝짓기에 몰두하는 와중에 떨어져버린 탓이었다.

마침내 고래에 대한 심전도 기록이 성공한 것은, 그로부터 또 몇 해가 지난 1991년이었다. 길이 10미터에 몸무게가 30톤에 달하는 거대한 혹등고래의 심장에서 나오는 희미한 전기적 신호들을, 긴 장대에 달아 피부에 부착한 너비 10센티미터짜리 흡착판을 통해서 포착해낸 것이었다. 하지만 어째서였을까? 어째서 그들은 고래의 피아노만 한 심장에 그토록 이상하리만큼 집착한 것일까? 이에 대해 프리츠 메일러르는 "그와 같은 목적을 추구함으로써 우리는 궁극적으로 인간 심장을 둘러싼 수수께끼의 답을 구하고 있었다"라는 설명을 내놓았다. 또한 이 원정은, 전기가 인체에 작용하는 방식을 이해함으로써 심장 전기생리학 분야의 혁명적 변화를 앞당기는 데 일조하기도 했다.

메일러르의 여정에 동참한 이들 중에는, 헤인 벨렌스Hein Wellens라

---

* 이쯤에서 토막 상식 하나를 소개하자면, 핑크 플로이드는 (유명 록 밴드가 아니라) 고래의 음경을 일컫는 말이다.

는 또 한 명의 의사가 있었다. 벨렌스는 2020년 6월에 유명을 달리했는데, 그로부터 멀지 않은 과거에 나는 그와 이야기를 나눈 적이 있었다. 전기생리학의 아버지로 불리는 벨렌스는, 오늘날 우리가 심장 부정맥 환자에게 사용하는 다양한 치료법들을 선도한 인물이다. 벨렌스와 메일러르 그리고 고래 덕분에, 이를테면 조 바이든이나 제임스 본드 같은 환자들은, 심장박동의 리듬이 깨져버린 상황에서도 무사히 살아남을 수 있었다. 따지고 보면 카스페르의 심장을 되살릴 수 있었던 것도, 바로 이 기묘한 트리오 덕분이었다. 고래 심장의 활동 양상을 집요하게 추적하여 분석한 덕분에, 심장이 정박자를 맞추는 방식에 관한 기존의 이론들이 전면적으로 수정되었으니까 말이다.

＊＊＊

고래의 심장은 인간의 평균 몸무게보다 2배 더 무겁고, 부피는 그랜드 피아노만큼이나 크다. 이와 대조적으로 가령 땃쥐처럼 무척 작은 포유동물의 심장은 크기와 무게가 인간의 눈물방울과 엇비슷하다. 고래의 심장이 분당 10회 내지 30회의 속도로 터벅터벅 걷는다면, 땃쥐의 심장은 분당 800회보다도 빠르게 전력 질주한다. 고래의 심전도가 분석되기 전에는, 놀랍도록 정교한 이 두 피조물이 동일한 분자 구조와 생화학적 경로를 사용하는 연유가 베일에 싸여 있었다. 그건 마치 손목시계와 축구 경기장에 동일한 전선을 사용해 전력을 공급하는 꼴이나 마찬가지였다. 이런 일이 가능한 이유를 이해하는 것은, 심장에 이상이 생겼을 때 치료할 방법을 개발하는 데 있어서 반드시 필요한 과정이었다.

\*\*\*

전기를 사용해 생명의 불꽃을 되살린다는 발상은, 일찍이 1818년에 출간된 매리 셸리의 소설 『프랑켄슈타인』에 등장한 바 있다. 그보다 30년 전에는, 전기 충격을 사용해 환자를 되살리는 데 성공한 사례가 영국 외과의사 찰스 카이트Charles Kite에 의해 최초로 보고되었다. 1788년의 일이었다. 세 살배기 소피 그린힐이 창문을 통해서 런던의 포장도로 위로 떨어졌다. 발견 당시 소피는 명백히 숨이 끊어진 상태였지만, 아이를 발견한 이웃은 놀랍게도 전기로 소녀의 몸 이곳저곳을 자극해보기로 했다. 그는 특수한 유리병에 저장된 정전기를 사용해, 먼저 아이의 팔과 다리에 전류를 흘려보냈다. 그러다가 전류를 "아이의 가슴에 연결시키자, 미약한 박동"이 느껴지는가 싶더니 "몇 분 뒤 아이가 가까스로 숨을 쉬기 시작했다." 그러고는 또 일주일쯤 지나자, 소피는 몸과 마음의 건강을 완벽하게 되찾았다.

심장의 불규칙적인 박동은 심정지로 인한 가사 상태를 유발할 수 있다. 그리고 이제 우리는 이와 같은 심장 이상을 치료하는 데 전기가 요긴한 이유를 안다. 또한 우리는 교란된 전기적 신호를 리셋하기에 꼭 알맞은 시점에, 알맞은 패턴으로, 정량의 전기를 전달하는 기기를 갖추었다. 그러나 현대적 기기의 사용에도 아랑곳없이, 카스페르의 심장은 여전히 변덕스럽게 떨리고 있었다. 예컨대 심방잔떨림처럼 비교적 흔한 부정맥을 앓는 전 세계 수백만 사람의 심장처럼 말이다. 이러한 병증을 치료하기 위해서는, 전기를 단지 리셋 스위치로만 사용하는 단계를 넘어서야 했다. 의사들은 심장의 복잡한 생체적 회로를, 신호를 추가하거나 제거하기에 적당한 위치를 이해해야 했다. 그리고 프리츠 메일러르가 기록한 30톤짜리 고래의 심전도를 이해해야 했다.

* * *

고래의 범상치 않은 심전도를 들여다보기에 앞서, 잠시 그 심장의 물리적 구조에 감탄하는 시간을 가져보자. 2019년 무렵에는 메일러르와 화이트가 전선 타래를 사용하던 시절에 비해, 수중 연구 기법이 눈에 띄게 발전했다. 캘리포니아의 연구 팀은 잠수 중인 흰긴수염고래의 몸에 용케도 무선 태그를 부착했다. 수심 180미터보다 깊은 물속까지 내려가는 동안, 고래의 심장박동수는 15분에 걸쳐 분당 2회까지 떨어졌다. 그것은 기록상 모든 동물을 통틀어 가장 낮은 심박수였다. 하지만 수면으로 올라온 뒤에는 분당 30회, 그러니까 정상적 안정 시의 심박수로 회복되었다.

연구 결과, 이렇듯 느릿느릿한 심박수로 30톤에 달하는 온몸에 충분한 혈액을 전달하기 위해서 고래는 심장과 연결된 주요 동맥과 관련하여 극단적인 적응을 이루어냈다. 구조의 혁신을 꾀함으로써, 혈액이 심장에서 흘러나가는 방식을 완전히 바꿔버린 것이다. 이와 같은 혈류 패턴을 모방한 덕분에, 카스페르는 인공심폐기에 의지하여 살아남을 수 있었다. 또한 그 덕분에 웨일스의 저명한 외과의사 브라이언 리스Brian Rees 역시, 맥박이 없는 상태에서도 생명을 3년 더 연장할 수 있었다.

나와 마찬가지로, 석탄 산업의 흔적이 남아 있는 웨일스 지방 소도시에서 태어난 리스는 가공하리만치 특출한 인물이었다. 나는 의대생 신분으로 리스를 처음 만났다. 그의 악수는 힘이 있었고, 목소리는 남성 합창단을 연상시켰으며, 수술 솜씨는 그야말로 전설적이었다. 리스의 손은 수많은 생명을 살렸을 뿐 아니라, 럭비 경기에서도 수많은 트라이를 성공시켰다. 그의 역할은 후커였다. 케임브리지 대학교에 재학하던 시절 선수로서 두각을 나타낸 그는, 이후 1967년 5개국 대항전Five Nations Championship에 웨일스 팀 소속으로 참가했다가, 무려 3번이나 주전으로 발탁되었다. 리스는 수술실에서도 경기장에서와 마찬가지로 진지한 태도를 견지했다. 동료들이 묘사한 그는 "위협적이면서도 매력과 재치를 겸비한, 대단히 재미있는" 사람이었다. 2000년 무렵 리스는 웨일스 최대의 의과대학 부속병원에서 암 치료 분야의 최고 권위자가 되었고, 의학 발전에 기여한 공로로 대영제국 4등 훈장을 수훈했다. 그는 인간애와 열정이 남달랐을 뿐 아니라, 최소 침습 수술 교육 센터를 최초로 설립하는 등 영국 외과계에 뚜렷한 족적을 남겼다. 외과의에게 있어서 수술 상처의 최소화라는 유산을 남기는 일은 실로 괄목할 만한 성취다. 하지만 내가 그의 제자가 된 시점으로부터 20년이 지났을 무렵에는 우리의 입장이 뒤바뀌었다. 그는 더 이상 예전의 브라이언 리스가 아니었다.

춥고 소슬하던 어느 겨울날의 늦은 밤, 리스는 몸에 이상이 생겨 심장 전문 병동으로 이송되었다. 내가 그 병원 집중치료실 고문의로서 첫 야간 근무를 서게 된 날이었다. 내심 나는 그 밤이 조용히 지나가기를 바라고 있었다. 그러던 차에 한 젊은 의사가 나를 호출했다. 목소리에 당황한 기색이 역력했다. 듣자하니 웬 심부전 합병증 환자가 실려 왔는데, 내 도움이 절실한 모양이었다. 덧붙여 이런 말도 했다.

"아, 그런데 이 환자, 보아하니 전에 병원에서 일해본 사람 같아요."

"아아, 그래요? 그 사람 이름이 뭐죠?" 나는 관심을 드러냈다.

"음, 브라이언…… 브라이언 리스였어요."

아, 젠장! 나는 속으로 험한 말을 내뱉었다. 내가 꿈꾸던 첫 야간 교대근무는 그런 게 아니었다.

＊＊＊

시간은 사람의 얼굴과 손에 역사를 새긴다. 위중한 상태로 병상에 누워 있던 리스 선생은, 내가 기억하는 모습과 같으면서도 매우 달랐다. 그의 뒤로 보이는 감시장치 화면에는 암담한 결과들이 화려한 색깔로 표시되어 있었다. 혈압은 불안정했고, 심박수는 변덕스러웠다. 게다가 산소포화도는 위험하리만치 낮았다.

그러나 내가 인사를 건네자, 리스는 특유의 반짝거리는 눈빛으로 나를 보았다. 그러고는 손을 내밀었다. 평생 의료인으로 살면서 수없이 많은 환자의 손을 잡아보았을 손이었다. 그의 악수는 언제나처럼 힘이 있었다. 하지만 맥박은 약하고도 희미했다. 그의 심장은 망가져가고 있었고, 그 심장을 고칠 방법은 아무것도 없었다. 다음 날 아침 차를 몰고 집으로 돌아가는데, 이제 리스가 럭비 경기를 관전할 날도 얼마 남지 않았다는 생각이 들었다. 리스는 머지않아 죽을 것이었다.

그로부터 1년 후, 나는 유서 깊은 카디프 의학회Cardiff Medical Society에서 강연을 하게 되었다. 그리고 그때 내가 했던 이야기는 이 책의 근간이 되었다. 대다수가 은퇴한 의사들로 구성된 청중 앞에서, 나는 수의사 노엘 피츠패트릭Noel Fitzpatrick이 진행하는 텔레비전 시리즈 〈더 슈퍼벳The Supervet〉의 촬영 중에 그의 혁신적 동물병원을 최근에 방문했던 이야기를 들려주었다. 강연의 제목은 '개구리와의 입맞춤으로 생명을 구하는 방법'이었다. 그때만 해도 동물의 삶을 이해하는 일이 인간의 질병 치료에 기여하는 방식에 대한 개념이 정립되기 전이었지만, 나는 설익은 그 생각들을 풀어나갔다. 캥거루는 질이 3개라는 사실이 인간의 체외수정과 관련된 가르침을 줄 수 있는 이유를 농담조로 설명하기도 했고, 신체적 공격으로 뇌손상을 입은 학생 이반의 치료에 기린이 기여한 부분에 관해 이 책 앞부분에서 늘어놓았던 이야기를 들려주기도 했다. 또한 강연 말미에는 내가 새롭게 발견한 사실을 언급하기도 했는데, 고래는 심장박동수가 분당 2회까지 떨어져도 혈액순환이 중단되지 않는다는 내용이 그것이었다.

강연이 끝나고 근처의 북적거리는 펍에서 익숙한 손이 다가오더니 내게 악수를 청했다.

"훌륭한 강연이었네!" 브라이언 리스 선생이 특유의 구성진 목소리로 말했다. "자네가 말한 고래가 꼭 나 같더군. 그 핑크 플로이드라는 것만 빼면 말이야!" 그의 얼굴에 빙긋이 미소가 번졌다.

나는 너무 당황한 나머지 별다른 반응도 없이 우물쭈물했다.

"만져보게!" 리스가 손목을 내밀며 소리쳤다. 나는 1년 전에 짚었던 그의 동맥을 지그시 눌러보았다. 한데 느낌이 뭔가 이상했다. 맥박은 커녕 아무것도 느껴지지 않았다.

"내가 아직도 살아 있는 건 다 요놈 덕분이야." 이렇게 말하며 리스는 어깨 언저리에 장착된 배터리 팩을 가리켰다. "내 심장은 빌어먹을 고래의 심장처럼 작동하거든. 그러니까 나는 지금 여러분의 삶을 살고 있다, 이 말일세!"

\* \* \*

흰긴수염고래가 잠수하며 심박수가 분당 2회로 떨어지는 동안, 그 고래의 심장은 색다른 방식으로 피를 짜낸다. 근육이 수축 주기를 연장함으로써, 더 긴 시간에 걸쳐 머리께의 대동맥 안으로 혈액을 밀어보내는 것이다. 이 거대 혈관의 근육성 벽들은, 고래의 몸이 가장 깊은 물속에 이르러 극단적 수압 하에 놓이는 순간 성격이 변화한다. 심장이 쿵 하고 박동할 때마다 대동맥은 마치 탄성을 지닌 커다란 방처럼 팽창하고 수축하면서 혈류의 양상을 한결 부드럽고 연속적인 흐름으로 바꿔놓는다. 만약 고래에게도 손목이 있다면, 그 손목에서는 혈액의 연속적 흐름으로 인한 잡음만이 낮게 들릴 뿐, 심장박동은 전혀 감지되지 않을 것이다. 그러니까 리스 선생의 손목께를 짚었을 때처럼 말이다.

브라이언 리스의 심장은 여전히 기능을 상실한 상태였다. 하지만 매우 위독한 상태로 병원에서 나를 대면한 때로부터 몇 주 뒤, 그는 몸속 깊이 이식된 기계적 장치 덕분에 자신의 각 장기에 혈액을 연속적으로 들여보낼 수 있게 되었다. 물론 근본적 문제는 그것으로 해결되지 않았다. 리스는 여전히 죽음을 향해 다가가고 있었다. 하지만 어쨌든 그 장치는 그에게 여분의 시간을 선사했다. 고래의 사례와 마찬가지로. 그 장치는 리스 선생의 몸에 딱 알맞은 양의 혈액을 느리면서도 꾸준하게 연속적으로 흘려보내고 있었다. 카스페르의 사례도 이와 같았다. 그의 인공심폐기는, 중환자에게는 비박동성의 연속적 혈류가 더 바람직하다는 최신 연구 결과를 바탕으로 프로그램화되어 있었다. 리스와 카스페르는 둘 다 고래가 잠수 중에 구사하는 것과 동일한 전략, 동일한 혈류 패턴을 이용해서 살아남았다. 또한 그 덕분에 생사의 고비를 넘기고, 고래처럼 삶을 이어갈 수 있었다.

\* \* \*

고래의 심전도를 기록하려다 배들이 난파되고 사람들이 목숨을 잃을 뻔한 때로부터 60년이 지난 지금, 우리는 고래 심장의 활동전위곡선을 관찰하여 얻은 지식을 인간의 생명을 구하는 데 적용할 수 있게 되었다. 그 곡선을 손가락으로 따라가다 보면 가장 먼저 작은 둔덕을 맞닥뜨리게 되는데, 이는 심장 위쪽에 자리한 심방이 수축할 때 그려지는 선이다. 이 'P 파'를 지나면 'R 파'라는 상향 곡선이 나타나는데, 이것은 심장 아래쪽의 강력한 심실 근육이 혈액을 짜낼 때 그려지는 선이다. 그런가 하면 P 파와 R 파 사이에 자리하는 PR 간격이라는 공간은, 각 동물의 심방과 심실 간 물리적 거리에 따라서 그 길이가 달라진다. 그리고 바로 이 공간이 의문의 시작점이다.

쥐의 심장에서는 전기적 자극이 겨우 몇 밀리미터의 거리를 단 0.03초 안에 이동한다. 인간의 경우 길이가 5센티미터인 공간을 0.2초 안에 이동한다. 간격이 더 커지는 것이다. 동물이 커지면 커질수록 심방과 심실 간 거리는 점점 더 길어진다. 그런데 이상하게도, 시간적 간격이 반드시 거리와 정비례하지는 않는다. 이를테면 코끼리의 경우 쥐에 비해 심방과 심실 간 거리가 2만 5천 배쯤 더 긴데도 불구하고, 전기적 자극의 이동 시간은 고작 10배밖에 지연되지 않는다. 이를 단서로 화이트와 메일러르를 위시한 과학자들은, 심장의 일부 영역은 단순히 전기적 신호를 전달하는 일 이상의 복잡한 기능을 수행한다는 판단을 내렸다. 그들의 추정에 따르면, 이러한 영역들은 일종의 관제소와도 같았다. 만약 그렇다면, 카스페르와 같은 환자들에게 나타나는 심장의 어수선한 리듬을 진정시키기 위해서는, 바로 이 중요한 영역들을 치료와 수술의 표적으로 삼아야 할 가능성이 있었다. 고래의 심전도 속 PR 간격은, 위 과학자들의 이론이 옳은지 아닌지를 판가름하는 시금석이었다.

30톤짜리 고래의 몸속 180킬로그램짜리 심장에는, 심장의 맨 위쪽과 맨 아래쪽을 연결하는 55센티미터짜리 근육성 전선이 있다. 전기 자극이 이 거리를 이동하는 데 걸리는 시간은 통상 1.5초 정도다. 하지만 메일러르가 기록한 심전도상의 PR 간격은 겨우 0.4초에 불과했다. 고래의 심장은 코끼리의 심장보다 6배, 말의 심장보다는 30배 더 크지만, PR 간격만큼은 세 동물이 모두 동일하다. 메일러르와 화이트는 옳았다. 방실결절이라는, 한때는 그저 중계국 정도로만 여겨지던 영역이, 알고 보니 훨씬 더 많은 역할을 수행하고 있었다. 그곳은 관제소였다. 이는 곧 방실결절을 조정함으로써 건강을 다스리고 병을 바로잡을 수도 있다는 뜻이었다.

* * *

고래에서 화이트와 메일러르를 거쳐 그들처럼 심장의 전기적 활동을 전문으로 다루는 동료들에게로 전해진 열정과 점증적 지식을 토대로, 1981년 멜빈 셰인먼Melvin Sheinman은 실로 놀라운 성취를 이루어냈다. 뜨거운 전선을 몸속에 넣어 심장의 이 관제소 내 작은 영역을 태움으로써, 은퇴한 캘리포니아 석유 굴착 노동자의 난치성 부정맥을 비로소 낫게 한 것이다. 오래지 않아 더 훌륭하면서도 더 안전한 시술법이 새롭게 개발되었다. 의사들은 이 새로운 지식을 카스페르의 변덕스런 심장에 적용했는데, 피부를 통해 전류를 공급함으로써 심장의 리듬을 미세 조정하는 그 요법은, 알다시피 약 200년이 앞선 1778년 런던 모처의 포장도로에서 최초로 시도된 바 있었다.

모든 이야기에는 끝이 있다. 어떤 결말은 행복하고 어떤 결말은 슬프다. 내 스승이자 럭비 스타였고, 외과의사이면서 맥박 없는 남자였던 브라이언 리스는 고래의 방식으로 심장을 뛰게 한 덕분에 2021년까지 생명을 연장할 수 있었다. 그의 사후에 여러 스포츠 스타와 웨일스의 가수, 환자, 정치인이 유수의 신문 칼럼에서 그 위대한 인물에게 경의를 표했다.

카스페르와 친구들의 이야기는 아직 끝나지 않았다. 2011년 2월, 그들은 속속 죽음의 수렁에서 빠져나오기 시작했다. 그중 첫 번째로 목숨을 건진 주인공은 카스페르였다. 그의 체온은 따뜻해졌고, 혈액은 산소가 충만해지면서 붉은색을 띠었으며, 심장 역시 안정되었다. 의사들이 카스페르가 깨어났다는 소식을 전하자, 대기실에 있던 모든 보호자가 기쁨의 환성을 질렀다. 그날, 일곱 아이 모두가 임상적 죽음을 벗어나 삶 속으로 돌아왔다. 지금까지의 모든 기록을 통틀어, 이토록 많은 인원이 동시에 죽음에서 살아 돌아온 예가 없었다.

하지만 생존은 그저 시작에 불과했다. 아이들은 재활병원으로 옮겨져 함께 생활하면서 치유되어야 했다. 길고도 험난한 과정이었다. 여러 아이에게 뇌손상의 징후, 즉 심한 쇠약감과 통증, 지각마비가 나타났다. 나와 대화할 때 카스페르의 뒤쪽 선반에 놓여 있던 작은 목제 자전거 모형에는 소중한 추억이 담겨 있었다. 사고로 사지가 마비되었던 카스페르가 다시 처음으로 손을 움직일 수 있게 된 것은, 재활병원에서 부친이 지켜보는 가운데 핸드 사이클의 바퀴를 돌린 때였다.

느리게, 삶은 되돌아왔다.

몇몇 아이들은 사지절단술을 받아야 했다. 어쩌면 그들에게는, 예의 그 2만 년 된 동굴 벽화 속 사슴과 같은 동물의 두개골에 뿔이 부착되는 원리를 파헤치는 연구가 도움이 될 수 있었다. 뼈에 심는 형태의 의수나 의족은 가령 〈더 슈퍼벳〉의 출연진을 비롯한 개척자들 덕분에, 비록 부착형이 아니라 끈으로 살에 묶는 형태이기는 해도, 개에게 이미 사용되고 있다. 그때 생존한 아이들은 끈끈한 우정을 이어나갔다. 일곱 친구 가운데 6명이 학교를 같이 졸업하고 평범한 삶으로, 그것이 무엇이든 간에 되돌아갔다. 안타깝게도 그들 가운데 카스페르와 친하게 지내던 한 소년은 5년 뒤 남아메리카에서 휴가를 보내다 수영 중에 익사하고 말았다.

해당 사고가 발생했을 당시 카스페르는 수영을 할 줄 몰랐다. 친구와 같은 운명에 처하지 않기로 마음먹은 그는 수영 강사인 어릴 적 여자친구에게 도움을 청했다. 한때 물속에서 죽었다가 물속 동물들 덕분에 살아남은 카스페르는, 터키 해안 지역으로 휴가 여행을 다녀온 뒤부터 물속을 제 집처럼 편안히 느끼게 되었다.

"이제는 수영이 너무 좋아요. 지나고 보니 물이 저랑 잘 맞더라고요." 이 말과 함께 카스페르는 씩 웃으며 시선을 아래로 내려뜨렸다.

# PART 4

# 땅속

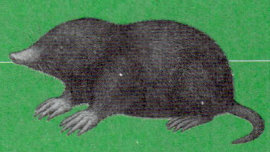

"오래전부터 우리는 두려워 피하고픈 것들,
그리고 사랑하여 지키고픈 것들을
땅속 세계에 두었다."
– 로버트 맥팔레인(작가, 케임브리지 대학교 교수)

# CHAPTER 14

# 엷은 안개 속에서 혼자

방문을 열었을 때 내 시야에 밀려온 것은 슬픔보다는 기억이었다. 사진첩이 테이블에서 테이블로 전해졌다. 오래된 사진들은 찬란했던 지난날의 편린이었다. 불편한 검은 정장 차림으로 빈자리를 찾아 앉으며 나는 어색한 기분에 휩싸였다. 재킷 주머니에는 몇 년 전 마지막으로 참석한 장례식의 식순이 적힌 소책자가 들어 있었다. 식장 주위를 둘러보는데, 내가 알아보지 못하는 가족들, 나와 아무런 기억도 공유하지 않는 친구들, 나와 함께 일하지 않은 동료들이 눈에 띄었다. 한데 그 의무감은 무엇이었을까? 왜 나는 고작 한 해밖에 알고 지내지 않은 사람의 장례식에 꼭 찾아와야 한다고 느꼈던 것일까? 도대체 왜 나는 의사가 된 이래 처음으로 기어이 환자의 장례식장을 찾은 것일까?

\*\*\*

집중치료실에서 일하는 사람 곁에는, 언제나 한결같이 죽음이 함께한다. 생명을 구하려는 의료진의 노력이 무색하게도, 환자들은 5명당 1명꼴로 그만 생을 마감하고 만다. 매일없이 환자들을 치료하다 보면, 어느새 그들을 마음으로 아끼게 된다. 또한 개중에는 어쩔 수 없이 유독 신경이 쓰이는 환자들이 있다. 때로는 너무 어려서, 때로는 너무 나이 들어서, 때로는 인상적인 말을 해서, 때로는 스스로 말할 수 없어서, 그 환자들은 우리의 주의를 붙든다.

의과대학에서는 긴박한 응급 상황이 아니라면 가족이나 친구는 치료하지 말라고 학생들을 가르친다. 하지만 치료하던 환자가 친구처럼 가까워지면 그때는 어째야 한단 말인가? 나는 웨일스 병원의 크고 북적이는 집중치료실에서 고문의로 재직하던 와중에 로이를 처음 만났다. 그 후로 1년 동안 우리는 거의 매주 대화를 나눴다. 각종 기기와 복잡한 수술로 그의 심부전과 신부전을 다스리려고 애쓰다 보니, 자연스레 그렇게 되었다. 당시 로이는 70대였지만, 소싯적에 배를 타고 세계를 두루 여행한 사람답게 들려줄 이야기가 무궁무진했다.

나도 그랬다. 나는 으레 가족에게만 털어놓는 이야기들을 그에게 들려주었다. 또한 내 과거의 일들과 장래의 희망에 대해서도 그에게 이야기했다. 왜 그랬는지는 나도 잘 모르겠다. 로이에게는 편안하고도 친근한 면모가 있었다. 하루가 다르게 상태가 오락가락하는 여느 환자들과는 달랐다. 그는 분명 환자였지만, 동시에 팀원처럼 느껴지기도 했다.

로이의 아내가 우리에게서 나쁜 소식을 전해 듣고는 울음을 터뜨렸을 때, 나는 그 곁을 지켰다. 그러다 로이가 결국 회복되었을 때에도, 나는 곁에서 부인과 함께 웃었다. 나만 유별나게 그랬던 것은 아니었다. 우리 팀원 중에는 나보다도 로이나 로이의 가족과 훨씬 더 가까워진 이들이 여럿이었다. 하지만 새롭게 맞춰 넣은 심장판막만으로는, 로이를 집중치료실 밖에서 살게 해줄 수 없었다. 그래서 로이는 이후로도 집중치료실 안에서 삶을 이어나가야 했다. 로이는 대부분의 시간을 자신의 오랜 동반자인 레슬리와 함께 보냈다. 좋은 날도 있었고, 안 좋은 날도 있었다. 심지어 그는 자신의 병상 구역에서 총각 파티를 열더니 레슬리와 병실에서 결혼식을 올리기도 했다. 그런 로이가 죽었다.

그리고 나는 어찌 보면 이례적으로, 휴무일을 내 가족이 아닌 환자의 가족과 보내고 있었다. 대개는 그러지 않는다. 치료를 업으로 살아가는 대부분의 의사들에게 죽음은 삶의 한 부분이 아닌 실패처럼 비칠 수 있다. 누군가는 말한다. 장례식은 가족의 일이지 의사의 일이 아니라고. 아닌 게 아니라 환자와의 정서적 거리 두기는 의사가 보다 나은 치료, 더 객관적이고 냉철한 치료를 하는 데 긍정적 요소로 작용할 가능성이 있다. 하지만 그 거리가 도리어 양쪽 모두의 냉담으로 이어질 가능성도 있다. 의사들은 감정에 면역되지 않는다. 애써 그런 척하지만 속내는 그렇지 않다. 분명한 사실은, 우리 의사들에게는 자신이 실제로 느끼는 감정을 나눌 기회가 거의 주어지지 않는다는 것이다.

의과대학이나 국가에서 제시하는 지침은 이런저런 질문에 명확하게 답하도록 설계되었다. 따라서 가령 "심장마비는 어떻게 치료하는

가?"라는 질문에는 "이러저러하게" 치료한다는 식의 명확한 답이 정해져 있다. 하지만 인도적 의료 행위라는 영역은 대체로 그렇게 단순하지가 않다. 가장 기본적인 윤리적 질문조차도 복잡한 답을 내포하고 있다.

샌드위치 쟁반이 깨끗이 비워졌을 무렵, 나는 대기 줄에 서 있다가 로이의 부인에게 힘든 시기를 잘 이겨내길 바란다고 말했다. 그제야 나는 나를 비롯한 동료 몇몇이 그 장례식을 찾아간 이유를 비로소 깨달았다. 우리는 일종의 양방향 도로에 가 있었다. 그곳에서 나는 스스로가 공동체의 일원으로서 로이의 죽음이 아닌 삶에 참여하고 있음을 느꼈다. 그런가 하면 유족들은 우리의 역할이 병상 너머로 확대되었다는 사실에서 위안을 얻는 듯했다. 우리는 단순한 의사와 간호사가 아니었다. 우리는 그들의 삶이라는 이야기의 한 부분을 그저 공유하는 데서 나아가 써 내려가는 사람들이었고, 이제는 그들의 죽음이라는 이야기 속의 등장인물이 되었다. 놀랍게도, 내가 그곳을 찾은 진짜 이유는 병원을 대표하기 위해서도, 내 역할을 다하기 위해서도 아니었다. '죽은 그 환자'가 나에게 소중한 존재가 되었기 때문이었다. 환자의 장례식에 참석하는 일이 과연 옳은지에 대해서는 비록 논쟁이 있지만, 내가 그곳을 찾아가야 한다고 느낀 이유는 의외로 단순했다. 로이는 나에게 그리고 그의 치료에 힘쓴 많은 이들에게 친구가 되어 있었다. 나는 그저 한 친구의 장례식에 참석한 것뿐이었다. 그런데 과연 이것이 우리 인간만의 고유한 행동일까?

　모니카 슈추피데르Monica Szczupider가 뉴질랜드에서 영장류학 박사 과정을 시작하기 전 몇 달간 하와이에 머무르던 때의 일이다. 당시 그는 폴란드 이민자인 양친이 미국으로 건너가기 위해서 거쳐야 했던 험난하고 불확실한 여정에 얽힌 이야기를 내게 들려주었다. 모니카의 아버지는 공장 노동자였다. 집에서 쉬는 날이면 슈퍼볼보다는 텔레비전에서 방영하는 자연 다큐멘터리를 즐겨 보고는 했다. 어머니는 식료품 가게에서 장시간 동안 일했다. 어느 저녁, 모니카는 아버지와 함께 소파에 웅크린 채 영화 〈정글 속의 고릴라Gorillas in the Mist〉를 보던 중, 언젠가는 우리의 유인원 조상들을 연구하는 활동에 투신해야겠다고 마음 먹었다. 그리고 그 결심은 카메라 셔터음과 더불어 현실이 되었다.

　커뮤니티 칼리지의 암실은 모니카에게 있어서 창의성의 배출구였다. 그 공간은 특별한 매력으로 그를 사로잡았다. 훗날 모니카의 소니 카메라는 그가 세계 여러 대륙을 여행하며 자신을 둘러싼 것들, 인간과 동물의 이야기를 전하는 데 있어서 든든한 지원군이 되어줄 터였다.

　학사학위 과정 중간에 모니카는 카메룬에 자리한 사나가용 침팬지 구조본부Sanaga-Yong Chimpanzee Rescue Center에서 자원봉사자 자격으로 6개월을 근무하게 되었고, 그때의 경험은 모니카를 그 동물의 세계로 더욱더 강하게 끌어당겼다. 그곳에서 그는 구조된 25마리의 침팬지에게 공급할 먹을거리를 준비하며 하루하루를 보냈다. 일이 없는 시간에는 근처 마을에서 아이들을 가르쳤다. 그러던 2008년의 어느 날, 모니카의 인생을 뒤바꾼 가슴 아픈 사건이 발생했다. 그날, 수백만 생명이 깃들어 사는 그 땅에 상실의 파도가 밀려들었다.

정오 무렵이었다. 모니카는 우두머리 암컷인 서른 살 침팬지 도로시가 죽은 것 같다는 무선 연락을 받았다. 그는 플립플롭을 꿰신고 보호소로 달려가 도로시의 가슴에 머리를 대고 숨소리를 들어보았다. 그런 뒤에는 목에 손을 대고 맥을 짚어보았다. 아무것도, 그 무엇도 느껴지지 않았다. 도로시는 심부전으로 이미 숨이 끊어진 상태였다. 비록 슬프긴 해도 보호구역에서는 드물지 않은 사건이었지만, 모니카의 입장에서는 살면서 처음으로 목격한 침팬지의 죽음이었다.

도로시가 처음부터 줄곧 집단의 우두머리 암컷으로서 신망을 얻었던 것은 아니었다. 침팬지 고기를 노린 포획꾼의 총에 맞은 어미가 세상을 떠난 이후로, 도로시는 관광객의 구경거리가 되어 수십 년을 사슬에 묶여 지냈다. 구조된 뒤에는 새로운 삶에 순조롭게 적응하지 못했다. 다른 침팬지들은 도로시를 괴롭혔다. 오물을 던지기도 하고 막대기로 때리기도 했다. 하지만 모성은 국면을 전환시켰다.

부모를 갓 여읜 어린 수컷 침팬지를 집단에 들여왔는데, 뜻밖에 도로시가 보호자 역할을 자임한 것이었다. 도로시는 네 살배기 부불의 대리모가 되었다. 그리고 이후로 10년 동안 집단의 핵심 구성원으로서 아낌없는 사랑과 존경과 추앙을 받았다.

도로시가 죽은 다음 날 그 보호구역의 설립자 셰리 스피드Sheri Speede 박사는 바깥 세상 사람들이 도로시를 봐야 한다고, 그래서 무슨 일이 일어났고 도로시가 어디로 갔는지를 그들에게 이해시켜야 한다고 느꼈다. 지역 주민들이 수 킬로미터를 걸어서 그곳을 찾아왔다. 도로시가 천으로 감싸인 채, 쿠션이 깔린 외바퀴 손수레에 누워 무덤 자리로 천천히 밀려오는 동안, 스피드는 그 침팬지의 머리를 두 손으로 어르듯이 감싸고 있었다.

모니카의 카메라 셔터가 깜박 열렸다가 금세 도르르 닫혔다. 집단의 우두머리 도로시에게 마지막 인사를 건네기 위해 숲에서 달려나와 조용히 줄을 서 있던 침팬지 25마리의 모습을 포착하기에는, 그야말로 완벽한 순간이었다. 침팬지들은 서로의 어깨에 손을 얹고 있었다. 하지만 모니카의 카메라는 그 순간에 관한 청각적 정보, 즉 완벽한 침묵만은 담아내지 못했다. 그토록 많은 영장류가 모여 있는 자리에서는 대단히 진기한 광경이었다.

모니카는 그것이 애도라고 확신했다. 침묵은 참으로 많은 것을 이야기하고 있었다. 무릇 인간의 삶에서도 최고의 경의를 표하는 방법은 연설이나 노래가 아닌 무無, 그러니까 정적이다. 2020년 모니카는 나와 이야기를 나누던 중에, 10대 시절 세상을 떠난 두 친구의 장례식과 그로부터 얼마 후 부친이 영면했을 때 흐르던 침묵을 회상했다. 때로 애도는 우리를 더욱 생생히 살아 있게 한다.

수백만 사람이 모니카의 사진을 보았다. 《내셔널 지오그래픽》 공모전 수상작으로 그 사진이 선정된 까닭이었다. 훗날 스피드 박사는 『동류의 존재들; 침팬지 73마리가 삶과 사랑, 연결에 관해 내게 가르쳐준 것들』이라는 제목의 책을 세상에 내놓았다. 사랑하는 이의 죽음에 동물이 그처럼 인간적인 반응을 보일 수 있다는 사실에 세상은 경이감을 드러냈다. 그리고 나는 사람들이 놀라워했다는 사실에 놀라워했다.

침묵하는 침팬지 가족의 모습이 담긴 그 단순한 사진은, 사랑하고 애도하는 능력은 비단 인간만의 것이 아님을 우리에게 묵묵히 일깨운다. 그 사진은 이를테면 만지기, 바라보기, 곁을 지키기, 생각하기, 작별 고하기처럼 고통을 달래는 데 있어서 우리에게 깊이 각인된 방식들의 가치를 더욱 강하게 상기시킨다. 당연히 나는 환자의 장례식에 가고 싶었다. 하지만 진화의 시계는 죽음을 대하는 우리의 행동 양식을 눈 깜짝할 사이에 근본적으로 바꿔놓았다. 침팬지와 콘크리트 정글 속 인간 사이에 거대한 간극이 생겨난 것이다.

이쯤에서 2장에서 살펴본 영장류의 털 고르기에 관한 던바의 연구를 곱씹어보자. 유인원이 서로의 몸을 팔로 감싸는 장면을 생애 처음으로 목격한 순간, 모니카 역시 접촉의 중요성을 확신하게 되었다. 일찍이 모니카는 마사지 요법에 대한 교육을 받은 적이 있었다. 그의 바람은, 현대 의학이 현대 과학의 경이로운 기술은 그것대로 이용하는 한편 이 단순하면서도 매우 효과적인 삶의 기술 또한 잊지 않고 활용하는 것이었다. 영장류가 죽으면, 뒤이은 몇 주 동안 가족 구성원들 사이에서 털 고르기 시간이 눈에 띄게 증가한다. 하지만 코로나19 팬데믹이 그 어느 때보다 많은 이의 목숨을 앗아가던 시기에, 세계에서 가장 선진화된 우리의 보건의료 체계하에서는, 이러한 접촉의 힘이 사라지고 있었다. 인간에게 죽음은 팬데믹의 한복판을 지나는 사이 너무도 달라져 있었다.

＊＊＊

우리는 휘황한 빛 속에서 산다. 그러다가 저녁이 오고 이내 영원한 밤이 이어진다. 죽음은 집중치료실에서 치료할 수 없다. 때로 우리가 지켜야 할 최고의 가치는 생명이 아니라 좋은 죽음이다. 그때 이후로 우리가 보낸 1년 반이 그 모든 것을 증명한다.

코로나19는 우리 모두의 머릿속에 새로운 기억들을 심어놓았다. 10년이 지나도 여전히 내 뇌리에는 수많은 환자들의 얼굴이 머무를 것이다.

내가 의학의 여러 분야 가운데 집중치료를 전공으로 선택한 이유는, 생각과 실천을 동시에 원했기 때문이었다. 이제 나는 안다. 내가 환자 및 환자 가족 그리고 동료 들과의 소통을 무엇보다 간절히 원했다는 것을. 소통은 의료의 가장 귀중한 덕목이지만, 가장 위험한 절차이기도 하다. 또한 소통에는 손재주보다 말재주가 훨씬 더 중요하다. 하지만 코로나19는 환자 가족과 얼굴을 마주하며 소통할 기회를, 그것이 가장 절실한 시기에 앗아가버렸다. 대신에 나는 배배 꼬인 전화선을 통해서 나쁜 소식을 전달해야 했다. 그런 상황에서 침묵은 힘을 발휘하기는커녕, 전화를 끊은 것으로 오해되기 십상이었다.

아픈 가족의 소식을 기다리는 사람은 텔레비전을 보다가도 전화벨이 울리면 심장이 덜컥 내려앉을 수 있다는 것을, 나는 개인적 경험을 통해 잘 알고 있다. 혹시나 병원에서 걸려온 전화인가 싶어서 그들은 늘 마음을 졸인다. 고로 이제 나는 환자 가족에게 전화할 때면, 나쁜

일로 전화한 게 아니니 안심하라는 말부터 가급적 꺼내고 본다. 하지만 언제나 그럴 수 있는 것은 아니다. 때로는 그런 말이 거짓말이 되어버린다. 그럴 때는 나쁜 소식을, 최악의 소식을 전할 수밖에 없다.

나는 이렇게 운을 띄운다. "전화로 이런 말씀을 드리게 되어 죄송합니다만……."

그리고 얼마 후 통화는 조용한 흐느낌과 더불어 마무리된다.

우리는 환자의 손을 잡아주겠다고 약속한다. 그의 애청곡을 틀어주겠다는 약속도 한다. 가족을 대신해 사랑한다는 말을 들려주겠다는 약속도 한다. 사랑한다는 말은 이내 과거형이 되고 만다. 그럴 수밖에 없다. 그들은 곧, 죽을 테니까. 우리는 모두 코로나19를 기억한다. 그 기억은 우리의 피부가 아니라 머릿속 혹은 마음속에 새겨져 있다. 코로나19는 사랑하는 이가 죽어갈 때 곁을 지키거나 만지지도, 바라보지도, 집으로 데려가지도 못하게 만들어버렸다.

열여섯 살 때까지 나는 웨일스의 계곡 지대에서 자라며 그 지방 고유의 언어인 게일어를 배웠다. 하지만 유감스럽게도 웨일스어는 할 줄 모른다. 국제 럭비 경기를 볼 때는 웨일스 국가를 곧잘 따라 부르고, 말할 때는 웨일스 억양이 강한 편이지만 말이다. 다행히 현대 의학에서 통용되는 외국어는, 의과대학에서 처음 접했음에도 내게 비교적 쉽게 다가왔다. 의사가 되기 위한 필수 요건 중 하나는, 병원 밖에서는 절대 쓸 일이 없는 아주 오래된 언어를 유창하게 구사하는 것이었다. 이제 나는 고대 그리스의 잃어버린 언어를 이해할 뿐 아니라, 대화 주제가 해부학일 경우에 한해서는 라틴어도 유창하게 구사한다. 어쩌면 까다로운 주제에 관한 의사소통이 종종 어려워지는 이유도, 상당수의 환자나 환자 가족이 불만을 토로하는 이유도 거기에 있을지 모른다. 나쁜 소식을 전할 때, 우리의 입은 우리의 정신이 사용하는 언어와 다른 언어로 이야기한다. 마치 두 마리 새가 내 양어깨 위에 앉아서 한 마리는 의학의 언어로, 다른 한 마리는 인간의 언어로 지저귀는 것처럼.

\* \* \*

죽음 주위로 깊이 뿌리내린 문화적 행위들을 우리에게 일깨운 침팬지는 도로시 이전에도 있었다. 침팬지가 죽으면 같은 무리의 침팬지들이 주변을 서성이고, 코를 훌쩍거리고, 서로를 만지고, 몸의 자세를 바꾸는데 그 방식에 대해서는 이미 여러 사람이 묘사한 바 있다. 어미들은 보통 죽은 새끼를 몇 주 내지 몇 달 동안 데리고 다니면서 계속 보살피고 보호하며 어린것과 교감을 주고받는다. 때로는 새끼의 시신이 더는 알아볼 수 없을 정도로 부패할 때까지 며칠 동안 털을 골라주기도 한다.

개코원숭이가 죽으면, 같은 무리의 개코원숭이들은 친구들에게 도움을 구한다. 펜실베이니아 대학교 생물학부 소속 연구원 앤 앵<sup>Anne Engh</sup> 박사는, 실비아라는 개코원숭이가 자신의 딸이 사자에게 죽임을 당한 후 친구들에게 도움을 청할 당시 취해야 했던 절차에 관해 묘사한 바 있다. 개코원숭이는 사별에 대해 인간과 비슷한 방식으로 반응한다. 코르티솔을 비롯한 스트레스 호르몬 수치가 상승하는 것이다.

하지만 개코원숭이는 사회적 접촉을 늘림으로써, 그러니까 더 많은 개코원숭이와 더 오랜 시간 동안 털 고르기에 열중함으로써 문제의 호르몬 수치를 낮출 수 있다.

앤의 설명을 빌리자면, "인간처럼 개코원숭이도 스트레스가 극심한 상황을 친교를 통해서 이겨내는 듯"하다.

이러한 행동 양식은 비단 영장류에만 국한되지 않는다. 코끼리는 개별적 문화를 가진 다양한 공동체를 이루고 산다. 그들은 식물을 이용해 스스로 병을 치료하는가 하면, 인간과 동물을 보호하고, 심지어 미술 작품을 만들기도 한다. 믿기 어렵겠지만, 코끼리는 그림까지 그린다. 잉글랜드 던스터블 소재 동물원에 사는 커리슈마라는 코끼리는 실로 열정적인 화가다. 해마다 그 동물원에서는 '코끼리 감상 주말'이라는 행사의 일환으로 커리슈마의 그림들을 전시한다.

연구자 마틴 메러디스Martin Meredith의 저서에는 남아프리카의 코끼리 집단에서 핵심적 구성원이 죽었을 때 치러지는 통상적 장례 의식을 묘사하는 대목이 있다. 소개하자면,

죽은 우두머리 암컷의 어린 새끼를 포함한 가족 전체가 코로 시신을 부드럽게 어루만지며 들어 올릴 준비를 했다. 코끼리 무리가 일제히 크고 묵직한 소리를 냈다. 새끼가 흐느꼈다. 비명처럼 들리기도 했다. 하지만 그때 무리 전체가 일순 거짓말처럼 고요해졌다. 그러다가 시신 위에 잎과 흙을 뿌리기 시작하더니 나뭇가지를 꺾어 죽은 암컷을 덮어주었다. 때로는 물이나 음식을 먹기 위해서 자리를 비워야 했지만, 그러고 나면 언제나 다시 돌아왔다.

죽은 코끼리를 발견하면 무리는 그 뼈 혹은 사체를 코로 부드럽게 어루만진다. 매우 고요한 가운데 그들은 죽은 코끼리의 몸을 나뭇잎과 풀잎으로 덮어준다. 가족의 일원이 죽으면 코끼리들은 보통 돌아가며 무덤을 방문하는 식으로 몇 주 동안 시신의 곁을 지킨다고 알려졌다. 케냐에서는 한 코끼리가 인간 어머니와 아이를 마구 짓밟았다가 이내 발질을 멈추고 그들을 묻어준 일도 있었다.

하늘에서도 동물들은 작별을 고한다. 까치는 포유류가 아닌 동물 가운데서는 유일하게, 거울에 비친 자신의 모습을 알아본다. 콜로라도 대학교 교수 마크 베코프Marc Bekoff 박사는, 이렇듯 자기와 타자를 분별하여 지각하는 능력이 까치가 "애도의 감정을 느끼고 장례 의식을 행하는" 이유를 암시한다고 봤다. 그의 관찰에 따르면, 4마리로 구성된 가족의 일원이 죽었을 때 까치들은 다음과 같은 절차를 밟았다. 먼저 "한 마리가 시신에게 다가가, 흡사 코끼리가 다른 코끼리의 시체를 코로 어루만질 때처럼 부리로 사체를 부드럽게 쪼았다가는 뒤로 물러났다. 그러자 또 다른 까치가 똑같은 행동을 했다."

베코프의 이야기를 계속 읽어보자. "이어서 그 까치들 중 한 마리가 어디론가 날아가더니, 풀잎을 가지고 돌아와 시신 옆에 내려놓았다. 다른 까치도 똑같은 행동을 했다. 그러고는 온 가족이 보초를 서듯이 잠시 곁을 지키다가는 한 마리씩 멀리로 날아갔다."

심지어 바닷속에서도 죽음은 조용히 지나가지 않는다. 바다사자, 돌고래, 바다표범은 어린 새끼를 잃으면 몇 날 며칠 동안 큰소리로 울부짖는다. 심지어 사산했을 때조차도 어미는 수일 동안 새끼 곁에 머물며, 껴안고 코를 비비고 말을 건넨다. 2018년 7월에 탈레콰라는 이름의 어미 범고래는 죽은 새끼를 주둥이로 밀어가며 17일 동안 수천 킬로미터를 데리고 다녔다.

동물들의 이러한 행동이 인간의 죽음과 관련하여 우리에게 시사하는 바는 무엇일까? 그리고 죽은 사람과 산 사람 간의 거리가 갈수록 멀어지는 작금의 현실은 과연 애도에 어떤 영향을 미칠 수 있을까?

\*\*\*

라이언 버크<sup>Rhian Burke</sup>는 단장지애, 즉 아이 잃은 어미의 슬픔을 누구보다도 잘 알고 있다. 그의 아들 조지는 심각한 감염증으로 갑작스레 생을 마감했다. 세상에 태어난 지 겨우 1년 1개월하고도 하루 만에 벌어진 일이었다. 위생적으로, 또 효율적으로 운영된다는 응급실에는 조지를 누일 자리도, 가족이 아이를 만지거나 함께 시간을 보낼 공간도, 아기의 몸을 감쌀 강보도 마련되어 있지 않았다. 대신에 라이언은, 죽은 아들을 안고 앞서가는 간호사를 따라서 구경꾼들의 시선을 받으며 복도를 걸어 어느 폐쇄된 어린이 병실에 도착했다. 만화 캐릭터들로 벽면이 꾸며진 그곳에서 라이언은 조지와 함께 시간을 보낼 수 있었다. 그의 남편 폴은 끝내 슬픔을 이기지 못하고 닷새 뒤 인근 다리에서 뛰어내려 스스로 목숨을 끊었다.

\*\*\*

서구 사회에서는 죽음을 부정하는 문화가 급속도로 확산되고 있다. 심지어 소중한 사람이 죽은 뒤에도 마찬가지다. 장의사 케이틀린 도티Caitlin Doughty는 저서 『잘해봐야 시체가 되겠지만Smoke Gets in Your Eyes』에서 오늘날 흔히 시행되지만 침습적이고 대개는 불필요한 장례 절차에 관해 설명하면서, 그 대표적 예로 사체를 신속히 집에서 제거하는 행위, 극단적 방식의 시신 방부처리, 착취적이고 부자연스러운 고인 대면식 등을 제시했다.

　침팬지와 코끼리, 바다표범, 그리고 심지어 새까지도, 사랑하는 이의 사후에 그이와 함께 시간을 보내는 행위는 수백만 년에 걸친 사별을 통해서 이어져 내려온 소중한 의식이라는 사실을 우리에게 일깨워 준다. 도티는 집은 시신이 사는 동안 머무르던 곳이라고 이야기한다. 이제 그들은 번들거리는 안내 책자와 함께 다국적 산업의 산물인 냉장 보관소 안에 눕혀진다. 집은 지원망이 탄탄히 구축된 장소요, 친구끼리 도움을 주고받는 장소였다. 우리네 어머니나 아버지 혹은 아이가 죽은 뒤에도 며칠 동안 머무르던 장소였다. 집중치료실이라고 크게 다르지 않았다. 환자가 죽으면 그의 아내 혹은 남편, 모친 혹은 부친이 병상에 함께 눕는 경우가 드물지 않았다. 그저 안아주기 위해서. 그저 곁을 지키기 위해서.

　이처럼 애도의 감정을 통하지 않고서는 이해되기 어려운, 종을 초월한 오래된 의식들은, 사별의 아픔을 극복하는 데 도움이 될 수 있다. 고인과 함께 보내는 시간이 애도의 기간을 줄이고 괴로움을 완화시킬 가능성은 이미 여러 연구를 통해서 입증되었다.

일주일보다도 짧은 시간 사이에 아들과 남편을 연달아 떠나보낸 라이언은, 두 사람의 사진과 꽃 들에 둘러싸인 채로 집에 앉아 있던 중에 참으로 놀라운 일을 행동으로 옮겼다. 요컨대 라이언은 그 애도의 감정을 타인을 돕는 도구로 승화시켰다.

라이언은 상상조차 하지 못했던 두 사건이 스스로를 파괴하도록 내버려두지 않았다. 오히려 그는 투위시2wish라는 자선단체를 설립함으로써 그곳에 모인 기금으로 병원 내에 훌륭한 가족실을 마련하는 사업을 시작했다. 어린 환자의 가족이 나쁜 소식을 듣게 될 때를 대비해 신중하게 설계된 그 방에는, 갑작스레 세상을 떠난 아이의 손도장을 찍거나 머리카락을 잘라 보관할 수 있는 기억 상자들이 갖춰져 있다. 라이언은 죽은 자식을 품에 안고 복도를 따라 걷는 경험을 더는 부모들이 하지 않게끔 해주고 싶었다. 라이언의 강인함 덕분에 이제 나는 우리 병원 보호자실에 앉아서, 한때 그가 겪은 일보다 더 나은 경험을 환자 가족에게 제공할 수 있게 되었다. 어둠 속에서 일하는 사람은 모든 것을 본다. 좋은 시절이 행복을 실어 온다면, 나쁜 시절은 경험과 감사하는 마음을 가져다준다.

투위시의 마스코트는 코끼리다.

# CHAPTER 15

# 392번째 생일을 축하합니다

케이크가 초 117개를 전부 다 꽂을 만큼 크지 않았기에 망정이지, 하마터면 양로원 건물이 잿더미로 변할 뻔했다.

앙드레 수녀는 유럽에서 가장 나이가 많은 사람이었다. 살면서 그가 겪은 대표적 사건들은 다음과 같다. 제1차 세계대전, 러시아혁명, 텔레비전의 발명, 제2차 세계대전, 소아마비 백신의 개발, 컬러텔레비전의 등장, 여성참정권 운동, 스페인독감, 대공황, 코로나19 팬데믹.

2021년 2월 앙드레 수녀가 117번째 생일에 프랑스 도시 툴롱에서 먹은 점심 메뉴는 포트 와인, 갓 조리한 무화과를 곁들인 푸아그라, 주요리인 버섯과 고구마를 곁들인 수탉 구이, 두 가지 치즈와 레드와인 한 잔, 라즈베리와 복숭아 향이 가미된 베이크드 알래스카에 샴페인 한 잔 순이었다. 꼬치에 끼운 소시지는 보이지 않았다.

앙드레 수녀는 매일 마시는 레드와인이 자신의 장수 비결이라고 주장했다. 또한 코로나19 감염증이 그보다 젊은 양로원 동기 10명의 목숨을 앗아간 후에도 자신이 살아남은 이유 역시 레드와인이라고 했다. 여하튼 117번째 생일을 맞은 앙드레 수녀는 "몸이 아주 건강하고 정말 행복한" 상태였다.

\*\*\*

1904년 프랑스 남부의 작은 소도시에서 태어난 앙드레 수녀는 마르세유의 한 가정에서 아이들을 가르치다 파리로 옮겨 가 개인 교사로 일했다. 열아홉 살에 천주교를 접하면서 신에게 귀의했고, 스물다섯 살에는 의학으로 눈길을 돌려 간호사로 일하며 고령자와 고아를 돌보았다. 보기에 따라 늦은 나이일 수도 있지만 그의 일생을 놓고 보면 앞쪽 3분의 1에 불과한 마흔 살에는 종교적 소명을 받들어 이름을 뤼실 랑동에서 앙드레 수녀로 바꾸면서 본격적인 수도자의 길로 접어들었다. 앙드레는 고인이 된 친오빠의 이름이었다.

코로나19에 걸렸다는 사실을 알았을 때의 심정에 대해 앙드레 수녀는 기자에게 이렇게 말했다. "난 두렵지 않았어요. 왜냐하면 죽는 것이 두렵지 않았으니까요. 한창 젊을 적에는 수천만 명의 목숨을 빼앗은 유행병이 창궐했어요. 세계대전의 공포도 두 번이나 겪었죠. 그러다 보니 세상사를 넓은 안목으로 보게 되었답니다."

작금의 팬데믹에 관한 생각을 묻자 그는 단순한 대답을 내놓았다.

"언젠가는 지나가겠지요."

하지만 이렇듯 오래 산 앙드레 수녀도, 인간의 최대 수명 기록인 122세를 향해서 매일매일 다가가는 중이었다. 관련 그래프상에서는 수백 년이 흐르는 동안 기대수명이 꾸준히 늘어나고 있지만, 이러한 수치는 영유아 사망률의 감소로 인해서 왜곡된 측면이 있다. 인간 수명의 실제적 한계치는 몇 세대가 지나는 동안, 놀랍게도 거의 변하지 않았다. 멀티비타민을 복용하고, 레드와인을 마시며, 모발이식까지 하는데도 말이다.

솔직히 나도 죽음은 두렵지 않다. 다만 두려운 것은 너무 빠르게 혹은 너무 느리게 사는 것이다. 죽음은 고작 몇 분 동안 지속되지만 삶은 영원토록 지속된다는 사실을 앙드레 수녀는 우리에게 일깨워준다. 결국 우리는 저마다 서로의 집을 향해 걷고 있을 뿐이다. 하지만 의문은 남는다. 우리는 왜 죽을까? 죽어야만 하는 이유가 있는 것일까?

\*\*\*

앙드레 수녀처럼 해리엇 역시 살면서 제1차 세계대전부터 러시아 혁명, 제2차 세계대전, 소아마비 백신의 개발, 컬러텔레비전의 등장, 여성참정권 운동, 스페인독감, 대공황에 이르기까지 참으로 많은 사건을 겪었다. 에이브러햄 링컨은 해리엇이 35세일 때 암살당했다. 타이타닉호가 가라앉은 1912년에 이미 해리엇의 나이는 82세였다. 한번은 찰스 다윈이라는 영국 남자가 집으로 찾아와 헤리엇을 상자에 넣더니 함께 배를 타고 오스트레일리아까지 데려간 일도 있었다. 왜냐하면 해리엇은 갈라파고스땅거북이었으니까.

기록에 따르면, 해리엇은 갈라파고스제도에서 잡혀 온 갈라파고스 땅거북 3마리 가운데 하나였다. 처음에 영국을 거쳐 오스트레일리아로 옮겨질 당시, 해리엇의 나이는 겨우 다섯 살이었고 크기는 기껏해야 만찬용 접시만 했다. 해리엇은 엄연히 암컷이었지만 원래 붙여졌던 이름은 수컷을 연상시키는 해리였는데, 그 이름이 브리즈번 식물원 내 동물원의 설립자 해리 오크먼Harry Oakman에게서 따온 것이기 때문이었다. 해리엇은 작고한 (유명 환경운동가 겸 방송인) 스티브 어윈Steve Irwin 소유의 동물원에서 명성을 누리며 살다가, 2006년 176세를 일기로 생을 마감했다. 해리엇은 미용 크림이나 보존제를 사용하지도, 레드와인을 마시지도, 멀티비타민을 복용하지도 않았지만, 인간을 상대로 한 장수 대결에서 승리를 거두었다.

더욱이 해리엇은 최장수 거북이도 아니었다. 기네스 세계 기록에는 영국 탐험가 제임스 쿡 선장이 1770년대에 통가 왕족에게 선물한 마다가스카르 방사거북 투이 말릴라Tui Malila의 이름이 등재되어 있는데, 절명 당시 그 거북이의 나이는 188세였다.

인간보다 오래 사는 동물은 비단 거북이만이 아니다. 그린란드 상어는 최소 272년을 살뿐더러 개중 일부는 대략 392년 전, 그러니까 바티칸에 있는 성 베드로 성당이 갓 완공되고 종교 재판을 앞둔 갈릴레오가 로마에 막 도착했을 무렵부터 바다를 누볐다고 알려져 있다. 도마뱀을 닮은 뉴질랜드 파충류 투아타라Sphenodon punctatus의 수명 역시 100년을 웃돈다. 그런가 하면 불멸의 해파리로도 불리는 작은보호탑 해파리Turritopsis dohrnii는 성숙했다가도 초기 발단 단계로 돌아가는 과정을 끊임없이 반복하면서 선박의 하부에 붙어 전 세계를 돌아다닌다. 이 해파리는 영원히 죽지 않을 수 있다. 유니콘도 요정도 아닌 동물이 말이다.

*\*\**

이렇듯 궁극적 장수를 누리는 일이 가능한 이유와 원리를 이해하는 것은, 비단 할리우드 배우처럼 온갖 비타민이며 줄기세포 주사를 달고 사는 이들에게만 중요한 문제가 아니다. 장수의 비결을 더 면밀히 파악하는 작업은, 설령 인간의 수명을 평균보다 늘리지는 못할지언정 삶의 질을 개선하는 데 도움이 될 수 있다. 만성질환이 우리 인생의 황혼기를 좀먹는 주된 이유는 죽음의 경계를 향한 우리의 발걸음이 더디다는 사실에 있다. 암이나 관절염, 치매의 발병률은 우리의 최후가 더 가까워질수록 급증하는 양상을 보인다. 고로 노화의 메커니즘을 보다 적절히 관리하는 동시에 우회할 방법을 이해하는 일은, 비록 죽음을 치료하지는 못할지언정 우리의 삶을 개선하는 데 이바지할 수 있다. 물론 그린란드 상어처럼 생일 케이크에 392개의 초를 꽂고 싶어 하는 사람은 드물 테지만, 100번째 생일을 자축하며 거리에서 콩가 장단에 맞춰 춤추고 싶어 하는 사람은 많을 것이다. 그리고 그 기대를 현실화하는 데는, 아프리카에 서식하는 기묘하면서도 시력이 약한 동물 벌거숭이두더지쥐Heterocephalus glaber가 제법 유용할 듯싶다.

토실토실하고 동글동글한 코는 면도한 똥구멍을 닮았다. 얼굴 한복판에 삐져나온 2개의 길고 누런 이빨 주위로 돋아난 수염이 빳빳하다. 얼굴 양옆에 달린 작은 두 눈 뒤로는 작디작은 두 귀가 접혀 있다. 온몸을 느슨하게 뒤덮은 분홍빛 피부는 새끼 돼지의 살가죽을 연상시킨다. 그의 이름은 조, 뜨거운 동아프리카 초원의 땅 밑에서 왔다. 조는 1982년에 태어난 이후로 줄곧 똑같은 외모를 유지해왔다. 심지어 마흔 번째 생일이 코앞으로 다가왔는데도 말이다! 마치 슈퍼히어로 영화 속 주인공처럼, 조는 나이가 들어도 거의 늙지 않는다. 게다가 통증을 느끼지 않을뿐더러, 평생 암에 걸릴 염려도 없다. 그리고 미인대회에서 수상할 가능성은 전무하지만, 우리가 영원히 사는 데 도움을 줄 가능성은 있다.

비슷한 크기의 포유동물인 생쥐는 네 살 무렵까지 산다. 벌거숭이두더지쥐는 보통 여섯 살까지 살지만, 서른 살까지 사는 경우도 흔한 데다가, 생식 기능 역시도 생애 마지막까지 유지된다. 인간으로 치면, 300세가 되어서도 아기를 가질 수 있는 셈이다. 무엇보다 충격적인 부분은, 벌거숭이두더지쥐가 소위 곰퍼츠 사망률 법칙Gompertz law of mortality이라는 노화의 기본 법칙을 따르지 않는다는 점이다. 1825년 동명의 영국 수학자 벤저민 곰퍼츠Benjamin Gompertz는 포유동물의 사망 위험이 나이가 들수록 지수함수적으로 증가한다는 것을 발견했다. 인간의 경우, 사망 위험은 8년마다 곱절로 높아진다. 하지만 벌거숭이두더지쥐의 경우, 성적 성숙이 이루어진 뒤에는 죽을 가능성이 일생 동안 변함없이 1만 마리당 한 마리꼴로 유지된다.

\*\*\*

벌거숭이두더지쥐도 사실은 늙고 병이 든다. 다만 그 과정이 아주 아주 느리게 진행되는 것뿐이다. 내 뼈는 이미 30대 시절에 비해서 여려지기 시작했지만, 벌거숭이두더지쥐의 뼈는 단단한 상태를 유지한다. 또한 그들은 나이가 들어도 살찌지 않는다. 하지만 무엇보다 놀라운 부분은, 벌거숭이두더지쥐의 혈관에서는 이렇다 할 변화가, 아니 그 어떤 변화도 일어나지 않는다는 점이다.

"심장 기능을 살피기 위해 우리가 측정한 모든 수치는 짧게는 6개월, 길게는 24년 동안 변하지 않았다." 이 발언의 주인공인 로셸 버펜스타인Rochelle Buffenstein은 1980년대부터 벌거숭이두더지쥐를 연구했으며 현재 구글의 항노화 관련 자회사 캘리코 연구소Calico Labs에 재직 중이다. 벌거숭이두더지쥐의 혈관은 경화되지도, 지방성 침착물이 축적되지도 않는다. 또한 심장은 지속적으로, 또한 효율적으로 피를 짜낸다.

다만 이러한 자료들을 과도하게 해석하거나 적용하려는 시도는 경계해야 한다. 벌거숭이두더지쥐는 오히려 대사율이 낮은 냉혈동물에 가까울 정도로 대단히 특이한 포유동물이다. 고로 위와 같은 발견을 인간에게 곧바로 적용하는 일에는 신중에 신중을 기해야 한다. 하지만 그 연구들은 노화에 따른 만성질환의 발병이 자연의 섭리가 아닌 선택의 문제일 가능성을 암시한다. 여러 연구에서 밝혀진바, 벌거숭이두더지쥐는 DNA 복구 메커니즘이 뛰어날뿐더러 샤페론molecular chaperone, 즉 세포 안에서 단백질의 접힘이 올바르게 이뤄지도록 제어하는 분자의 수치가 높았다. DNA의 복구 및 접힘과 관련된 오류는 암으로 귀결되게 마련인데, 벌거숭이두더지쥐는 그와 같은 결과를 미연에 방지하는 셈이다. 또한 벌거숭이두더지쥐는 암의 조기 징후인 세포 과증식을 인식함으로써 세포 분열을 중단시키는 유전자도 보유하고 있다. 이러한 발견들은 암치료제가 표적으로 삼을 만한 새로운 메커니즘이나 적용 가능한 예방적 치료법은 무엇이고, 노화에 관한 이해를 토대로 환자의 삶을 개선시킬 방안은 또 무엇인지를 우리에게 넌지시 일러준다.

\*\*\*

이제 대체로 과학자들은, 벌거숭이두더지쥐가 "삶을 띄엄띄엄in pulses"\* 산다고 생각한다. 다시 말해 사는 동안 활동기와 휴지기를 주기적으로 반복하면서, 그중 상대적으로 긴 휴지기에는 활동을 거의 완전히 정지한다는 것이다. 벌거숭이두더지쥐는 큰 집단을 이루고 산

---

\* 2007년 10월 4일 에린 펄츠(Erin Fults)가 한 매체에 기고한 「미운 오리 새끼 벌거숭이두더지쥐가 장수의 열쇠를 쥐고 있다고?(Ugly duckling mole rats might hold key to longevity)」라는 제목의 기사에 인용된 세인트루이즈주 소재 워싱턴 대학교 예술과학대학 생물학 강사 스탠 브로드(Stan Braude) 박사의 발언을 재인용한 것이다.

다. 집단의 개체수는 최대 300마리에 달하며 대개는 깊은 땅굴, 그러니까 산소가 부족한 환경에서 지낸다. 그리고 아마도 이런 이유로, 낮은 산소량에 대한 저항성이 극단적으로 높다. 인간으로 치면, 뇌졸중이나 심장마비로 산소포화도가 떨어진 상태에서도 무척 훌륭히 버텨낸다는 뜻이다. 벌거숭이두더지쥐는 공기 중에 산소가 겨우 5퍼센트밖에 존재하지 않는 환경에서도 최소 5시간을 생존할 수 있다. 이와 대조적으로 집중치료실에서 지내는 내 환자들은 고작 몇 분만 산소가 부족해도 뇌 손상을 입기가 십상이다. 하지만 벌거숭이두더지쥐는 심지어 산소가 전혀 존재하지 않는 환경에서도 물경 18분을 견딜 수 있다. 심장이 거의 정지하면서 의식을 잃었다가도, 산소 농도가 정상으로 돌아가면 이전의 몸 상태를 완벽하게 회복하는 것이다.

이런 일이 가능한 이유 중 하나는, 글루코오스(포도당)를 연료로 사용하는 정상적 대사 경로를 중단하고 대신에 프룩토오스(과당)를 사용하는 생물적 휴지기로 이행한다는 사실에 있다. 이 새로운 경로를 바탕으로 심장마비나 뇌졸중을 비롯한 인간의 질병을 치료하는 약물과 관련해서는, 현재 연구가 꾸준히 진행 중이다. 벌거숭이두더지쥐의 주요 사인은 다른 동물들의 사례와 달리, 자연사가 아니라 외상 또는 감염이다.

\* \* \*

물론 이 연구가 삶을 바꿀 수도 있을 만큼 놀라운 것은 사실이지만,

여전히 한 가지 의문은 남는다. '이래도 괜찮을까?' 해마다 어린이 약 50만 명이 단지 설사로 인해 목숨을 잃는 마당에, 다 끝나가는 인생을 마치 치약 튜브 말아 쓰듯 굳이 늘이려 애쓰는 것이 과연 정당한 일일까? 일부 집중치료실에서는 매일 최대 6천 파운드를 들여가며 노쇠한 환자의 수명을 연장시킨다. 하지만 그 돈이면 모기장 2천 개를 사서 말라리아 감염을 예방함으로써 어린이들을 100세까지 살게 할 수도 있다. 전 세계적으로 보톡스는 해마다 약 30억 달러어치가 판매되지만, 인슐린이 필요한 인구 약 1억 명 가운데 50퍼센트는 경제적 여건 탓에 그 비용을 감당하지 못한다. 세계보건기구의 추산에 따르면, 후천성면역결핍증<sup>AIDS</sup> 관련 연구에는 10억 달러가 사용되고 말라리아 퇴치 사업에는 5억 달러가 사용된다. 더욱이 모자만 써도 충분한 남성형 탈모를 관리하는 시술에만 전 세계적으로 20억 달러가 소비되는 실정이다. 영리회사인 리벨라 진 세라퓨틱스<sup>Libella Gene Therapeutics</sup>는 신체 나이를 20년 전으로까지 되돌릴 수 있다고 자사에서 주장하는 유전자 치료 임상시험 지원자에게 100만 달러의 참가비를 부과한다. 그런데 정말 다들 그렇게까지 영원히 살고 싶을까?

*** 

반드러운 돌 바닥에 무릎을 꿇은 채 나리랏과 그의 남편 사하톤이 한 여자아이의 흰 원피스를 가슴에 꼭 끌어안는다. 염불하는 두 사람의 형체가 금속 통의 매끄러운 표면에 반사되어 비친다. 통 안에는 그들의 두 살배기 딸의 동결된 뇌가 담겨져 있다.

방콕에서 나고 자란 아인즈Einz(본명은 마테린Matheryn이다—옮긴이)는 그 도시에서 몇 달 전 처음으로 뇌종양 진단을 받았다. 레이저 과학자인 사하톤은 딸의 암을 치료하기 위해서 백방으로 노력했다. 새로운 요법을 찾기 위한 연구에 직접 뛰어들기도 했다. 하지만 10번의 수술과 12회의 화학요법, 20회의 방사선치료에도 불구하고 아이의 상태는 더 이상 손써볼 수조차 없을 만큼 나빠졌다.

발리에 머물던 시절 내가 만난 사람 중에는, 수상 경력에 빛나는 기자 겸 영화제작자 파일린 웨델Pailin Wedel이 있었다. 따뜻한 수프와 국수를 먹으며 웨델은 자신이 제작한 다큐멘터리 〈희망을 얼리다: 환생을 향하여Hope Frozen〉에 얽힌 이야기를 들려주었다. 언젠가 딸이 다시 살 수 있기를 바라며 아이의 뇌를 냉동보존하기로 결정한 아인즈 가족의 남다른 여정을 기록한 영상물이었다.

아인즈가 방콕에서 숨을 거둔 뒤, 나리랏은 딸아이의 손을 잡고 이렇게 말했다. "언젠가 다시 돌아와서 또 내 딸이 되어줘. 엄마가 정말 많이 사랑해." 그 후 사람들은 아인즈의 몸을 급속히 냉각해 애리조나주로 이송했고, 그곳에서 제거한 아이의 뇌를 액상질소를 사용해 영하 196도로 유지되는 냉동보존 장치에 옮겨 담았다.

그 가족의 바람은 아인즈가 치료법이 개발된 미래에 되살아나는 것이다. 현재 아인즈는 미국에서 가장 더운 주로 꼽히는 애리조나의 알코르Alcor 본사에서 동결된 상태로 멈춰버린 시간 속에서 '산다.' 또한 이 기술을 이용해 보존된 사람 가운데 나이가 가장 어리다. 아인즈의 오빠 매트릭스는 미래의 어느 날 여동생을 도로 데려올 방법을 찾을 수 있기를 바라며, 현재 과학 분야에서 경력을 쌓아가고 있다.

오늘날 우리 벌거벗은 유인원의 능력은 달에 가고, 화성을 탐사하며, 끈 이론을 이해하는 경지에 이르렀다. 그러므로 어쩌면 우리는 머지않아 죽음을 역사책 속에서나 볼 수 있게 되는지도 모른다. 우리가 죽지 않으면 삶은 더 나아질까? 그리고 아인즈의 뇌가 냉동보존된 애리조나주로부터 2,500킬로미터 남짓 떨어진 캐나다의 자연보호구역에 사는 아주 작은 다람쥐 비슷한 생명체는 과연 매트릭스가 여동생을 되살리는 데 꼭 필요한 도움을 줄 수 있을까?

*** 　 *** 　 ***

로키산맥처럼 울창한 삼림지대나 고산지대의 원주민들은 오래전부터 들소를 사냥하거나 낚시를 하고 덫을 놓아가며 그럭저럭 삶을 유지해왔다. 오늘날 밴프 국립공원Banff National Park이라고 불리는 장소는 본래 신성한 땅이었다. 그곳에서 주술사들은 온천에 모여 치유 의식을 집행하고는 했다. 그런가 하면 땅속에서는 어느 작디작은 동물이 몸을 따뜻하게 해줄 불도 곰 털가죽도 없이, 심지어 매해의 대부분은 먹이를 찾아다닐 필요마저도 없이 살고 있었다. 이 노란배마멋Marmota flaviventris의 떨리는 고음을 들을 수 있는 시기는 한 해의 고작 3분의 1에 불과하다. 나머지 3분의 2는 문제의 동물이 잠을 자면서 보내기 때문이다. 거의 얼어붙은 상태로, 미동조차 없이.

노란배마멋이 감탄을 자아내는 이유는, 그 동물이 하지 않는 어떤 것에 있다. 노란배마멋은 해마다 8개월 동안 동면을 하면서 캐나다의 혹독한 겨울을 난다. 히말라야나 알프스와 같은 산악지대에서도 마찬가지다. 이러한 전신적 셧다운은 여러 장기에 영향을 미친다. 이를테면 심장은 박동수가 분당 120회에서 3회 내지 4회로 느려지고, 간은 대량으로 저장해둔 글리코겐을 분해하여 글루코오스를 생산한다. 놀랍게도 마멋의 혈압은 심박수가 느려지더라도 정상 수치를 유지하는데, 이는 혈관의 수축 방식이 남다른 까닭이다. 한편 호흡수 역시 분당 2회로 줄어들고, 와중에 체온은 섭씨 5도로 뚝 떨어진다. 특히 눈여겨볼 부분은, 동면 중인 마멋의 유전학적 시계가 멈추면서 덩달아 노화도 정지되는 듯 보인다는 점이다. 눈 덮인 겨울날 오두막에 박힌 채 따뜻한 코코아를 마시며 퐁듀를 즐기는 사람에게는 참으로 경이롭게도, 마멋은 식욕을 느끼지 않는다. AICAR이라는 화학적 메신저는 식욕을 차단할 뿐 아니라 인간의 비만과 관련된 뇌 영역을 비활성화시킨다.

이러한 사실들은 급속 냉동보존을 통한 인간의 수명 연장이 가능하다는 생각에 얼마간 긍정성을 부여한다. 하지만 동면하는 8개월 동안 노란배마멋이 유지하는 섭씨 5도라는 체온은 애리조나주에 있는 아인즈의 냉동 탱크에 비하면 결코 낮은 온도가 아니다. 자, 그러니 이쯤에서 양서동물에게로 눈길을 돌려보자.

\*\*\*

심지어 캐나다인의 기준에서도 알래스카의 겨울 추위 속에서 살아남기 위해서는 극단적인 적응이 필요하다. 이런 환경에 빔 호프<sup>Wim Hof</sup>(극한의 추위를 견디는 것으로 유명한 네덜란드의 모험가—옮긴이) 못지않게 훌륭히 적응한 동물이 있으니, 바로 나무숲산개구리<sup>Lithobates sylvaticus</sup>가 그 주인공이다. 기온이 영하 35도 정도로 낮은 북극권 이북에서는 단순히 심장박동을 늦추는 것만으로는 살아남을 수 없다. 이런 기온에서는 디젤연료도 얼어버린다. 사정이 그러한데 몸속을 순환하는 혈액의 흐름이라고 정상적으로 유지될 리가 만무하다. 하지만 나무숲산개구리에게는 묘수가 있다. 특수한 동결 억제 물질이 바로 그것이다.

동면에 들어가기 전 나무숲산개구리의 몸속에서는 글루코오스 수치가 매우 높게 상승하는데, 이 단당류가 예의 그 자연적 동결 억제 물질로 작용하게 된다. 높은 당 수치로 인해 체액의 어는점이 낮아지면서, 마치 도로에 모래를 뿌린 듯 몸속 장기에 얼음알갱이가 형성되는 현상을 방지하는 것이다. 덕분에 신체조직들은 조금씩 통제된 방식으로 얼었다가 따뜻한 계절이 오면 안전하게 녹을 수 있다. 그러나 마멋이 나무숲산개구리에게는 상대가 되지 않는 것처럼, 나무숲산개구리도 네발가락도롱뇽<sup>Salamandrella keyserlingii</sup>에게는 상대가 되지 않는다.

\*\*\*

러시아의 항구도시 마가단은 복잡한 역사를 가지고 있다. 그곳은

1930년대에 정치범들을 강제 노동 수용소로 이송할 때 거쳐가는 일종의 환승 센터였다. 군인들이 행진하고 재소자들이 죽어가는 동안 그들의 발아래 깊은 곳, 나무 그루터기 안쪽에서는 네발가락도롱뇽이 겨울잠을 자고 있었다. 그루터기 내부 곳곳의 벌어진 틈에 채워진 물은 쐐기 모양으로 얼어붙었다. 그 얼음은 심지어 여름 몇 달 동안에도 녹지 않았고, 결국 네발가락도롱뇽의 집이 되었다. 이후 재소자들은 자유의 몸이 되었다. 소비에트 연방은 무너졌고, 강제 노동 인력은 수많은 관광객으로 대체되었다. 그러고도 한참 후, 마가단에 자리한 북부 생물 문제 연구소Magadan's Institute for Biological Problems of the North의 한 연구진은 문제의 얼음집에서 90년 동안 갇혀 지내던 네발가락도롱뇽을 발견했다.

하지만 그 연구진이 여태껏 발견한 도롱뇽 가운데 가장 나이가 많은 개체는 따로 있었다. 홍적세, 그러니까 무려 1만 2천여 년 전부터 땅속에 묻혀 있던 도롱뇽 몇 마리가 14미터 깊이의 영구동토층에서 발굴된 적도 있었으니 말이다. 또한 그 연구진은 도롱뇽이 영하 50도처럼 낮은 온도에서도 생존할 수 있다는 사실을 일찍이 증명한 바 있었다. 하지만 90년 동안 얼어 있다가 되살아난 사례는 단연코 이번이 처음이었다. 연구 팀은 문제의 도롱뇽을 차가운 물이 담긴 양동이에 넣어 아주 천천히 녹여보기로 했다. 몸을 에워싼 얼음이 다 녹고도 여러 시간이 흘렀을 무렵, 도롱뇽은 헤엄을 치기 시작했다. 얼어붙은 희망을 다시 녹일 때까지 긴 세월을 무사히 버텨낸 것이다.

\*\*\*

이 놀라운 생존의 열쇠는 느리고도 꾸준한 동결이었다. 도롱뇽도 갑자기 서리가 내리면 죽을 수 있다. 나무숲산개구리와 마찬가지로 네발가락도롱뇽 역시 적응할 시간, 그들만의 '동결 억제 물질'을 생산할 시간이 필요했다. 도롱뇽의 적응 비결은 당 수치를 높이는 방식보다도 강력했다. 그들이 사용하는 동결 억제 화학물질은 차라리 시베리아의 광막한 자연 속을 누비는 자동차들이 사용하는 부동액과 얼추 비슷하다. 네발가락도롱뇽의 거대한 간은 이를테면 글리세롤과 같은 알코올 화합물을 생산함으로써, 얼음 알갱이로 인한 장기의 손상을 방지한다. 글리세롤이라는 동결 억제 물질이 몸 곳곳에 분포하는 상태에서는, 비록 피부 밑에 약간의 얼음 알갱이가 생성되기는 해도 주요 조직은 대체로 탄력과 건강을 유지한다고 연구자들은 밝혔다. 네발가락도롱뇽의 간은 신체 크기 대비 비율이 그 어떤 척추동물보다도 높다. 또한 이들의 간은 흡사 멈추지 않는 발전소처럼 지속적으로 에너지를 공급한다. 비축된 글리코겐을 에너지로 전환해가면서 기나긴 혹한기를 버티는 것이다.

\*\*\*

아인즈가 네발가락도롱뇽처럼 되살아날 가능성은 제로에 가깝다. 하지만 이 혹독한 겨울의 생존자들은, 우리가 다른 여러 의료 영역에서 활용할 만한 방법을 가르쳐줄 수 있다. 어쩌면 우리는 이들 도롱뇽이 극저온에서도 조직을 보호하는 방식을 토대로, 이식을 앞둔 장기의 기능을 보존할 혁신적 방법을 찾아낼 수 있을지도 모른다. 이미 우리는 그들의 느리고 꾸준하면서도 안전한 동결 방식을 환자에게 적용하고 있다. 심장과 뇌의 혈관에 대한 고위험 수술 시에는 심장과 뇌의 작동을 일정 기간 멈춰야 하는데, 이때 환자의 체온을 낮추고 심장을 정지시키는 과정에서 그와 같은 방식을 사용하는 것이다. 또한 어쩌면 알코올 기반 동결 억제 화합물을 사용하는 도롱뇽의 비법을 단서로, 우리는 인간의 생존율을 비약적으로 높이는 한편 미래에 아인즈와 같은 환자를 되살릴 방법까지 찾게 될는지도 모른다.

만약 우리가 극저온 수면 상태에서 100년 후에 깨어난다면, 그때 우리는 무슨 생각을 할까? 설혹 몸은 살아남는다 해도, 과연 정신까지 살아남을 수 있을까? 지금도 우리 사회에는 정신 건강 문제가 만연해 있고, 약물의 오남용 문제 역시 심각한 수준이다. 동물은 어떨까? 과연 동물은 우리가 지금처럼 빠른 속도로 수명을 연장하면서도 정신을 명료하게 유지할 방법을 가르쳐줄 수 있을까?

# CHAPTER 16

# 금이 갔지만 부러지지는 않은

수명 연장을 도모하는 회사들은 인간의 뇌를 영원히 냉동보존해주겠다면서도, 영원히 사는 것의 정신적 측면에 대해서는 거의 논의하지 않는다. 설령 현대 의학이 관절의 삐걱거림이나 피부의 늘어짐을 막아낸다고 해도, 정신에 금이 가는 것만은 속수무책으로 지켜봐야 할는지도 모른다. 우리의 양친, 자녀, 이웃, 친구, 적 들이 모두 죽어 없어진 뒤에는, 삶이 그저 고독한 유폐 생활처럼 느껴질는지도 모른다.

여분의 삶이 주어지지 않은 상태에서도 해마다 우리 가운데 4명 중 1명은 정신 건강 문제에 시달린다. 20세에서 35세 영국인의 가장 흔한 사망 원인은 성별을 불문하고 자살이다. 어쩌면 우리는 암이 우리를 죽이는 것보다 우리가 우리를 죽이는 것을 더 걱정해야 하는지도 모른다. 그런데 이것이 비단 우리 종만의 문제일까? 본래 호모 사피엔스는 울도록 설계된 것일까? 우리는 지적이고 창의적이며 사랑할 줄

아는 인간으로서 마땅히 치러야 할 대가를 치르는 것뿐일까? 그리고 과연 동물은 우리의 눈물을 닦아줄 수 있을까?

* * *

고개를 숙인 채 다리에서 뛰어내리던 순간, 케빈은 돌연 죽고 싶지 않다고 느꼈다. 하지만 너무 늦었다. 그는 적갈색 골든게이트교에서 곤두박질쳤다. 25층 높이에서 떨어져 시속 120킬로미터의 속도로 콘크리트 같은 수면에 냅다 부딪힌 것이다.

자살을 향한 케빈의 여정은 아주 오래전, 그가 태어나기 한참 전부터 시작되었다. 샌프란시스코의 빈민가에서 얼룩투성이 매트리스 위에 혼자 있다가 발견되었을 때, 케빈은 겨우 생후 5개월이었다. 마약 중독자였던 양친은 케빈에 대한 보호 조치가 내려진 이후에도 약물에 의존하다가 이른 나이에 죽음을 맞았다. 이후 다른 가정에 입양되어 사랑을 받으며 성장했지만, 열일곱 살이 되고부터 케빈은 자신의 생각과 싸워야 했다. 고등학교 시절 케빈의 롤 모델이었던 연극 교사는 머리에 총을 쏘아 자살했다. 그로부터 7개월 뒤인 2000년 9월 25일, 당시 열아홉 살이던 케빈은 양극성기분장애로 인한 환청에 지속적으로 시달린 끝에 죽음만이 그 목소리들을 침묵시킬 유일한 해결책이라고 여기기에 이르렀다.

그런가 하면 8천 킬로미터 남짓 떨어진 장소에서도 헨드릭스가 열살 나이에 다리에서 몸을 던졌다. 골든리트리버인 헨드릭스는 오버툰교Overtoun Bridge의 차디찬 석조 난간을 뛰어넘어, 앞서간 500마리의 개들을 뒤따라갔다. 스코틀랜드의 초록빛 전원 지대 깊숙이 자리한 이 오버툰교에는 '개 자살 다리'라는 별명이 붙어 있다.

두 이야기의 공통점은 무엇일까? 어째서 인간은 마약을 남용하고, 수면을 기피하고, 자신을 죽이면서까지 스스로를 해치는 것일까? 우리의 피부가 아닌 마음과 머리에 생긴 상처를 치유하는 일에 과연 동물은 어떤 도움을 줄 수 있을까? 헨드릭스는 케빈을 도울 수 있을까? 그리고 이 두 동물은 누가 봐도 죽을 수밖에 없는 상황에서 도대체 어떻게 살아남은 것일까?

*** 

우리 집 개 체스터가 소리 나는 쪽으로 달린다. 길게 내민, 얄따란 혀가 공기 중에서 팔락거린다. 체스터는 자갈 깔린 진입로의 발자국 소리를 향해서, 얼굴에 난 붉은 털이 죄다 뒤로 넘겨질 정도로 힘차게 달려 나간다. 그러고는 가방 맨 인간을 향해서 몸을 날리며, 흡사 최대 속도로 작동하는 자동차 와이퍼처럼 꼬리를 흔들어댄다. 체스터는 혀로 그 사람의 얼굴을 핥고, 복슬복슬한 앞발로 그의 다리를 붙든다. 이 장면을 보면서 체스터가 행복하지 않다고는 누구도 말하지 못할 것이다. 체스터는 황홀경에 빠져 있다. 그리고 이는 전적으로 내 딸아이가 주중에 늘 하던 대로 학교에 갔다가 집으로 돌아온 까닭이다.

개가 기쁨을 느낀다는 사실을 증명하기 위해서 굳이 자기공명영상

MRI을 촬영할 필요는 없을 것이다. 하지만 그러한 검사를 실시한 덕분에 우리는, 개가 인간 보호자를 다시 만날 때 활동이 활발해지는 뇌 영역과 인간이 기쁨을 느낄 때 활동이 활발해지는 뇌 영역이 동일하다는 사실을 증명할 수 있었다. 이와 같은 경향은 영장류부터 작디작은 땃쥐에 이르기까지, 거의 모든 포유동물에게서 확인되었다. 한데 그 기쁨이 슬픔이라는 반갑지 않은 승객을 달고 온다면? 그때 과연 동물은 인간의 우울증을 이해하고 다스리는 데 도움을 줄 수 있을까?

＊＊＊

존 대니얼John Daniel은 같은 나잇대의 여느 소년들과는 달랐다. 세 살 때 자기 방에서 혼자 잠을 잤고 배변 훈련을 받았으며 학교에 다녔다. 침대 정리는 물론 설거지까지 척척 해냈다. 존을 빨간색 컨버터블에 태우고 잉글랜드의 작은 마을인 동네를 한 바퀴 돌면, 그렇게 좋아할 수가 없었다. 존 대니얼의 삶은 결코 녹록하지 않았다. 태어나자마자 아프리카에서 양친을 총격으로 잃고부터 존의 시련은 시작되었다. 그러던 어느 날 서른 살 여성 앨리스 커닝엄Alyce Cunningham이 구원의 손길을 내밀었다. 런던 슬론가에 있는 집과 글로스터셔 시골에 있는 별장을 오가며 존 대니얼을 자기 자식처럼 키운 것이다.

존 대니얼은 예의가 발랐고, 앨리스의 친구들과 함께하는 만찬부터 일요일에 즐기는 티타임에 이르기까지 다양한 잉글랜드식 범절을 기꺼이 받아들였다. 또 저녁에는 위스키 한 모금을 즐기는가 하면, 울리에 있는 올드크라운 펍 야외 자리에서 차가운 사과주를 마시기도 했다. 심지어 이 어린것은 주량을 조절할 줄도 알았다. 왜냐하면 존 대니얼은 몸무게가 100킬로그램에 달하는 아프리카 저지대 출신의 고릴라였으니까.

네 살이 되던 1921년에는, 집에서 안전하게 돌보지 못할 정도로 몸집이 커졌다. 마지못해 앨리스는 존을 어느 미국인에게 팔아넘겼다. 존에게 더 나은 삶을 제공하겠노라고 장담하던 사람이었다. 그러나 거짓이었다. 존 대니얼은 비록 휴 잭맨의 〈위대한 쇼맨〉에는 캐스팅되지 않았지만, 저 유명한 바넘 서커스단과 함께 이곳저곳을 떠돌아다니게 되었다. 앨리스와 친구들을 그리워하다가 향수병이 깊어진 존 대니얼은 결국 건강이 급속도로 악화되었다. 존의 새로운 주인들은 앨리스에게 서한으로 소식을 전했다. "존 대니얼이 애타게 그리워합니다. 지금 즉시 찾아와주실 수 있겠는지요?"

앨리스는 리버풀에서 출발하는 첫 배를 타고 뉴욕으로 향했다. 그리고 도중에, 존 대니얼이 슬픔을 이기지 못하고 그만 죽었다는 소식을 들었다(공식적 사인은 폐렴이지만, 존에게 어머니와도 같았던 앨리스 커닝엄에 대한 그리움이 건강을 그토록 악화시켰다는 것이 일반적인 중론이다―옮긴이).

\*\*\*

동물의 우울증과 자살로 보이는 사례를 의인화하는 것에는 위험이 뒤따른다. 동물의 정서적 삶을 자세히 들여다보려는 시도는 인간의 지력을 넘어서는 일일 수 있다. 돌고래가 잃어버린 새끼의 고주파 소리를 들었을 때 느낄 법한 감정을 과연 우리가 이해할 수 있을까? 아니면 자외선을 통해 꽃을 보는 꿀벌의 기분이라든지 두려울 때면 색깔을 바꾸는 문어의 심정은 어떨까?

이와 같은 한계에도 불구하고, 인간과 동물 사이에는 우리가 인정할 수밖에 없는 유사성이 상당 부분 존재한다. 인간은 여느 사회적 동물과 마찬가지로, 혼자서도 잘 지내도록 설계되지 않았다. 우리는 집단을 이루어 교류하고 공존하고 소통하는 가운데 진화했다. 감금 상태에 놓인 수많은 영장류들은 이렇듯 의미 깊은 사회적 연결의 기회를 박탈당함으로써 인간들처럼 중대 질병이나 신체적 외상과 같은 과정을 겪게 될 공산이 크다. 데즈먼드 모리스의 저서 『인간 동물원The Human Zoo』에는 과거 사바나의 부족 사회에서 거대 인구가 과밀하게 뒤엉켜 지내는 현대 사회로의 이행이 초래한 엄청난 고통에 관한 문제의식이 아래의 문장을 통해서 드러나 있다.

"도시는 콘크리트 정글이 아니다. 도시는 인간 동물원이다."

아프리카 평원에서 인간 동물원으로의 이주를 편안하게 받아들이는 문제와 관련해, 동물은 인간에게 무엇을 가르쳐줄 수 있을까? 만약 체스터가 예의 그 즐거운 환영 행사를 중단한다면, 우리는 행여 우울증은 아닐지 염려하면서 개를 동물병원에 데려갈 것이다. 수의사는 체스터가 어떤 음식을 먹고, 운동은 얼마나 많이 하며, 가족이 모두 집을 비우는 날에는 누구와 시간을 보내는지에 대해 물을 것이다. 수

의사는 우선 체스터의 환경을 조정해보고 그래도 상태가 호전되지 않을 경우에 한해서, 마지막 수단으로 약물을 처방할 것이다. 한데 역사적으로 인간을 치료하는 의사들은, 비록 1970년대 이래 이른바 '생물심리사회 모델biopsychosocial model(질병이나 건강에는 생물학적 요인과 심리적 요인, 사회적 요인이 상호작용하여 복합적으로 영향을 미치며, 이 중 하나의 요인만으로는 충분히 설명되지 않는다고 보는 관점―옮긴이)'이 의학 교육의 표준으로 자리 잡기는 했지만, 위와 같은 것들을 묻지 않았다.

물론 이런 식으로 삶에서 흐트러진 부분들을 점검하고 조정한다는 게 생각만큼 쉽지는 않다. 『행복할 때 뇌 속에서 일어나는 모든 것The Happy Brain』의 저자 딘 버넷 박사 말마따나 "어쩌면 항우울제에 의존하는 경향은 시간, 돈, 업무량과 관련하여 의료인에게 가해지는 압박이 그만큼 어마어마한 데다가, 대안적 치료법들은 일주일에 캡슐 몇 개를 삼키는 정도가 아니라 숙련된 전문가와의 장시간에 걸친 일대일 교류를 요하기 때문인지도" 모른다.

하지만 그렇다고 가령 케빈의 사례처럼 심각한 여러 정신장애를 유기적이고 생물학적인 관점에서 신경전달물질을 근거로 치료하려는 시도를 깎아내리려 해서는 안 될 것이다. 환경의 변화와 더불어 혹은 그것을 대신하여, 약물과 의료적 개입이 필수적인 사례들은 분명히 존재한다. 짐작건대 동물 의학계도 사정이 다르지 않다. 지난 10년간 항우울제의 사용 비율은 꾸준히 증가하여, 이제 수의사 10명 가운데 8명은 인간의 항우울제 프로작Prozac을 개에게도 처방할 정도가 되었다.

다행히 인간 의학계에도 변화는 일어나고 있다. 수의사들의 요법을 의사에게 장려하는 혁신이 비로소 도입된 것이다. 이제 일반의들은 이른바 사회적 처방을 권장 받는다. 이때 처방전에는 약물 대신 체육관 등록이라든가 미술 수업, 희극 공연 등이 기재될 수 있다. 수의사가 체스터의 식이 습관이나 운동 습관은 물론이고 사회생활까지 살피는 것처럼, 이제 인간다운 삶을 장려하는 것은 환자의 기분장애를 관리하는 데 있어서 핵심적 요법으로 자리 잡았다. 이러한 사회적 처방은 환자를 일대일로 관리할 필요성을 예컨대 공동체나 동아리, 바깥세상처럼 사람들이 속해 있는 사회에 위탁함으로써, 예의 그 시간적 제약 및 장벽을 무너뜨린다. 환자는 인간에게로 돌아간다. 그리고 이 변화는 동물의 기분장애를 치료할 때 수의사와 인간 보호자가 오래전부터 사용해온 방식에서 비롯되었다.

\* \* \*

어쩌면 기분을 북돋우는 최고의 강장제는 약물도 사회적 처방도 아닌 새로운 생명체, 그러니까 또 다른 동물일 것이다. 노인의 주된 사망 요인은 외로움이다. 암도 심장질환도 외로움을 앞서지 못한다. 혼자 지내는 사람이 이른 나이에 사망할 확률은, 사회적 관계를 유지하는 사람에 비해서 10배나 높다. 외로움은 건강을 해친다. 외로움은 담배를 하루에 열다섯 개비씩 피우는 습관에 비견될뿐더러, 비만보다도 더 위험하다. 동호회나 취미 활동, 모임 등을 통해서 타인과의 사회적 관계를 회복하는 것은 극복에 도움이 될 수 있다. 하지만 고양이나 개,

심지어 염소와 관계를 쌓는 것으로도 비슷한 결과를 기대할 수 있다.

오래전부터 경주마 주인들은 중요한 경주를 앞두고 말의 긴장과 불안을 달래기 위해 염소를 반려동물로 들이곤 했다. 때로는 경쟁자들이 말의 불안을 부추길 요량으로 이러한 반려동물을 훔치기도 했는데, '짜증을 돋우다got your goat'라는 숙어가 바로 여기서 파생된 것이다. 엘다퍼라는 미국의 경주마는 반려 염소 '구글'에 대한 애착이 너무도 강했던 나머지, 구글을 마구간에 남겨둔 채 켄터키에서 중요한 경기를 치르게 되자 깊은 슬픔에 잠겼다. 하지만 염소를 급히 항공편으로 이송해 다시 만나게 해주었더니, 무려 10만 달러의 상금이 걸린 경주에서 우승을 차지했다. 유사한 문제를 미연에 방지하기 위해 엘다퍼의 주인은, 이번에는 야후라는 이름의 두 번째 반려 염소를 들였다.

인간의 경우에도 뇌전증부터 만성통증에 이르기까지 다양한 질환을 관리하는 데 반려동물의 도움을 받는 사례가 날로 증가하는 추세다. 하지만 이 분야에 관한 연구는 실행이 까다로울뿐더러 완성도 역시 부족한 실정이다. 그럼에도 유수의 연구 결과는 반려동물이 신체적, 정신적, 사회적 건강에 미치는 여러 긍정적 효과를 보여주었다. 특히 신경발달 장애 가운데서도 자폐스펙트럼장애나 우울증 환자, 재활치료 환자에 대한 효과가 두드러졌고, 심지어 치매 환자에 대한 효과 또한 눈에 띄게 높았다.

이번 주 우리 병원 집중치료실에서 가장 흥미를 돋운 사건은 새로운 직원 매기의 방문이었다. 그 아홉 살짜리 골든리트리버는 담당 병실을 돌면서, 중환자들과 환자 가족들 그리고 그들을 돌보느라 지친

의료진을 살핀다. 때로는 내 오전 회진보다 매기의 오전 산책이 훨씬 더 유익한 듯싶기도 하다. 매기가 처음 이곳에 왔을 때 신경과 전문의들은 심각한 뇌졸중 환자가 그 개의 부드러운 털을 쓰다듬기 위해 오른손을 내밀자 경탄을 금치 못했다. 몇 주에 걸친 집중적 재활치료에도 불구하고 그 환자가 스스로 손을 움직인 것은 그때가 처음이었다. 어쩌면 개의 털(영어에서 '개의 털hair of the dog'은 해장술을 뜻하는 표현이기도 하다—옮긴이)에는 해장이 아니라 중환자의 생명을 유지하는 데 대한 과학적 효과가 잠재되어 있는지도 모른다. 일단 뇌졸중stroke 치료에는 쓰다듬기stroke가 효험이 있었다.

＊＊＊

1970년 4월, 미국의 동물권 활동가이자 전직 동물 조련사 리처드 오배리Richard O'Barry가 마이애미 해양 수족관에 있는 돌고래 캐시를 만나러 갔다. 캐시는 내 유년 시절 일요일 오후를 풍성하게 해준 텔레비전 프로그램 〈플리퍼Flipper〉 속 주인공이었다. 캐시는 똑똑한 돌고래였다. 명견 래시 못지않은 명민함으로 지역 범죄의 해결에 일조하고는 했다. 그 당시 캐시를 사로잡아 그 프로그램을 위해 훈련시킨 인물이 바로 오배리였다. 안타깝게도 캐시는 은퇴 이후로 작은 콘크리트 수조 안에서 혼자 지냈다. 돌고래처럼 사회적인 동물에게는 몹시 괴로운 환경이었다. 오배리를 다시 만났을 때 캐시는 그의 품속으로 헤엄쳐 오더니 이내 수조 바닥으로 가라앉았다. 그러고는 수면 위로 올라

오지 않았다. 물속에서 숨이 끊어질 때까지.

케빈은 머릿속에서 자신이 죽어야 한다고 말하는 목소리를 들었다. 그가 일곱 번째로 고쳐 쓴 유서에는 절친한 친구에게 보내는 짤막한 위로와 함께 '더는 이곳에 있고 싶지 않다'라는 문장이 적혀 있었다. 하지만 그에 비해 돌고래 캐시라든지 스코틀랜드에서 다리 너머로 뛰어내린 골든리트리버 헨드릭스의 자살 동기는 이해하기가 상대적으로 까다롭다.

감금되었거나 스트레스가 극심한 상황에 처한 동물들은 확실히 자기 파괴적인 행동을 보인다. 하지만 가령 레밍의 집단 자살과 같은 도시 전설은, 내막을 알고 보니 혹독한 환경 조건으로 인한 부작용이었다. 레밍의 집단적 죽음은 개체수가 급증한 상태에서 여러 마리가 한꺼번에 이주할 때 발생한다. 다수의 동물 행동 전문가들은, 동물의 자살이란 우리가 대답할 수 없는 문제라고 잘라 말한다. 행동을 고찰할 수는 있지만, 의도를 추론할 수가 없다는 것이다. 근본적으로, 누군가가 죽을 의도를 가지려면 자신이 살아 있다는 사실을 먼저 인지해야 한다. 하지만 동물에 대해서는 거의 예외 없이, 그 같은 사실의 인지 여부를 증명하기가 굉장히 어렵다.

더러는 동물 자살이 틀림없어 보이지만 의도와는 전적으로 무관한 사례도 있다. 스피노코르도데스 텔리니Spinochordodes tellinii라는 기생충은 메뚜기를 숙주로 이용한다. 완전히 자란 성충은 숙주의 행동을 조종한다. 메뚜기가 스스로 물에 뛰어들어 죽게 만드는 것이다. 그렇게 되면 기생충은 물속에서 번식 활동을 이어갈 수 있다. 물론 케빈은 메뚜기가 아니었다. 하지만 덴마크의 연구진은 기생충 감염이 인간의 기분에 미치는 영향과 그 방식을 살펴보기 위해 여성 4만 5천 명을 대상으로 연구를 실시했다.

톡소플라즈마 곤디Toxoplasma gondii는 기원전 4000년경 이집트에서 집고양이에 의해 인간에게 최초로 전염되었다. 이 고대의 감염증은 흔히 분만 중에 산모에게서 아이에게로 전염된다. 톡소플라즈마 곤디에 감염된 여성은 감염증이 없는 여성에 비해 자살을 시도할 가능성이 50퍼센트 이상 더 높았고 성공할 가능성도 2배 더 높았다. 이때 그 위험성은 감염의 정도가 심할수록 더 높아졌고, 정신질환 병력이 없는 여성도 예외는 아니었다. 여기서 인과관계를 증명하기란 결코 쉽지 않다. 거꾸로 정신병적 소인이 톡소플라즈마 등의 감염원에 대한 감수성을 증가시켰을 가능성도 있다. 어느 쪽이든, 메뚜기와 같은 동물은 이 중요하고도 새로운 연구 분야의 새로운 지평을 열어젖혔다. 우리 몸속에 사는 생물이 우리가 생각하고 행동하는 방식 혹은 살고 죽는 방식을 좌우할 수도 있다는 얘기다.

\*\*\*

살바도르 달리는 이런 말을 한 적이 있다. "나는 마약을 하지 않는다. 내가 곧 마약이다." 과연 일리가 있는 말이다. 혹자는 오늘날 불법 약물로 분류된 성분들이 인류가 고유의 정체성을 확립하는 데 기여했다고 주장한다. 미국의 신비주의자 테렌스 매케나Terence McKenna는 '취한 유인원stoned ape'이라는 용어를 만들었다. 그러면서 환각성 버섯이 언어, 상상력, 예술, 종교, 철학, 과학, 인간 문화와 관련된 진화의 촉매제 역할을 했다고 주장했다. 우리의 여정이 시작된 동굴의 2만 년 된 사슴 벽화는 어쩌면 웨일스의 어느 취한 유인원이 새겨놓은 작품인지도 모른다.

그러나 마약은 케빈을 구원하지 못했다. 오히려 그의 인생에 흉터를 남겼다. 그나마 케빈의 부모는 아기가 태어난 이후부터 마약에 손을 댔지만, 임신한 여성 40명 중 1명은 임신 기간에 중독성 물질을 사용하고 이는 곧 아기의 마약 중독으로 귀결된다. 그런데 인간만 이럴까? 알코올의존증이 있는 동물이라든지 메타암페타민에 중독된 포유동물은 없을까? 그리고 동물의 마약 섭취를 이해하는 일이 어떻게 케빈과 같은 인간에게 도움이 될 수 있을까?

나는 심한 숙취를 느끼며 잠에서 깨어났다. 코로나19에서 회복된 지 일주일이 지난 시점이었다. 후유증으로 미각과 후각을 상실한 나에게서 영감을 얻은 친구들은 새로운 게임을 제안했다. 재고가 넉넉한 주점에서 내게 이런저런 독주를 사주면서, 정말 내가 모든 술에 미각을 느끼지 못하는지를 확인해보는 게임이었다. 술의 색깔이며 맛이 점점 더 오묘해졌지만, 나는 아무 맛도 느낄 수 없었다. 심지어 63도짜리 럼을 마셔도 마찬가지였다. 그 밤은 웃음과 헛소리, 떼창과 함께 막을 내렸다. 그리고 아침에는 기분이 사뭇 달라졌다.

알코올의 힘으로 내일의 행복을 빌려온다는 말의 의미를 나는 몸으로 깨달았다. 하지만 이 인기 있는 독약은 우리 유인원의 뇌 속 깊숙이 배어들었다. 여러 연구를 통해 입증되었다시피, 원숭이 다섯 마리 중 한 마리는 단순한 설탕물보다 알코올을 섞은 설탕물을 더 좋아한다. 나이 든 원숭이보다는 젊은 원숭이, 그중에서도 특히 10대들이 알코올 음료를 상대적으로 더 즐겨 마신다. 로버트 더들리<sup>Robert Dudley</sup> 박사가 제안한 '술 취한 원숭이<sup>Drunken Monkey</sup>' 가설에 의하면, 영장류가 알코올이란 독약을 사랑하게 된 이유는 발효된 음식이 비교적 열량이 높다는 사실에서 찾을 수 있다. 우리가 알코올에 빠지게 된 것은 4500만 년보다 더 오랜 시간 전에 원숭이가 과일을 먹기 시작하고부터였는지도 모른다. 어쩌면 진화는 취기로 알딸딸해진 영장류를 생존경쟁의 승자로 선택했는지도 모른다.

알코올은 동물 왕국에서도 중독성이 비교적 약한 기분 전환용 약물에 불과하다. 캐나다의 험준한 로키산맥 깊은 곳에서는 큰뿔야생양<sup>Ovis canadensis</sup>이 환각성 지의류를 찾아서 무리의 영역을 수 킬로미터나 벗어나기도 한다. 차디찬 바위에 붙어 자라는 그 향정신성 약물을 긁어먹느라 이빨이 하도 갈려서 뿌리만 남아 있는 경우도 부지기수다. 2009년 태즈메이니아 법무상 라라 기딩스<sup>Lara Giddings</sup>는 왈라비를 농작물 안보를 해치는 주범으로 지목했다. 왈라비들은 "양귀비 밭에 들어가 얼큰하게 취해서는 뱅글뱅글 원을 그리며" 뛰어다니는 말썽꾼이었다. 아편을 사랑한 나머지 약기운에 크롭 서클을 만드는 유대류라니, 이참에 외계인 생각은 잠시 접어두어도 좋을 듯하다. 암소들은 독성을 지닌 로코초<sup>locoweed</sup>를 먹는데, 이 풀 역시 취기를 유발한다. 또한 그 독소는 새끼에게로 전달되고, 태어나는 송아지 역시도 중독자가 된다. 케빈 역시 출생 후 처음 몇 시간 동안 비슷한 일을 겪었다. 심지어 우리 집 고양이 엘사도 마약을 상용한다. 고양이의 70퍼센트는 네페탈락톤, 일명 '캣닙'에 강하게 반응한다. 식물에 의해 생산되는 이 물질은 흡사 성페로몬처럼, 혹은 엘에스디<sup>LSD</sup>처럼 고양이의 행동을 변화시킨다. 네페탈락톤을 섭취한 고양이에게 나타나는 증상은 다음과 같다. 데굴데굴 구른다. 야옹거리거나 가르릉거린다. 활동성이나 공격성이 과도해진다. 몸을 문지른다. 그러다가 결국 의식을 잃는다. 집고양이의 먼 친척뻘인 재규어는 디메틸트립타민<sup>DMT</sup>이라는 환각성 화합물이 포함된, 캣닙과 유사한 식물을 찾아다닌다. 보아하니 동물들은 마약을 사랑하는 듯하다.

\*\*\*

롭 필리<sup>Rob pilley</sup>는 취할 의도가 없었다. 그저 당근을 먹고 싶었을 뿐이었다. 안타깝게도 그가 찾아낸 식물 뿌리는 사실 야생 독미나리의 것이었다. 독미나리는 강렬한 환각과 임사체험을 유발한다. 몇 년 전 롭은 또 한 마리의 호기심 많은 동물을 사로잡았지만, 그 동물은 취할 의도를 갖고 있었다.

롭은 할머니가 인도의 몬순철에 야생 코브라를 길들인 일화를 어릴 적 아버지에게 들어서 알고 있었다. 유년 시절 롭의 집에는 독개구리부터 녹색 도마뱀에 이르기까지 이국적인 동물들이 넘쳐났다. 이러한 자연 친화적 환경 속에서 동물학 연구에 관심을 갖게 된 그는 이후 세계 유수의 제작 팀에 들어가 동물로 위장한 카메라를 사용해가며 자연 서식지에서 야생동물을 촬영하기 시작했다.

2014년 롭은 모잠비크공화국에서 자신이 좋아하는 동물 중 하나인 큰돌고래를 관찰하면서 지냈다. 그는 플라스틱 거북이와 고무 복어를 사용해 큰돌고래의 물속 세계로 진입했다. 전날 밤 늦게까지 친구들과 차가운 맥주를 마신 터라, 아침 바다의 일렁임에 숙취까지 더해져 유난히 고된 촬영이었다. 하지만 이내 롭은 야생 돌고래가 독미나리나 알코올보다 더 위험한 약물을 가지고 친구들과 어울리는 모습을 카메라에 담아냈다.

작은 무리의 청소년 돌고래가 근처에서 홀로 헤엄쳐 다니는 복어를 발견했다. 돌고래들은 그 치명적 물고기를 주둥이로 살살 밀어가며 서로 조심스럽게 주고받기 시작했다. 복어의 몸속에 들어 있는 테트로도톡신이라는 독소는 코카인보다도 12만 배나 더 치명적이다. 롭의 할머니가 길들인 코브라의 독액에 비해서는 수백 배 더 독성이 강하고, 심지어 VX와 같은 신경가스나 리신보다도 강력한 독성을 갖는다. 테트로도톡신은 인간에게 알려진 독성 화합물 가운데 명실상부 가장 강력한 부류다.

하지만 롭의 눈에 포착된 돌고래들은 "문제의 복어를 서로 조심스레 돌려가며 씹고 있었다. 그러더니 이상하기 짝이 없는 행동을 하기 시작했다. 수면에 주둥이를 댄 채로 한참을 가만히 있는데, 그 모습이 마치 물에 비친 제 모습에 반한 것처럼 보였다.

전문가들과의 연구 끝에 촬영 팀은 이 같은 행동에 대해서, 돌고래들이 신중히 조절된 양의 독을 사용함으로써 기분 좋게 취한 상태에 도달했다는 결론을 내렸다. 따로 요리 수업을 받지 않고도 큰돌고래는, 수년간의 훈련을 거쳐 손님에게 죽음을 유발하지는 않으면서 입술을 자극할 정도의 독만을 남겨둔 복어 회를 과감히 테이블에 내놓는 일식집 복어조리기능사보다도 더 뛰어난 솜씨를 뽐내고 있었다. 돌고래의 마약 섭취 습성이 구체적으로 거론된 것은 그때가 처음이었다.

\*\*\*

사람들은 동물적 본능을 핑계로 환락을 좇아서 암스테르담의 펍이나 카페로 달려간다. 하지만 그 전에 우리는 마약이 시사하는 사회적 교류의 중요성을 곱씹어봐야 한다. 1970년 캐나다 심리학자 브루스 알렉산더Bruce Alexander가 시행한 '쥐 공원Rat Park' 실험은, 오늘날 다수의 인간에게 나타나는 이른바 고독한 콘크리트 정글 증후군을 상기시킨다. 실험에서 연구자들은 쥐들을 각각 우리 안에 한 마리씩 가둔 뒤, 물로만 채워진 물병과 헤로인이 담긴 물병을 함께 넣어주었다. 그러자 쥐들은 약속이라도 한 듯 마약이 들어 있는 물병만 주구장창 비워댔고, 이런 행동은 마약 과다 복용으로 숨이 끊어질 때까지 계속되었다. 하지만 쥐들이 자유롭게 돌아다니며 다른 쥐들과 놀고, 어울리고, 짝짓기를 할 수 있게 해주자, 상황은 달라졌다. 죽음의 행진이 멈춘 것이다. 대부분의 쥐가 마약 대신 맹물을 마셨고, 마약에 손을 댄 쥐들도 과다 복용을 하기보다는 안전하고 절제된 방식으로 잠깐씩 맛을 보는 정도에 그쳤다.

마약 추구 행동이 우리 안에 깊이 각인된 습성이라는 사실을 고려해볼 때, 동물은 우리가 작금의 마약 팬데믹을 타계하기 위한 보건 정책을 수립하는 데 있어서 길잡이가 되어줄 수 있다. 단순히 "안 된다고 말하는" 건전한 전략은, 공허한 인간관계가 지난 수백 년에 걸친 선택으로 우리 안에 새겨진 흔적들과 결합할 때 그 실효성이 떨어진다. 따라서 그보다는 돌고래와 유인원, 쥐의 행동을 거울삼아 위해를 최소화하는 접근 방식으로 선회하는 편이 바람직하다. 캐나다의 한 주에서는 안전한 마약 소비 공간을 마련한 지 단 20개월 만에 환각제로 인한 사망을 230건이나 예방하는 성과를 거두었다. 그런가 하면 덴마크의 중심지에서는 약물을 과다하게 투여한 사람 800명의 목숨을 단 한 명의 예외도 없이 전부 지켜낼 수 있었다.

이는 마약 사용에 대한 굴복이나 승인이 아니다. 그보다는 인간 고유의 습성과 역사를 보듬어 위해를 완화하려는 조치에 가깝다. 교통사고로 인한 사망률이 증가하는 와중에도 우리는 승용차 사용을 금지하지 않았다. 대신에 안전벨트의 사용을 장려했다. 도덕적 기준을 높이는 것은 당연히 좋은 일이지만, 그로 인해 자칫 너무도 많은 낙오자가 발생할 위험이 있다. 그러니 경로를 바꿔보자. 단 한 사람도 낙오되지 않도록 난이도를 얼마간 낮춰보자는 얘기다. 교육계와 정부는 단순히 '안 된다'라는 비효율적 메시지보다는, 위해를 최소화하는 일에 초점을 맞춰야 한다. 이를테면 치명적 물고기를 가지고 노는 어린 돌고래들처럼 말이다. 바다에 사는 모든 복어를 제거할 수 없듯이, 세상에 존재하는 모든 불법 약물을 제거할 수는 없다.

＊＊＊

다리에서 뛰어내리기 2주 전부터 케빈은 기껏해야 2시간 정도밖에 수면을 취하지 못했다. 구겨진 휴지 조각처럼 주름진 침구로 몸을 감싼 채 누워 있다가 조롱하듯 울리는 시계 알람에 눈을 떠보면 고작 몇 분 정도가 지나 있을 뿐이었다. 그렇게 각성상태로 누워 밤의 어둠을 삼키고 있노라면 불안은 점점 더 깊어졌다. 그는 마치 목적을 잃어버린 한 마리 고래와도 같았다.

몸무게가 5톤에 달하는 범고래는 새끼를 낳으면 내리 석 달 동안 수면을 취하지 않는다. 그런가 하면 화려한 넷플릭스 화면에 잠식된 현대 세계에서는, 돌봐야 하는 새끼가 없는 상황에서도 적잖은 사람들이 범고래처럼 불면의 밤을 보낸다. 인간은 동물 종 가운데 유일하게, 굶주리거나 이주하거나 포식자로부터 애써 도망치는 상황이 아니어도 일부러 수면을 멀리할 때가 있다.

매슈 워커는 『우리는 왜 잠을 자야 할까』라는 저서에서, 생체의 다른 기능과 달리 잠은 이렇다 할 저장 메커니즘이 없다는 점에서 독특하다고 주장한다. 지방세포는 만찬이 끝난 뒤에도 한참 동안 사용할 수 있는 양의 에너지를 저장해둔다. 에너지를 저장하는 배터리와 달리, 잠은 비축해두었다가 새해를 맞아 뜬눈으로 밤을 지샌 이후에 요긴하게 사용하는 일이 불가능하다. 양적으로든 질적으로든 잠이 조금만 줄어도 우리의 건강은 눈에 띄게 약해진다. 비만과 암, 심장질환, 우울증 등의 발병 가능성이 높아지는 것이다. 덴마크의 간호사들은 수년간의 야간 교대근무가 자신들의 유방암 발병 요인라는 것을 입증함으로써 보상금을 받아냈다. 내가 예순일곱이 되어 노쇠한 몸으로 은퇴할 때쯤이면, 나는 이미 수많은 야간 교대근무의 후유증으로 뱃살이 늘어질 대로 늘어져 있을 것이다. 44년 동안의 부족한 수면을 보충하려면 굉장히 오랜 시간을 누워서 보내야 할 것이고, 더욱이 그와 같은 방식으로는 안타깝지만 원하는 효과를 얻을 수도 없을 것이다. 사정이 이러함에도 우리 사회는 아침형 인간을 우대한다. 일찍 일어나는 새가 벌레를 잡는다던가? 하지만 사람은 저마다 적정한 수면의 시간과 패턴이 다르다. 어떤 사람은 죽었다 깨어나도 아침형 인간이 될 수 없을 것이다. 하지만 낙심할 필요는 없다. 어차피 쥐덫에 놓인 치즈는 두 번째 쥐가 차지하게 마련이니까.

인간은 본능적으로 이야기를 통해서 세상을 이해하려 한다. 그리고 잠은 생각을 정리하고 여과하고 처리하는 데 있어서 반드시 필요한 요소다. 물론 골든게이트교에서 뛰어내린 케빈에게는 수면 부족이 지극히 사소한 고민거리에 불과했겠지만, 단언컨대 그 어떤 정신질환도 정상적 수면 패턴과는 인연이 없다. 우리는 동물 조상을 본받아야 한다. 동물들은 오직 사냥할 때나 이동할 때, 다른 개체들을 돌볼 때에만 스스로 잠들기를 거부한다. 그러니 이제 우리도 '다음 회차 자동 재생'을 끄고, 삶이라는 드라마의 새로운 에피소드에 집중해보자.

케빈의 빨간 스웨터가 내 노트북 화면에 나타났다가 순식간에 사라졌다. 이윽고 연결이 안정되었을 때는 애틀랜타주의 자택에서 슈퍼히어로 만화에 둘러싸여 있는 케빈이 보였다. 죽기로 작정하기 전날에 그가 기부했던 책들이었다. 케빈은 그때도 지금도 굉장히 특별한 1퍼센트에 속해 있었다. 다시 말해 그는 골든게이트교에서 뛰어내린 2천여 명 가운데 살아남은 39명 중 한 명이었다. 그중 현재까지 살아 있는 생존자 26명은 케빈이 다리 난간에서 손을 놓고 몸을 내던지는 순간 느꼈던 후회의 감정을 거의가 똑같이 느꼈다고 했다.

케빈은 몸이 잿빛 수면에 부딪혔을 때 등쪽에 엄청난 충격을 받았다. 차디찬 바닷물은 그의 근육을 마비시켰다. 수영을 못하는 까닭에 케빈의 몸은 가라앉기 시작했다. 하지만 그 순간 구조의 손길이 다가왔다. 30분 넘게 숨을 참을 수 있을 정도로 수영 실력을 뛰어난 이였다. 의식이 가물가물한 상태에서 케빈은 미지의 존재가 아래에서 맴돌다가는 그의 몸을 받치더니 수면으로 떠오르는 것을 느꼈다. 케빈이 익사하지 않도록, 생을 이어나갈 수 있도록.

"허버트였어요." 케빈이 내게 말했다. "바다사자가 제 목숨을 구한 겁니다."

추후에 한 목격자가 확인해준 바에 의하면, 그 바다표범은 해양구조대가 도착할 때까지 약 15분 동안 케빈을 가라앉지 않도록 받쳐주었다. 의사들은 그의 몸을 외과적으로 회복시켰고, 4주 뒤부터 케빈은 총 일곱 차례에 걸쳐 정신병원에 입원해 우울증과 편집증, 환각증을 치료 받았다.

케빈은 두 동물 덕분에 살아남았다. 그중 첫 번째는 바다사자 허버트였다면, 두 번째는 맥스라는 이름의 샤페이종 반려견이었다. 생존 이후로 힘겨운 나날을 보내던 케빈에게 맥스는 큰 힘이 되어주었다. 아내 마거릿과는 아직 정신병원에 입원해 있던 시기에 만났다. 당시 케빈은 의료진인 척 병원 방문자 명부를 뒤져 마거릿의 전화번호를 알아냈다. 케빈은 마거릿 외에도 여러 사람과 인맥을 쌓아나갔다. 명실상부 사회적 동물답게, 그는 오래전 소식이 끊긴 의붓누이와 의붓형제, 친척 아주머니와 아저씨까지 찾아냈다. 그리고 이들의 지지 덕분에 케빈은 놀라운 일들을 이루어냈다.

＊＊＊

세인트메리 정신병원에서 케빈은 프란체스코회 수사이자 그 병원 원목 사제인 조르주 셰리의 격려에 힘입어 처음에는 스스로에게, 이후에는 수많은 타인에게 자신의 이야기를 들려주었다. 투신 이후 7개월이 지났을 무렵에는 그 소심한 성격에도 120명의 어린 학생을 대상으로 하여 죽기를 원한다는 것에 대해 신랄하고 따뜻하면서도 생생하고 깊이 있는 연설을 할 정도가 되었다. "저는 겁에 질려 있었습니다. 한마디로 엉망진창이었죠." 케빈은 이렇게 말했다.

2주 뒤, 그 자리에 있던 아이 몇몇이 보내온 편지 속에는 케빈의 이야기를 계속 들려달라는 당부가 담겨 있었다. 그만의 희망적이고도 진솔한 메시지를 널리 전파해달라는 부탁이었다. 고로 케빈은 그렇게 했다. 현재 케빈은 세계 곳곳에서 자신의 이야기를 전하며 자살 방지에 힘쓰고 있다. 그의 이 같은 행보는 급기야 영화로도 제작되었다. 〈자살, 그 파급 효과Suicide: The Ripple Effect〉라는 제목의 이 기록영화는 영국 영화·텔레비전 예술아카데미British Academy of Film and Television Arts(BAFTA)에서 주최한 2019년 비저너리 아너스 어워즈Visionary honours Awards에서 최우수 다큐멘터리상을 수상했다. 당시 케빈에게 상을 전달한 시상자는 넬슨 만델라의 손자였다. 케빈의 양부 패트릭 하인스Patrick Hines는, 가족이 골든게이트교에서 투신한 이후로 인생이 바뀐 또 다른 두 사람 데이브 헐Dave Hull 그리고 폴 멀러Paul Muller와 의기투합하여 브리지레일 재단Bridge Rail Foundation을 설립했다. 그들의 재단은 골든게이트교에 자살 방지벽을 설치하는 사업에 힘을 보탰다. 2018년에 시작된 그 2억 1,100만 달러짜리 프로젝트는 길이 5.6킬로미터, 폭 6미터 가량의 그물망을 다리 6미터 아래쪽에 양옆으로 설치하는 공사다. 2023년에 완공될 이 그물망은 벼랑 끝에 몰린 사람들을 바다표범 허버트의 도움 없이도 든든히 받쳐줄 것이다(2024년 1월 완공되었다―옮긴이).

* * *

케빈이 스스로 몸을 던지고도 살아남은 것처럼, 스코틀랜드에서 오버툰교 난간을 뛰어넘은 개 헨드릭스도 살아남았다. 까진 피부와 접질린 앞발이 낫고 일주일쯤 지나자, 헨드릭스는 다시 집 근처 숲속을 달릴 수 있었다. 동물 훈련사 데이비드 샌즈David Sands는 문제의 개 자살 다리 현상을 조사한 다음, 개들이 스스로 목숨을 끊었을 가능성을 배제시켰다. 실험 결과 그보다는 아래쪽의 야생화 향기에 이끌렸을 가능성이 높았고, 특히 헨드릭스처럼 주둥이가 긴 견종일수록 더더욱 그러했다. 개의 눈은 가뜩이나 원근감이 떨어지는데, 교량의 경로마저 갑자기 틀어지다 보니 난간을 뛰어넘고 싶어지는 것이 당연지사였다.

케빈의 삶은 여전히 힘겨운 날들로 점철돼 있다. 어떤 날은 환청을 듣고, 어떤 날은 집 밖으로 한 발자국도 나가지 못한다. 하지만 케빈은 나름대로 10단계 계획을 꾸준히 실천함으로써, 계속 살아가기 위해서 죽을힘을 다해 애쓰고 있다. 각 단계는 잠을 우선시하기, 마약을 멀리하기, 타인과의 물리적 관계 유지하기 등으로 이뤄져 있는데, 거개가 돌고래와 고래, 원숭이, 쥐를 비롯한 동물들의 가르침을 연상시킨다. 케빈은 이것들을 탈출의 방편이 아니라 인간성 회복의 과정이라고 여긴다. 달리 말해, 삶이 부서졌다고 느낄 때 균열을 메워주는 접합제라는 것이다. 이 발상은 얼핏 일본의 긴쓰기를 연상시킨다. 녹인 금으로 깨진 도자기를 수리하는 그 도예 기법과 같이, 이제 삶은 바로 그 틈새에서 다시금 생명력을 얻는다. 그곳에서 그는 아내를 만났고 수많은 타인을 도왔다. 케빈은 삶의 균열들을 메움으로써 보다 나은, 새롭고도 완전한 작품을 만들어냈다.

"나쁜 감정들이 되살아나면 저는 언제나 저를 사랑하는 사람, 저를 아끼는 사람, 저와 공감하는 사람에게 이야기해요." 케빈이 말했다.

"현재 괴로움에 직면해 있는 사람들, 터널 끝의 빛을 보지 못하는 사람들에게 한 가지 꼭 당부하고 싶은 것이 있습니다." 그의 말이 이어졌다. "그 끝에 빛이 있다는 것, 그곳에 희망이 있다는 것을 기억하세요. 그곳에 닿을 길을 찾고 앞으로 나아갈 길을 찾아서 끝내 희망을 붙들어야 합니다."

마지막으로 케빈은 결연히 힘주어 내게 말했다. "저는 결코 자살로 생을 마감하지는 않을 겁니다."

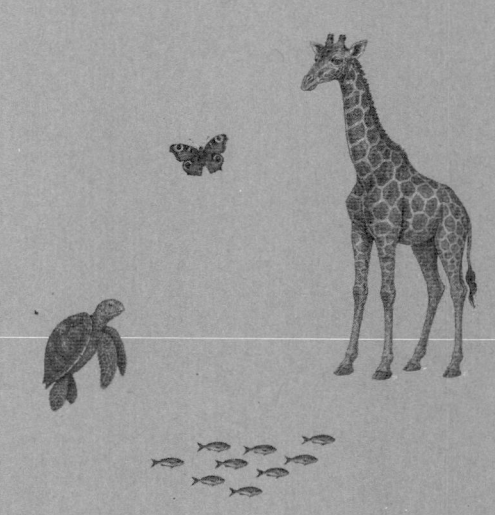

"분명 동물은
우리가 생각하는 것보다 많은 것을 알고,
우리가 아는 것보다 훨씬 더 많은 것을 생각한다."

– 아이린 페퍼버그(동물학자)

미아가 암을 진단한 것은 그때가 처음이었다. 미아는 위중한 심장병 환자들을 돕는 전문가였지 종양전문의는 아니었다. 하지만 미아는 에밀리의 왼쪽 가슴에 문제가 있다는 사실을 알아차렸다. 미아는 에밀리를 검사하지 않았다. 검사는커녕 질문조차도 하지 않았다. 유방 촬영 사진이나 정밀 검사는 필요치 않았다. 미아에게 필요한 도구는 오로지 코뿐이었다. 미아는 암의 냄새를 맡을 수 있었다.

사실 미아는 의사가 아니었다. 하지만 미아가 있기에 에밀리는 하루하루를 조금은 덜 힘들게 버틸 수 있었다. 위중한 심장병 때문에 에밀리가 쓰러지면, 미아는 도움을 요청하고 에밀리의 주머니에서 알맞은 알약을 꺼내어 가져다줄 수 있었다. 에밀리의 암 냄새를 맡는 것 역시 에밀리의 생명을 구하는 일이었다. 5년 전 에밀리가 불법 강아지 농장에서 미아를 구조했던 것처럼. 그러니까 미아는 미니어처 닥스훈트, 즉 도우미견이었다.

에밀리가 수의사 양성 교육을 받던 시절의 일이다. 미아는 에밀리의 무릎 위로 뛰어오르더니 그의 왼쪽 가슴 맨 위쪽 살에 코를 대고 쿵쿵거렸다. 에밀리는 귀가 들리지 않는 데다가 심장이 좋지 않았다. 그리고 미아는 그런 에밀리를 돕기 위한 훈련을 받은 개였다. 한데 그런 점을 감안하더라도 미아가 두 눈을 감은 채 에밀리의 가슴을 열심히 핥는 모습은 흡사 멍들거나 베인 상처를 핥는 듯했다. 둘은 뭔가 잘못되었다는 사실을 알고 있었다. 그도 그럴 게, 불과 일주일 전에 에밀리는 유방암 2기 확진 판정을 받은 터였다. 수술과 방사선 치료를 받은 지 1년 만에 에밀리는 깨끗이 완치되었다. 그는 여전히 미아와 함께 살면서 미아처럼 구조된 개 여러 마리를 돌보며, 자신에게 주어진 것과 같은 새로운 삶의 기회를 그들에게 제공하고 있다.

개들이 냄새로 인간의 질병을 알아차릴 수 있다는 것은 오래전부터 알려진 사실이다. 하지만 에밀리와 미아의 이야기는 특히 인간과 동물의 양방향적 관계를 두드러지게 한다. 에밀리는 미아를 도왔고, 미아는 에밀리를 도왔다. 그러므로 의학계는 이제 동물과의 관계를 재고해야 한다. 기존의 석연치 않은 착취관계를 벗어나 상호의존관계로 옮겨가야 한다.

\*\*\*

인간의 건강과 동물의 건강을 가르는 철책선은 이미 뚫린 지 오래다. 19세기의 출중한 의학자 루돌프 피르호Rudolf Virchow는 돼지와 인간의 몸속에서 공히 회충을 발견하고는 '인수공통감염병zoonosis'이라는 용어를 만들었다. 피르호는 동물과 인간이 서로 질병을 주고받는 경로를 보여주었다. 나는 이 책이 치료와 관련해서도 그런 교류가 이뤄질 수 있음을 보여주었기를 바란다.

20세기에 캘빈 슈바베Calvin Schwabe는 직접 집필한 교과서 『수의학과 인간 건강Veterinary Medicine and Human Health』에서 '하나의 의학One Medicine'이라는 용어를 새롭게 소개했다. 이 간단한 문구에는 인간 의학과 동물 의학을 조합해 하나의 완전체로 빚어낸다는 의미가 담겨 있다. 그리고 나는 이 책이 질병을 개별적 관점이 아닌 종합적 관점에서 진단하고 치료하며, 예방하고 이해하는 일의 절박성을 증명했기를 바란다.

21세기에 애비게일 우즈Abigail Woods는 저서 『동물과 현대 의학의 발달Animals and the Shaping of Modern Medicine』에서, 동물들은 오래전부터 현대 의학의 발달에 기여했지만 정작 그로 인한 혜택은 아무것도 누리지 못했다는 주장을 펼쳤다. 다시 말해 동물들은 인간을 위해서 목숨까지 내놓았음에도 변변한 보상을 받지 못했다.

나처럼 인간을 치료하는 의사들은 전부터 이 철책선 너머를, 얼굴을 하도 가까이 들이댄 나머지 피부가 눌려 자국이 생길 정도로 유심히 살피고 있었다. 문제는 그 철책선이 애초부터 존재하지 않았어야 했다는 것이다.

동물을 우리의 관심과 의료, 돌봄의 테두리 안으로 들이는 일은 어렵지 않아야 한다. 억만장자들은 인류가 장차 뻗어나갈 영역으로 다른 행성들을 주목한다. 이제 그 망원경을 우리 지구를 향해 돌려서, 그간 보지도 이해하지 못했던 생명체들을 확대해보자. 그렇게 면밀히 관찰하다 보면, 우리가 놓치고 있던 것들이 하나둘 눈에 들어올 것이다. 현존하는 가장 위대한 동식물연구가 데이비드 애튼버러<sup>David Attenborough</sup> 역시 비슷한 견해를 밝힌 바 있다.

"우리는 이곳이 인간의 행성이라고 여겼습니다. 지구의 (포유류) 생물량 가운데 96퍼센트는 인간 그리고 인간이 먹는 동물들이 차지합니다. 우리는 야생의 동물들을 길들여진 동물들로 대체했습니다. (지구가) 인류를 위해서, 인류에 의해서 운영된다고 (생각하는 겁니다). 우리는 지구를 침략했습니다."

자, 기회는 지금이다. 팬데믹의 터널에서 빠져나오는 이 시기를 각성의 계기로 삼는 것이다. 우리에게는 미래에 대해서 숙고하고 선택할 역량이 있다. 한시라도 빨리 평범한 일상을 되찾고 싶어 하는 다수의 심정을 이해하지 못하는 바는 아니다. 그러나 나는 평범한 일상 가운데 진정으로 되돌릴 가치가 있는 것들이 무엇인지를 유념하는 일이 우리의 급선무라고 여긴다. 암을 치료하고, 심장을 다시 뛰게 하고, 뇌를 살리고, 팬데믹을 멈추고, 생명을 구하고, 죽음을 막는 일에 힘을 보탤 수 있는 동물들이 여기에, 우리의 눈앞에, 우리의 손안에, 우리의 집에, 우리의 발밑에 있다. 그들은 우리에게 기대어, 우리 안에서 산다. 본능적으로 인간은 미래를, 먼 곳을 바라다본다. 하지만 인류는 과거에 주목해야 한다. 우리와 가까운 것들, 우리를 만들어낸 것들의 목소리에 귀 기울여야 한다.

멀리 갈라파고스제도로의 여행이 팬데믹으로 인해 좌절되었을 때 나는 크게 낙담했다. 그러던 어느 날, 내가 유년 시절에 뛰놀던 숲속에서 앨프리드 월리스<sup>Alfred Russel Wallace</sup>(영국의 박물학자로 생물학 및 지리학에 정통했으며 진화론에 있어 다윈 못지않게 중요한 인물로 알려져 있다. 말레이시아 군도와 오세아니아 사이를 가르는 가상의 동물 분포 경계선인 '월리스선'을 제안한 인물이기도 하다―옮긴이)의 집을 발견하게 되었다. 월리스는 22권의 책과 700편의 논문을 집필했고, 내가 성장한 웨일스의 작은 도시 니스<sup>Neath</sup>에 분포하는 동물들을 관찰함으로써 다윈과 함께 진화론을 주창하기도 했다. 월리스가 답을 발견한 곳은 머나먼 갈라파고스제도가 아니었다. 내가 막대기를 던지던 강에서, 내가 누웠던 풀밭에서, 내가 서 있던 땅에서, 월리스는 수많은 해답을 찾아냈다. 다윈의 가장 가까운 동료는 줄곧 내 눈앞에 있었다. 의료계의 여러 난제에 대한 해답들도 마찬가지다. 하지만 그것들을 발견하기 위해서는, 우선 우리가 변화해야 한다.

\*\*\*

변화는 함께 일굴 수 있다. 우리가 동물을 고기로, 그릇에 담긴 음식으로 만나는 일을 중단하고, 도덕의 범위를 확장해 비단 인간만이 아니라 다른 생명체까지 포용한다면 말이다. 만약 당신이 의사라면, 수의사들에게서 배움을 얻어보자. 만약 당신이 의사들을 교육한다면, 수의사들과 함께 교육해보자. 의사는 선서의 대상을 인간 종으로 제한하지만, 수의사는 나머지 모든 동물을 끌어안는다. 그럴 바에야 양쪽이 하나가 되는 편이 어쩌면 온당할 것이다. 만약 당신이 간호사들을 교육한다면, 동물을 돌보는 간호사들과 함께 교육해보자. 만약 당신이 과학자라면, 비단 동물의 죽음만이 아니라 동물을 삶에서도 배움을 얻어보자. 그리고 만약 당신이 다만 한 인간이라면, 동물들이 당신을 필요로 할 때 그들을 감싸 안아주자. 또한 명심하자. 동물들이 우리에게 끊임없이 주는 선물들, 서로 다른 종들 간의 이러한 나눔은, 윤리적 함의들을 실어 나른다. 협력의 목적은 혜택이 모두에게 골고루 돌아가게 하는 것이다. 이제 나는 다윈의 『인간의 유래The Descent of Man』가 동물이라는 생명체와 인간의 연결성을 조명하는 책이라고 여긴다. 책의 제목은 원제 대신 '모두의 상승The Ascent of All'이라고 읽힐 수도 있는데, 왜냐하면 이 갈래들의 총체가 결국 우리이기 때문이다.

때때로 나는 비스킷으로 인한 질식사의 위기에서 배리를 구해낸 집중치료실 병상 곁에서 발길을 멈추곤 한다. 그의 자리에는 다양한 문제를 지닌 또 다른 환자들이 머문다. 하지만 우리에게는 언제나 참고할 동물이 있다. 우리가 도움을 받을 수도 있고 줄 수도 있는 동물 종이 존재한다. 한때 나는 내가 오로지 인간들하고만 일한다고 생각했다. 하지만 이제는 안다. 내가 다름 아닌 동물들과 함께 일하고 있다는 것을.

우선 내가 기린 이야기를 끝도 없이 늘어놓을 때도 닥치라고 (큰 소리로) 말하지 않은 모든 친구에게 감사한다. 그중 해변의 모닥불가에서 혹은 설리인 식당에서 나와 많은 저녁을 함께해준 지기들에게는 각별한 고마움을 전하고 싶다. 골든게이트교에 얽힌 이야기를 들려준 바니와 내가 생각을 펼칠 수 있도록 독려해준 카이, 멋진 사진을 찍어준 제이크에게도 고마움을 전한다. 로리와 로라는 고맙게도 초고를 살펴주었다. 또한 비트윈 더 트리스<sub>Between The Trees</sub> 페스티벌 덕분에 나는 이 책에 관한 생각의 기틀을 다질 수 있었다. 어머니와 아버지, 아내와 아이들에게도 고마움을 전한다. 내가 집을 떠나 멀리 있을 때에도, 카페에서 일요일을 보낼 때에도, 저녁 내내 향을 피워놓고 조니 미첼을 반복 재생할 때에도, 가족들은 한결같이 나를 지지해주었다.

내 말들이 이렇게 책장에 실리게 된 것은 전적으로 존슨 앤드 올콕

Johnson & Alcock 출판사의 샬럿 시모어가 뛰어난 역량을 발휘해준 데 더하여, 사이먼 앤드 슈스터Simon & Schuster 출판사의 프랜시스 제솝과 프리사 손더스 그리고 저작권 대행사인 앤드루 넌버그Andrew Nurnberg의 실무진이 명석하게 이끌어준 덕분이었다. 그런가 하면 데이비드 에드워즈는 책을 한층 훌륭한 모습으로 완성하는 데 도움을 주었다. 그에게 고마움을 전한다.

다피드 패리와 게리 토머스에게도 고맙다. 내가 처음 동물생리학에 대한 관심을 드러냈을 때 그들은 시험공부로 바쁜 와중에도 나를 격려해주었다. 휴 몽고메리는 이 책에 실린 동물들에 관한 몇 가지 놀라운 사실을 내게 일러주었다. 내게 집과 포근한 마음을 내어준 피터 브린들리와 트레이시 브린들리 부부, 그리고 두 사람의 반려견 무스에게 (또한 그 집의 꿀벌들에게도) 감사의 마음을 전한다. 리처드 앤더슨은 고래의 심장에 관한 경이로운 이야기를 내게 들려주었고, 스콧 브래드번은 위대한 저술자 여럿을 내게 소개해주었다. 지금은 문을 닫은 STA 트래블 여행사의 루크 루이스는 내가 여행 계획을 짜는 데 도움을 주었고, 로버트 맥팔레인은 내가 적합한 말들을 고르는 데 필요한 영감을 주었다.

우리 병원 우울증 치료견을 이해하는 데는 제이드와 스튜어트의 도움이 컸다. 두 사람에게 감사의 뜻을 전한다. 저스틴 쇼턴과 영국 수의사 협회British Veterinary Association, 트레이시 킹 박사와 휴매니멀 트러스트Humanimal Trust, 노엘 피츠패트릭과 그의 동료들에게도 사의를 표한다. 세라 카터와 리처드 헉스터블은 내가 오래전에 찢어버렸다고 생각했던 나의 옛 논문을 찾는 데 도움을 주었다. 피파 하드먼과 웨일스 자연 자원 본부Natural Resources Wales 그리고 조지 내시와 사우스웨일스 동굴탐험 동호회South Wales Caving Club는 내가 예의 그 인상적인 동굴 벽화를 직접 볼 수 있도록 방문 일정을 성심껏 조율해주었다. 비트윈 더 트리스 페스티벌의 주최자 앤드루와 던, 그리고 소피아 새먼에게도 고맙다.

웨일스 대학병원University hospital of Wales, 브리티시 메디컬 저널British Medical Journal, 로열 퍼스 병원Royal Perth Hospital, 오스트레일리아 서부 지역 보건 서비스Western Austraila Country Health Service, 커틴 대학교Curtin University, 카디프 대학교Cardiff University의 멋진 동료들에게도, 그들의 노고와 지지, 배려에 사의를 표한다. 그들 덕분에 나는 일하는 동안에도 친구들과 시간을 보내는 듯한 기분을 느낄 수 있었다. 참으로 힘들었던 지난 몇 년을 우리는 결코 잊지 못할 것이다.

폴 크래딕, 폴 퐁가니스, 마이클 예이거, 조노 리닌, 일로라 핀레이, 딘 버넷, 크리스 바라니우크, 제인 코먼, 헤인 벨렌스, 실비아 판 데르 스트라턴, 로베르토 콜테르, 린디 쿡, 율리시스(소프트웨어), 에일리언 쇼나 섬에서 만난 사람들에게도 감사한다.

하지만 무엇보다도 내게 조언자 혹은 글의 소재가 되어준 과학자들, 환자들, 그들의 친구들, 그들의 가족들, 사람들, 동물들에게 가장 깊은 고마움을 전하고 싶다. 아무쪼록 내가 그들 모두의 이야기를, 그 중에서도 특히 내가 쓴 글을 읽을 수 없는 이들의 이야기를 올바르게 다루었기를 바란다.

## 인명

# 인간은 동물에게 많은 빚을 지고 있다

초판 1쇄 발행 2025년 8월 30일

지은이 매트 모건
옮긴이 서정아

디자인 오성민

펴낸이 이진숙
펴낸곳 지식서가
출판등록 2020년 11월 18일 제2020-000158호
주소 서울시 영등포구 영등포로 150, 지하1층 L145 가라지 149호
팩스 02-6305-0345
이메일 ideashelf@naver.com
블로그 blog.naver.com/ideashelf
인스타그램 instagram.com/ideashelf_publisher

ISBN 979-11-981717-4-0  03510